Thank you, Billy.

You make everything possible.

鄧棋彪　　譯

插圖
Vio Lau

艾灸樂活
溫竹療法易學好用

韻律性日式艾灸技法療癒您的身心

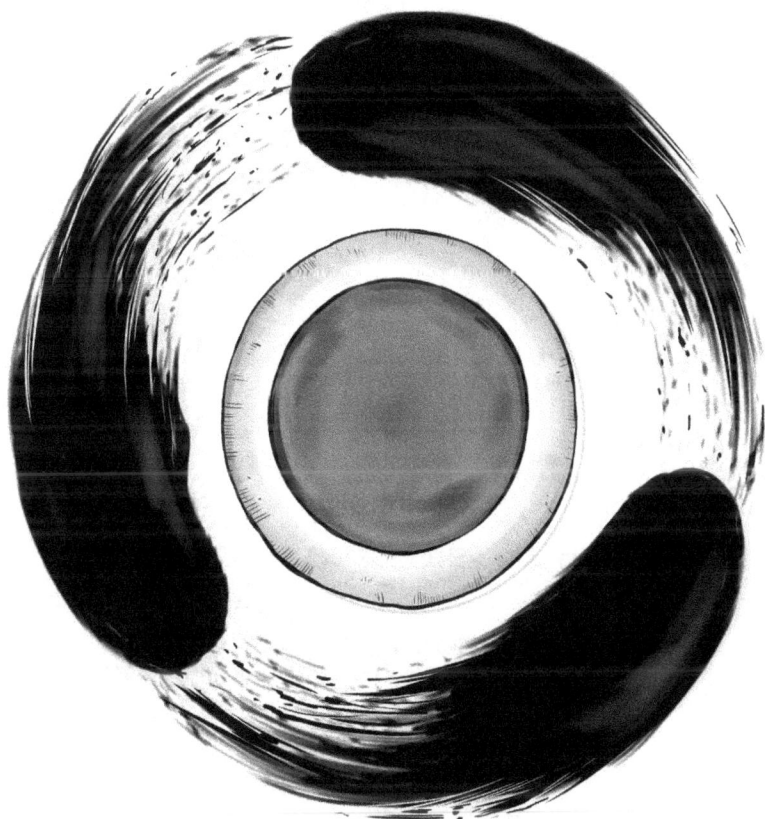

祁歐倫
ORAN KIVITY

版權聲明

免費下載溫竹拍打區彩色海報！

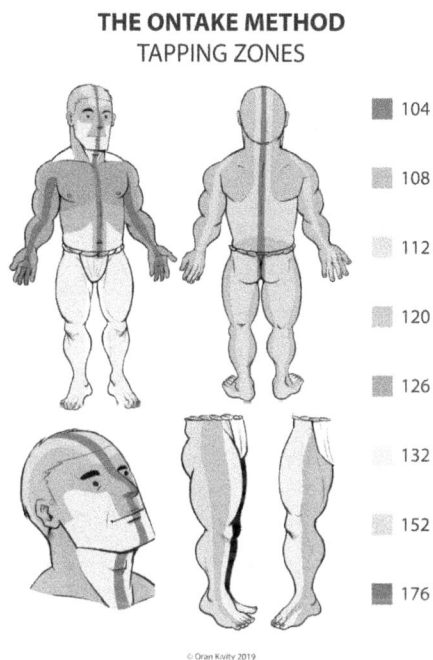

THE ONTAKE METHOD
TAPPING ZONES

▣	104
▣	108
▣	112
▣	120
▣	126
▣	132
▣	152
▣	176

© Oran Kivity 2019

感謝您選購本書。
歡迎免費下載溫竹拍打區彩色圖解！

下載網址:
www.orankivity.com/tapme

目錄

第一部分: 基本知識

如何讀這本書！...XVII
魔法師和其弟子...XIX

第一章: 溫竹的起源...1
   定義...2
   淵源...2
   命名...3
   週期和頻率...3
   間中喜雄醫師及其經脈頻率論...4
   溫竹和經脈頻率...6
   總結...8

第二章: 應用入門...9
   竹筒自己做...10
   竹筒部位解析...12
   選購竹筒...12
   艾絨種類...12
   方法和技巧...13
     入門提示...13
     山下先生、新間先生和考迪...17
   無煙實驗新作法...18
   臨床衛生...18
   總結...19

第三章: 調理作用...21
   陰與陽...22
     間中喜雄醫師的八面體模型...22
     氣球模型...24
     Kyo 和 *Jitsu* (虛和實)...27
       虛 (不足)...27
       實 (過盛)...27

補和瀉 28

調理作用 —— "針灸本身不進行醫治" 29

氣論模型 (The Qi Paradigm) 30

氣和血 31

標和本 32

總結 33

第四章: 拍打區 35

間中醫師和募穴 36

頻率 37

用竹筒拍打 40

對照頻率區 40

建立拍打區 43

背部 43

腿背 44

腿側 44

腿部前面 44

足厥陰肝經 45

胸部和胸腔 45

腹部 46

手臂 46

頭部和臉部 46

頸部 47

交匯穴 49

經脈配對和溫竹效應 49

總結 50

第二部分: 治標與治本

第五章: 虛、實，與觸診 53

虛和實 53

以觸診方式偵測經脈 55

撫觸 55

抓捏 55

按壓 56

感覺虛和實 56

虛 —— 不足之處 56

實 —— 過盛之處 56

壓痛 57

偵測緊繃狀況 58

偵測緊繃狀況 (仰臥) 58

偵測緊繃狀況 (俯臥) 59

根據虛實狀況運用溫竹 59

如何進行經脈觸診 59

總結 60

第六章: 技法和頻率 61
頻率 61
雙倍拍，四倍拍，和快速操作 63
九和六 (九六補瀉法) 64
實務操作 65
握持溫竹 65
右手的作用 65
左手的作用 65
溫竹技法練習 66
冷竹演練 66
拍打法 66
按合法 68
滾動法 70
豎立法 71
搖動法 72
按壓法 73
敲擊法 74
大敲法 75
長壓法 76
震動法 77
抖動法 78
摩擦法 79
技法功能區分 79
節拍器 80
敲擊聲 81
敲擊聲量 81
敲擊重音 81
總結 82

第七章: 作用效果、禁忌情況和應用 83
溫竹的多重治療機制 83
活絡滯礙的氣和血 85
增進虛的部位氣和血的流動 85
增進身體能量 85
紓解疼痛 85
安定心神並促使全身放鬆 86
禁忌情況 86
總結 89

第八章: 本治法 91
不依據病性的溫竹根本治療 91
病性的鑑定 92
治療穴道而非穴位 94

溫竹的全身治療 95
   指導原則 95
   眼和鼻 96
   治療後 96
溫竹全身療程 —— 一套不依據病性的治本療程 97
   目標 97
   例行步驟 97
   溫竹迷你加腿部療程 98
      時程和劑量 99
   案例 100
      男：五十多近六十歲。症狀：緊張、壓力大。 100
      女：三十九歲。症狀：纖維肌痛症。 101
      女：四十歲。症狀：頸部疼痛和耳鳴。 101
溫竹八式 (BB-8) —— 另一套治本療程 102
   案例 104
      女：三十五歲。症狀：催生。 104
  總結 105

第九章: 標治法 107
 開始前的一些想法 108
 一般治療原則 109
   鬆脆的碎石感 109
   溫竹迷你療程 110
   膝部疼痛 110
 症狀 111
   頭部 112
      鼻竇問題/感冒/過敏性鼻炎 112
      眼部問題 114
      耳部問題 115
   上半身和背部 115
      肩部疼痛 115
      手腕疼痛和板機指 116
   背部疼痛 116
   熱潮紅 117
   抑鬱和焦慮 117
   失眠 118
   食物中毒和腹瀉 119
   便祕 121
   濕疹 122
   不孕症 123
   催生 123
   孩童保健 125
   中風 126
 總結 128

第十章: 劑量和適中帶 129
  介入最少收效最大 131
    漸進式臨床途徑的好處 132
    間中喜雄醫師的刺激反應圖 132
    鑑定敏感病人 134
    怎樣的病人是敏感病人？ 134
    敏感病人的適中帶 136
  反饋機制和警告訊號 136
    針對老年或敏感病人調整劑量 137
    過度治療的臨床處理 137
    過度治療的後效 138
  體健計 (Jitsometer) 概念介紹 139
    劑量計 140
  尋常和不尋常：例外情況 140
  敏感性低的病人 141
    案例 142
  如何減少溫竹劑量 143
    技法部分 143
    艾灸部分 143
    頻率部分 144
  訂定治療計畫並嚴格遵行 145
  彙整所有事項 146
  結論 148
  總結 148

第三部分: 邁入全像治療系統

第十一章: 溫竹1, 2, 3 — 消除疼痛 151
  全像系統介紹 151
  平衡針法與譚醫師 154
    立竿見影 (Acupuncture One, Two, Three) 154
    譚醫師的全像治療模型 156
      專門用語 156
    頭部對應 165
    選擇方向 167
  配對 167
    陰陽配對 168
    六經配對 168
    子午配對 170
      納支法和二十四小時循環 170
      時辰 (The Chinese Clock) 171
  溫竹 1, 2, 3 173
    譚醫師的三步驟 174

溫竹三步驟 174
鑑定病變經脈。.. 174
從三套配對系統中選取平衡的經脈。............................ 174
根據鏡像和影像原則選取治療的區域。........................ 174
追蹤痛處 175
DU 14 大椎穴 176
選邊治療 176
結論 179
總結 180

第十二章: 八面體的平衡 181
八面體模型再介紹 182
從理論到實務 184
象限1, 2, 3 185
案例 190
Naso Muno 和腰頸效應 192
Naso Muno 192
腰頸效應假設 *(Kubi Koshi Hypothesis)* 195
腰頸效應測試 197
結論 197
總結 197

第四部份: 溫竹新境界

第十三章: 融合溫竹療法與間中醫師治療四步驟 201
間中派針灸 (MSA) —— 治療四步驟準則 201
步驟 1 —— 鬆弛身體的陰面 203
步驟 1 階段溫竹操作 204
溫竹對頑強反應點的處理 205
治標程序 206
不依據病性的本治法 (NPBRT) 206
步驟2 —— 鬆弛身體的陽面 207
間中醫師的反應穴位 207
以艾灸法伸展經脈 208
步驟 3 —— 治療結構上的失衡 211
操體法 212
操作程序 212
平田反應帶療法 214
治療應用 216
步驟4 —— 什麼都行 217
總結 217

第十四章: 追隨間中醫師的足跡 219
溫竹療法 219

其他對溫竹的應用 220
   本多進 (Susumu Honda) 220
   新間英雄 (Hideo Shinma) 221
   菲利浦・考迪 (Felip Caudet) 221
   小貫英人 (Hideto Onuki) 222
   高野美加 (Mika Takano) 222
如何將溫竹結合到臨床治療中? 223
守－破－離 (Shu-Ha-Ri) —— 追隨大師的足跡 223
附錄：資源表 225
   供應商 225
   節拍器 226
   噴射式打火機 227
   紫外線消毒器 227
   網上資源 227
參考文獻 229
感謝詞 233
作者簡介 235

第一部分

基本知識

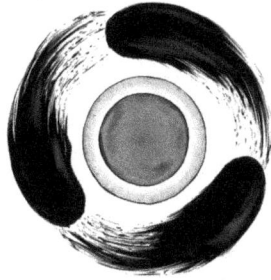

如何讀這本書！

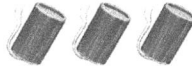

大部分作者樂於想像讀者看他們的書是從頭看到尾，但我本身熱衷閱讀和研究，我知道事實並非如此。如果連我都不會從頭到尾讀一本書，又怎能期望你會這樣？

基於這樣的理解，我在每一章的開頭加了一段摘要，好讓你能清楚了解該章的內容。另外，比照一些餐廳的做法，在菜餚旁邊加一根、兩根，或三根辣椒的標示，來顯示其辣度，我也在每章的開頭標上溫竹點評，顯示我對該章內容的看法。一個溫竹符號表示"內容有趣"，兩個溫竹符號表示"非常實用"，三個溫竹符號表示"基本必讀"。

因此，讀這本書可以有幾種方式。你可以：

- 直接跳到實用的部分
- 瀏覽每章的摘要，閱讀和你相關的部分
- 參考我的溫竹點評來閱讀
- 從頭讀到尾

基於許多理由，我希望你能從頭到尾讀這本書。這麼做讓你對溫竹能有深刻的了解，而且一氣呵成學會怎樣應用它。表面上，這本書是教你許多使用溫竹的方法，以便在臨床運用上獲得驚人的效果，然而最終目的不僅於此。我希望你在閱讀這本書的內容之後，能夠深刻體認到日式治療的理念，進而了解到藉著精簡的方式可以達到強大的效果。這正是間中喜雄醫師所說的"以最少的干預達到最大的效果"。在介紹全像系統的章節中，你將會看到我們的身體不斷地和自己交換訊息，其方式有時是令人意想不到的。對於觸診、劑量，以及很輕微的刺激可以產生很大效果等相關討論，其實都和針灸的作用有關，即使你對日式針灸或溫竹療法所知不多。

最後要說的是，溫竹不僅改變了我的工作性質，也改變了我的生活！從我開始用它的第一天起，來看診的病人就愛上它。溫竹不僅是種能帶來更佳效果的治療新工具，也成為我幫助病人放鬆的新方法。竹筒的溫熱、艾絨點燃時散發的氣味，以及節拍器的輕柔拍子，合起來產生一種催眠的效果，讓人感到極度放鬆。正是處在這種放鬆的狀態下，身體便產生療癒。我猜想由於採用了這種治療方法，約診數目開始增加，因為病人都知道溫竹療法對他們有好處！

無論你用什麼方式閱讀這本書，我希望溫竹療法能讓你的事業改觀，正如它對我的改變一樣，並且讓你能更深入了解到觸診、艾灸，以及和你的病患之間的無言溝通。

—祁歐倫 (Oran Kivity)
2019年於吉隆坡

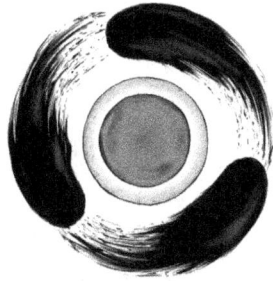

魔法師和其弟子

當我對聽眾演講時，不管他們是誰，我一開頭總是說，"不要相信我要告訴你們的事"。

—間中喜雄 (Yoshio Manaka)[1]

這本書的誕生受到兩個人著作的啟發：日本醫師暨針灸師間中喜雄博士 (1911 – 1989) 和我的業師英籍針灸師、作家暨培訓師史提芬‧伯奇 (Stephen Birch)。

間中先生是醫學博士。他醉心於傳統的治療方式，將之與科學研究技術相結合。他在世時，在日本相當知名。在其診所，他帶著一群治療師提供診療服務，獲致非凡的成果。他對新的理念和想法總是充滿好奇，在治療中融入新的方法 —— 不斷研究，採納他認為有用的部分，並在過程中加入自己的創新和改良。其中一個例子是他將操體法 (Sotai) 納入。這是一套透過伸展肌肉抵抗外力而進行治療的身體療法。間中醫師研究、採行這種技巧，並在過程中加上直接灸的治療，一手伸展病人的肢體，另一手同時點燃艾炷 —— 別具一格地將艾灸應用到物理治療上。

間中醫師的口頭禪是"不要相信我說的話"。他要人們相信的是研究結果。他特別著重探討能在實驗中由其他人重覆獲致進而證實的針灸現象。他為後世留下了大量有關經脈系統的日語書籍和論文，以及一套連貫一致、條理分明而有效的針灸系統，由其弟子史提芬‧伯奇和井田順子 (Junko Ida) 介紹到西方。

---

1 Manaka, Y., Itaya, K., & Birch, S. (1995). *Chasing the Dragon's Tail: The Theory and Practice of Acupuncture in the Work of Yoshio Manaka*. Brookline: Paradigm Publications, p.18.

間中醫師熟通漢語文言文和白話中文、日文、法文、德文和英文，並 "略通一些其他語言"。[2] 除了熱衷醫學之外，他還是一位雕刻家、詩人和畫家，真可謂博學多聞，稱得上是醫療界的達文西。在西方針灸業界奪目耀眼的史提芬‧伯奇曾對我說，間中醫師是他所見過的唯一天才。

間中醫師是史提芬‧伯奇的業師。伯奇形容，和間中醫師溝通的過程，像是 "開了我的腦子"，"讓我暴露在知識和好奇的病毒之中"[3]。像這樣沉浸於各種理念和構思的結果，促成了 *Chasing the Dragon's Tail* 這本英文書的出版。這是伯奇在間中醫師參與內容和指導下所完成的著作，是一本有關針灸和相關研究的開創性著作。1989年我在書店第一次看到這本書時，翻一翻就很快擺回書架上，因為我覺得裡面那些圖表和公式 "太過科學" 了。不過，我的業師伯奇不斷地鼓吹所謂的 "間中迷因" (Manaka Meme)，要求學生從理性和實用的基礎上來檢視針灸，透過試驗驗證來擷取有用的部分，揚棄那些說不通的假設和教條。由於具有針灸研究的博士學位，伯奇順理成章成為將這些資訊從日本傳到西方的管道。他不僅出了很多有關針灸的重要書籍，也將相關的討論導向應該如何檢視針灸的效用，以及應該提出哪些問題。

這本書是我沉浸於間中迷因下的產物。如果沒有間中醫師經脈頻率論的有關知識，以及史提芬‧伯奇老師灌輸給我、基於謹慎試驗及驗證的實用性求知架構，我絕無可能開發出這種形式的溫竹療法。

---

2   Birch, S. (2009). Dr Manaka Yoshio's Insights and Contributions to the Field of TEAM. *NAJOM Special Issue: In Memory of Dr Manaka Yoshio,* 16(47), p.18.

3   Ibid.

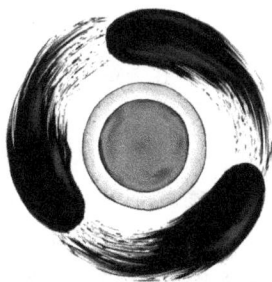

第一章

溫竹的起源

內容提要：
溫竹的歷史
經脈頻率簡介
個人受啟發而發掘溫竹療法的經過

我想介紹另一種罕見的技術"竹環灸" (Takenowa kyū，竹の輪灸)。取一段大約 4 公分長的竹筒，必須沒有竹節。竹筒的厚度約為 3－4 公厘。將半純的艾絨填入竹筒中，兩端留空隙。壓實艾絨以防掉落，然後將它點燃。待竹筒溫熱後，用它在皮膚上快速輕拍或在患部表面滾動。治療的時間長短視病人的症狀而定。這種技術可用於施行補和瀉，如同艾炷。如正確使用，對治療許多症狀極為有效。

—山下詢 (Makoto Yamashita)[4]

---

4   Yamashita, M. (1992). *Shinkyuchiryogaku (Acupuncture and Moxibustion Therapy)*, Tokyo, Ishiyaku Shuppan.

定義

配合經脈頻率的溫竹灸是種多加了兩個因素的艾灸技法：壓力和節奏。將一段短竹填充艾絨，點燃艾絨後，竹筒會變熱而能施用在皮膚上。竹筒可以沿著經脈路徑和在特定的穴位，有節奏的放置、拍打、按壓，或滾動。另外，配合節拍器，可依據間中喜雄醫師的經脈頻率系統，以每分鐘若干次的特定次數，有節奏的應用這些技巧。本章將探討這種療法的起源。

淵源

2010年在東京的針灸用品社三景商店，店主榎本浩先生 (Hiroshi Enomoto) 拿給我看一種新的艾灸工具，是一節裝填了艾絨的短竹筒，稱為短竹。即使在日本，使用它的人也不多。短竹的淵源已不可考，但似乎是一項現代發明的用品。日本知名艾灸大師深谷伊三郎 (Izaburo Fukaya) 的兒子新間英雄 (Hideo Shinma)，在他最近出版的書中說，伊藤瑞鳳 (Zuiho Ito) 是最早使用這種工具的人。[5] 伊藤瑞鳳是昭和初期針灸大師柳谷素靈 (Sorei Yanagiya，1906－1959) 的學生。[6] 這表示這種艾灸工具被使用還不到一個世紀。

2010 年之前的英文出版品完全沒有提到過竹環灸，不過，榎本浩先生翻譯了一段文字給我，節錄自山下詢在 1992 年出版的著作「針灸治療學」*(Shinky ū chiry ō gaku)*。[7] 山下先生可能早在 1960 年代就已經運用這種技法。

與艾灸存在的長遠歷史相比，竹環灸有如一個新生兒，在二十世紀後半期才誕生。不過，山下先生認為它有好的功效：*"竹環灸有助於消除疼痛和發炎，也有助於減輕風濕性關節炎、五十肩、骨折和扭傷所導致的各種疼痛，可應用於發炎症狀。"*

這種療法讓接受者感到非常放鬆。事實上，竹環灸所用的工具迅速改變了我的治療內容，很快就成為我的主要治療方式，並廣泛應用在身體的各個部位，以及沿著經脈路徑進行治療。重要的是，它給病人帶來愉悅的感受，於是他們經常要求我採用這種療法，不僅讚嘆於它的臨床功效，還有它給身體所帶來的舒適和鬆弛感。

5   Shinma H., (2012). *Take Zutsu Onkyu, (Bamboo Tube Moxibustion)*. Tokyo: Kyuho Rinsho Kenkyukai.

6   Enomoto, H. (2010, April 13). (Personal correspondence).

7   Yamashita, M. (1992). *Shinkyuchiryogaku (Acupuncture and Moxibustion Therapy)*, Tokyo: Ishiyaku Shuppan.

命名

山下先生將他的療法稱為竹環灸 (takenowa kyū)。新間先生在他 2012 年出版的書中稱他的竹灸療法為竹筒灸 (take zutsu kyū)。三景商店在頭幾年賣這種用品時，又給了它另外一個名字，叫短竹灸 (tan take kyū)。這是因為那時三景已經在賣一種較長的竹灸用品，稱為灸熱緩和器 (kyū netsu kanwa ki)，在西方較熟知的名稱是深谷竹 (Fukaya bamboo)。這種較長的竹筒是在做直接灸時，用來減輕灸熱導致的痛感。當艾炷燃至根部時，用竹筒壓住周圍的皮膚。深谷竹比較長，這種新的竹筒比較短，為了便於區分，於是就稱之為短竹 (tan take)。

然而，"短竹"不是一個響亮的名字——顯然也完全無法反映出這種療法所帶來的溫熱和鬆弛感。於是，在一位日籍病人的協助下，我重新命名為溫竹 (ontake)。On 和日語"溫泉"(onsen) 中的第一個字相同。在我開始寫有關溫竹的內容時，這個新的名字便烙印下來，現在三景商店也積極推銷它的溫竹產品了。

本書在提到山下先生或新間先生所發明的療法時，我稱之為竹環灸或竹筒灸。不過，書中的大部分內容——特別是和經脈頻率有關的艾灸——我提到時都稱之為溫竹或竹筒。

週期和頻率

很久以前，我躺在診療台上，面對全班同學。這是我上間中派針灸第二部分課程的場景，老師是井田順子。井田老師示範麥粒灸 (okyu，small cone moxibustion) 的操作，我是做示範的模特兒。她在我腿部的一個穴位上做麥粒灸，其速度和流暢直到今天我仍然無法企及。我當時感覺到一陣陣的溫熱來來去去如同波浪，按著固定的節奏時高時低。那種感覺棒極了。就在這個時候，我突然領悟到，熱只是有效艾灸治療的其中一個因素，其他還有週期性的節奏。那天，我上了一堂難以言喻的課，深印在我肌肉之中的記憶，永遠不會忘記。

事實上，無論用什麼方法做艾灸，本質上都是兼具週期性和韻律的。直接灸如果用小的艾炷，那麼從點燃艾炷到熱度的最高點，到捻熄艾炷重新開始，整個週期就很短。如果用較大的艾炷，週期就比較長，當熱度達到最高點時，仍然要捻熄艾炷予以更換。如果用的是溫針技巧，將艾絨搓成球狀堆在針尾點燃，那麼週期就更久一點。採用這種技巧時，點燃的頻率也比較慢。

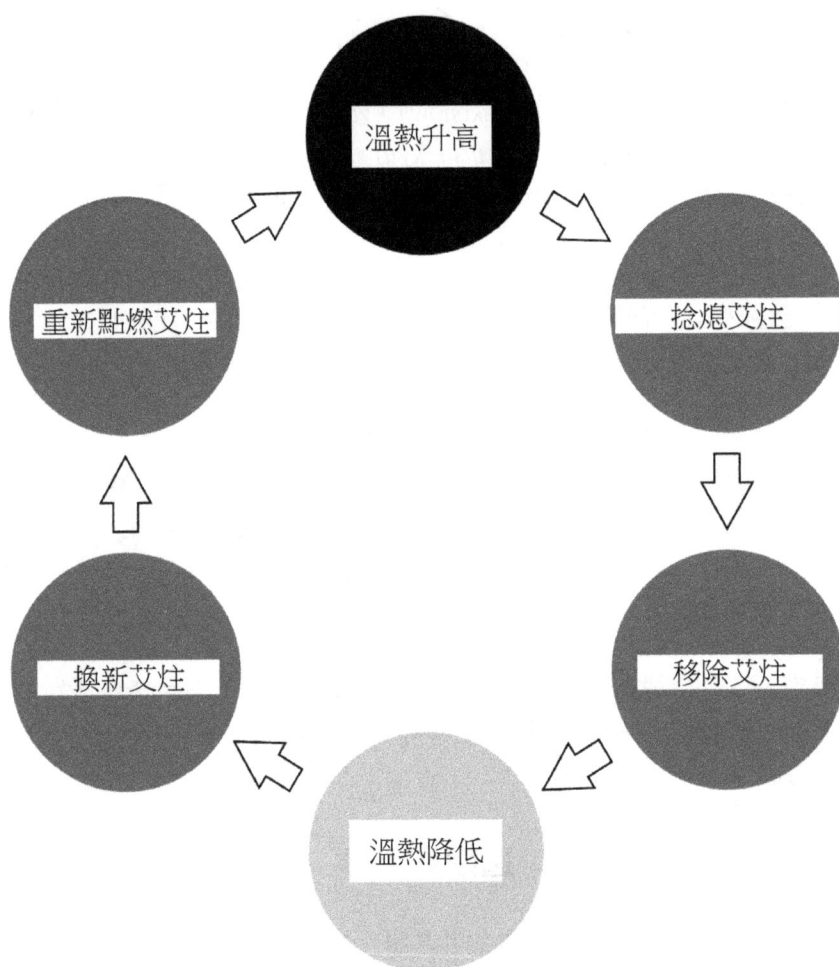

所有艾灸都具有週期性。

另一方面，在中醫的治療中，是用艾條來做頻率快而有節奏的雀啄灸，有節奏地施加和移除灸熱。由於用熱來治療，因此週期性的移除熱源是完全可理解的，因為人的皮膚不可能無限期受熱而不感到疼痛或灼傷，它必須間斷休息，因此用熱必須時放時收。這些週期可長可短，視乎熱源的性質而定。

間中喜雄醫師及其經脈頻率論

結合節奏和頻率從事治療，在東亞的傳統醫學 (TEAM) 中有很久的淵源，無論身體調理或針灸都是如此。剛開始行醫時，我曾研習推拿。推拿的主要手法是滾動法：柔軟而有節奏地擺動手腕。在日式的禪指壓 (Zen Shiatsu) 中有一種手法叫震動法 (Vibrating)，則是將手放在要治療的身體部位上快速擺動。

十六世紀時，日本御園意齋 (Isai Misono) 醫師發明了敲擊式的針灸治療，便是夢分流派 (Mubunryu) 針灸。這種療法使用粗大的針置於腹部反應異常的穴位上，以小木槌輕輕敲打。[8] 日文中的 *shin* 這個字在英文譯為 "針"，但是這些敲擊式的療法所用的針，其實是一根鈍頭的金棒或銀棒。延續這項傳統，到了二十世紀，日本醫師兼針灸師間中喜雄發展出一套敲擊式的療法，採用他設計的木槌和木針。[9]　間中醫師捨棄金針改用木針，而且敲擊的範圍也不只限於腹部的穴位。他沿著經脈路徑輕輕敲擊，以活絡身體的氣流，鬆弛肌肉的緊繃和減輕疼痛。他還教病人在家操作這種療法，自行治療。

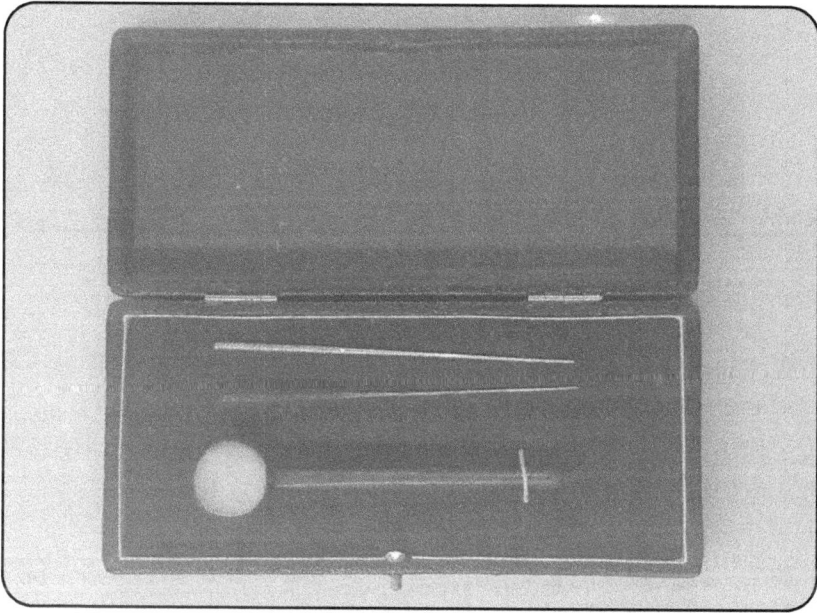

夢分流派的金針和木槌。

8　　Birch, S., & Ida, J. (1998). *Japanese Acupuncture, A Clinical Guide.* Brookline: Paradigm Publications, p. 4.

9　　Manaka, Y., Itaya, K., & Birch, S. (1995). *Chasing the Dragon's Tail: The Theory and Practice of Acupuncture in the Work of Yoshio Manaka.* Brookline: Paradigm Publications.

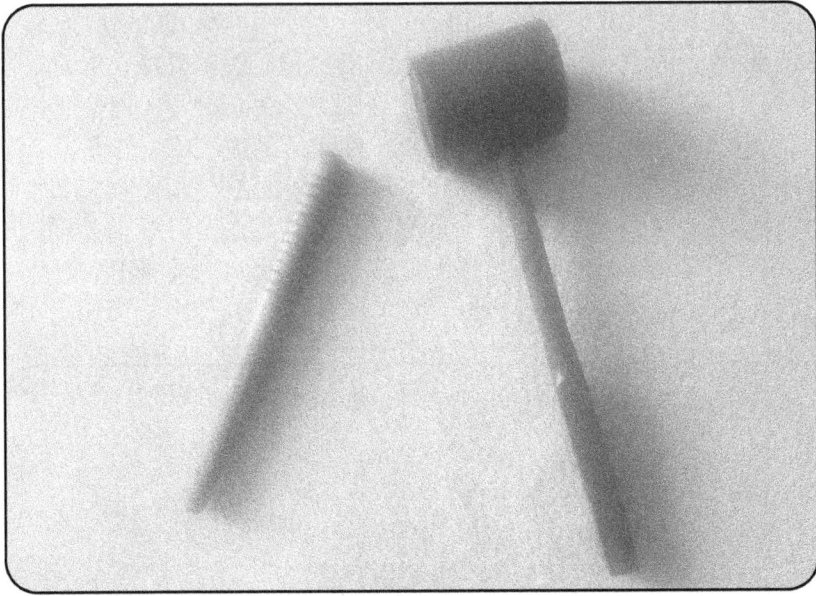

間中喜雄醫師所設計的木針和木槌。

他進一步專注於研究每條經脈的特定頻率 (每分鐘敲擊的次數)。在以不同頻率敲擊經脈時，他發現對減輕腹部募穴 (front-*mu* point) 的壓痛 (pressure pain) 有幫助。也就是說，如果按特定的頻率來敲擊手臂或腿部的一個穴位，可以使腹部的一個診穴鬆弛。但如果按其他頻率敲擊，就達不到同樣的效果。

在日式針灸中，鬆弛腹部的緊繃穴位被認為是治療的首要重點。間中醫師以此方法探討敲擊的效果，進而歸納出一套經脈頻率圖，涵蓋了針灸系統的十二主經、奇經八脈中的兩條奇經，以及任督二脈。

這大大提高了他的木槌木針療法的功效和應用範圍，也成為他有名的治療四步驟準則的重要內容。這套治療準則後來由史提芬·伯奇和井田順子傳到西方。

溫竹和經脈頻率

我對間中醫師的木槌木針療法和運用經脈頻率做為治療手段，早有興趣，特別是應用在開穴上 (如*子午流注*和*靈龜*八法)。我時時記得用熱時必須配合節奏，於是我試著使用艾條，按照間中醫師的經脈頻率進行雀啄灸，結果發現這種方式不是很理想。艾條發出的熱會發散，而且不能直接接觸皮膚，因此少了間中醫師原來的敲擊法中的一個基本要件。

不過，運用艾條也有一些直接接觸的灸法。我經常用實按灸 (*shi'an jiu*) 或日式針灸中類似的押灸 (*oshi kyu*)。這些方法是在皮膚表面鋪上幾層報紙或布，然後以點燃的艾條沿經脈按壓。這樣做是為了避免病人被燙傷。[10] 在加拿大行醫的艾灸專家水谷潤治 (Junji Mizutani) 曾憶述一個案例說，他對一名體寒且陽虛的病人，以艾條按壓所有的陽經，結果獲得很好的效果。[11] 實按灸是一種靈活有效的療法，但在運用上有其難度，主要是可能會發生隔熱物品被點燃，或是灼熱的灰燼掉落地上等問題。

溫竹和艾條不同的是，它可以直接在皮膚上按壓，也可以在皮膚表面滾動、拍打和用相當的力道敲擊，而不會掉灰。儘管燃燒的艾絨並未直接和皮膚接觸，但是竹筒和皮膚的接觸，對身體的軟組織產生了直接傳熱、間接散熱和一連串的效應，如壓縮和伸展。

如果你將一節竹筒平放在你手中，它會很自然地前後滾動。圓柱狀的物品本質上就包含了韻律，因此，竹筒的圓柱形狀以及用它做為艾灸工具，兩者都含有節拍的意義，而節拍則是時高時低、時快時慢的頻率。當我第一次接觸到溫竹時，可以說是一見傾心。竹筒正是我一直以來尋尋覓覓的工具。我當時腦中馬上就聯想到，竹筒的大小形狀適合用來做節拍性的敲擊，並且和間中醫師的經脈頻率相結合。

我在東亞傳統醫學方面的訓練早期學過推拿，據此發展出一系列操作竹筒的輕柔拍打法。在按間中醫師的經脈頻率來運用這些拍打法時，效果令我感到訝異。當我以經脈特定的頻率施加溫熱時，其療效更甚於木槌木針的敲擊，緊繃的軟組織很快就產生變化，病人也感到非常放鬆，於是我很快擴充發展了一套針對症狀的治療技法和強化體質的全身療程。最近，我以新的方式來運用溫竹，結合不同的針灸全像模型，做針對消除疼痛的治療。這包括採用間中醫師的人體八面體模型、譚醫師的平衡針法以及平田反應帶。這些應用對迅速消除疼痛有極佳效果，本書將一一詳細介紹。

由於竹筒艾灸技法最初被稱為竹環灸，因此將這種結合頻率的技法稱為經脈頻率灸，似乎也順理成章。採用溫竹來做經脈頻率灸，大大擴充了竹筒療法的可能應用範圍，我在過去幾年中的著作和教學都著重在此。以下幾章將介紹在臨床上的應用。

10　Auteroche, B. (1992). *Acupuncture and Moxibustion: A Guide to Clinical Practice.* Edinburgh: Churchill Livingstone.

11　Mizutani, J. (1998). Practical Moxibustion Therapy. *North American Journal of Oriental Medicine.* Canada.

總結

在針灸的長遠傳統中，溫竹可說是新生兒，歷史很短，但為針灸工具增添了嶄新的項目，可用以按壓和滾動，可傳導也可發散溫熱，間中醫師的經脈頻率論大大擴充了它的應用範圍和深度。下一章將從實務的角度探討如何運用溫竹。

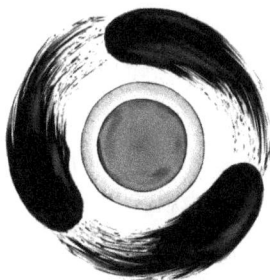

第二章

應用入門

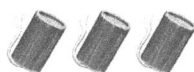

內容提要：

從實用角度介紹包括選取、裝填和點燃竹筒的所有實務

_____

取一段大約 4 公分長的竹筒，必須沒有竹節。竹筒的厚度應為大約 3 – 4 公厘。將半純的艾絨填入竹筒中，兩端留空隙。[12]

— 山下詢

溫竹就像傳統的艾灸盒，只是更小更輕便。它適合多種應用，甚具效果，特別是配合間中喜雄醫師的經脈頻率來運用。在操作時可以快速而靈活，很快地處理小範圍或較大範圍的身體部位，病人都會感到舒服和放鬆。值得一提的是，溫竹很容易使用，即使沒有任何理論基礎或訓練，拿溫竹在繃緊的肩膀上拍打或滾動，都能帶來很好的效果。

_____

12　Yamashita, M. *(1992). Shinkyuchiryogaku (Acupuncture and Moxibustion Therapy).* Tokyo: Ishiyaku Shuppan.

我寫這本書的目的是要盡可能讓溫竹易學易用。儘管厚厚的一本書顯示其中包含了不少理論和論述，但從講習會的授課經驗中，我了解有些人是傾向於想拿起溫竹馬上動手用。有鑑於此，我在書的前半部分先談實務，後面再慢慢探討理論和應用。你不需要具備全像模型的知識就可以馬上入門，甚至連節拍器也不需要。你所需要的只是一節溫竹、一些艾絨和一個打火機，就可以開始。你很快就會發現，無論你將溫竹用在哪裡，都會感到溫熱而放鬆。

竹筒自己做

竹子很容易取得。園藝中心幾乎都可以買到長條竹竿，然後將它切成大小不同的竹筒。你需要一把細牙的鋸子，以免切割竹子時產生竹刺，還需要一把銼刀，將竹筒兩端的開口磨鈍。去除竹筒兩端開口的銳邊很重要，因為你會用竹筒的邊緣來按壓經脈或穴位。

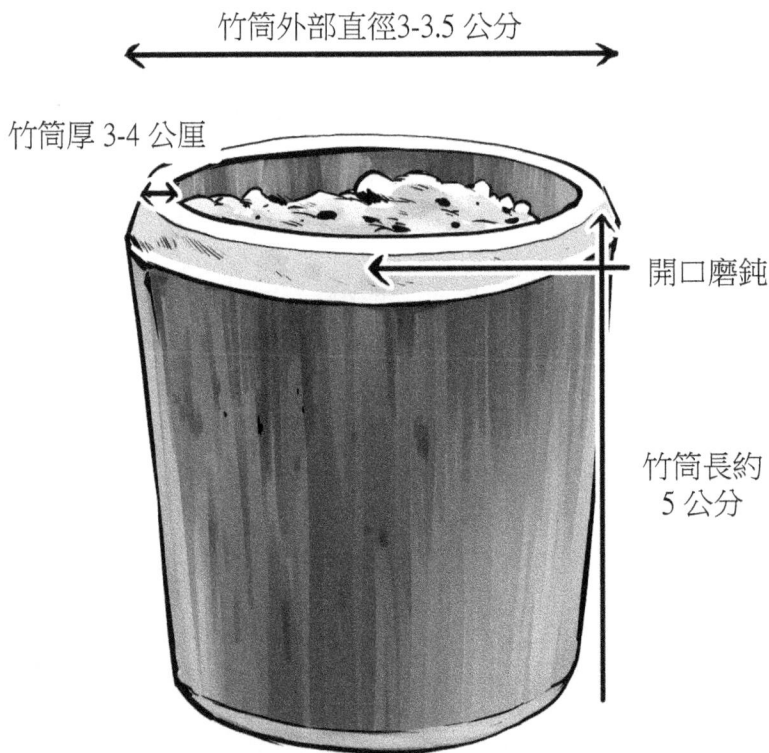

竹筒外部直徑3-3.5 公分

竹筒厚 3-4 公厘

開口磨鈍

竹筒長約
5 公分

溫竹大小規格

在東京的三景針灸用品店所提供的手工溫竹大約5公分長，外部直徑3至3.5公分，比山下先生所描述的稍為大些。在園藝中心選購竹竿時要注意，竹竿不應太窄或太厚。當然，竹竿底部都比較粗，頭部比較細，所以可能要"切頭去尾"，去掉

太窄的頭部和太厚的底部，只選中段大小適中的部分。不過，較窄的可用部分可以用來製作迷你型溫竹。(見下圖)

竹筒的長度與其中空內徑之間的關係相當重要。如果內徑太窄或是竹筒太長，就不容易裝填艾絨，而且在點燃時艾絨不夠透氣，那麼你在治療過程中就得不斷地點燃艾絨。如果中空口徑太大，那麼就得裝更多艾絨才夠扎實，這樣一來溫竹就不便宜了，如同一輛車子沒有充分燃燒汽油，而且溫竹可能會變得太燙。

最後一個要考慮的因素是竹筒筒壁的厚度。竹筒太厚，點燃時就不夠熱以便發揮功效。竹筒太薄，又會變得太燙而不舒服，那麼你就得在治療的部位鋪一塊薄布隔熱，還得時時換姿勢握竹筒，免得被燙到手。

竹筒用的次數越多，筒壁就變得越薄，使用幾個星期至幾個月之後，內壁會漸漸燒黑，最後會變得太燙、太快變熱，或開始有長條裂痕。一旦發現這些現象，就該更換竹筒了。

值得一提的是，在西班牙運用艾灸治療的物理治療師菲利浦‧考迪 (Felip Caudet) 發明了一種超大型的溫竹 (Superontake)，是長達5至8公分的竹筒。額外的長度讓它在做按壓時比較方便使力，而且涼的那一端比較好握。

另外，我還有一些較小的竹筒，我稱之為迷你型溫竹 (mini-Ontake)。它們的中空口徑比以上所介紹的標準型溫竹要窄，在給兒童做治療或在臉部做治療時非常好用，特別是在靠近眼睛的部位。可想而知，當你以溫熱悶燒的工具接近病人的眼睛時，會讓一些病人感到緊張，迷你型溫竹比較不熱，和標準型溫竹相比也不那麼嚇人。不過，由於其中空口徑較窄，較不易通氣，因此在使用上經常需要重新點燃艾絨。

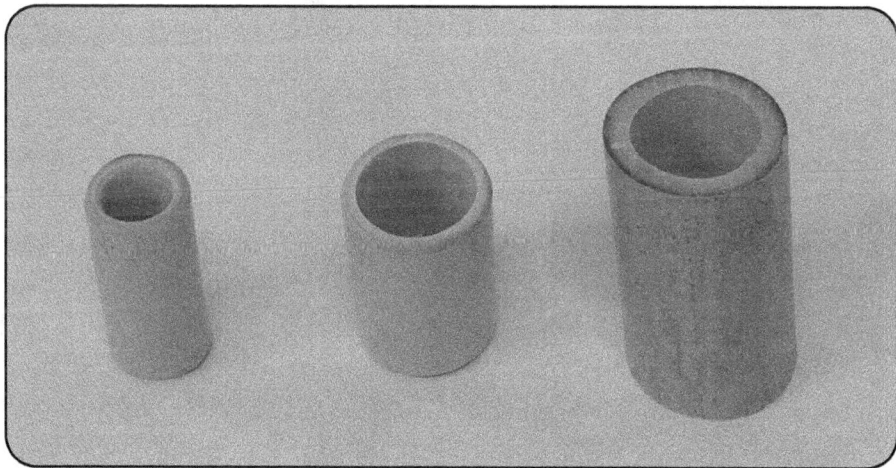

由左到右：迷你型、標準型、超大型溫竹。

竹筒部位解析

就竹筒的不同部位，本書提供不同的技法建議，以下逐一解說。

表 1. 竹筒部位解說

部位	說明
筒口	竹筒兩端的圓形開口。菲利浦·考迪將點燃的那端稱為主開口，未點燃的另一端稱為次開口。
筒身/筒側	竹筒的側面，用來滾動的部分。
筒壁	筒身的厚壁。筒壁的內側會被燻黑而粗糙，外側則光滑。在經常使用下，竹筒的筒壁會越來越薄。
口緣	竹筒筒口的鈍邊，主要用於按壓技法。
口徑	竹筒的圓柱形中空內徑。口徑越寬，艾絨的用量就越多。口徑越窄，艾栓的空氣流通就越少。
艾栓	填塞壓實在竹筒口徑內的艾絨堆。艾絨不該壓得太緊，否則艾栓通氣不良。相反地，艾栓也不該太鬆，否則艾絨會掉落。
底部	竹筒開口朝下接觸皮膚的一端，也就是主開口。

選購竹筒

使用自己製作的竹筒肯定會帶給你一些滿足感。但如果對自己製作竹筒不是很有信心，那麼可以上網訂購溫竹。像我就比較喜歡三景的手工竹筒，勝過我自己做的，可能是因為我在馬來西亞所能找到的竹筒成品，在觀感和觸感上都不及日本的竹子吧。與我花在打磨竹筒的時間和功夫相比，三景竹筒的價格其實不貴。榎本浩先生所提供的是標準型溫竹，超大型溫竹則是新間先生自己手工做的。

艾絨種類

溫竹療法的許多技巧都必須將溫竹垂直握持以便接觸到皮膚，因此我們必須使用至少是半純等級的艾絨，以避免有燃燒的碎屑掉落在病人身上。日本公司山正株式會社(Yamasho) 出品的若草牌 (Wakakusa) 半純艾絨在西方國家很容易買到，通常用來捏成大塊艾炷和做灸頭針 (kyutoshin)，也就是溫針 (warm needle)，就很適合溫竹療法應用。事實上，它的品質已經超過溫竹療法所需。如果你有這種艾絨，絕對可以用。我通常用山正出品的明星牌 (Myojo) 艾絨，純度稍微低一點，但價格便宜很多，使用上也一樣很安全。就我個人的經驗，任何純度低於明星牌等級的艾絨就太粗糙了。我避免使用中國製的青色艾絨，因為裡面夾雜很多細枝和灰粉。

使用溫竹特別划算的是，可以將知熱灸 (chinetsukyu)，即艾炷灸 (cone moxa)，治療時用了一半的艾炷再加以利用。知熱灸通常在艾炷燒到三分之一或一半，或病人感到燙熱時，　就將艾炷移除，放到一碗水裡弄熄。也就是說，一盒300公克的若草牌艾絨，有150到200公克是被丟掉的。現在你不用浪費這些燒了一半的艾炷，可以收集起來曬乾，裝填到溫竹裡再利用。在裝填溫竹時，先裝用過曬乾的艾炷到中間，再將新的艾絨裝在竹筒兩端壓實。不過，這樣做會將手弄髒，所以最好戴手套，否則要有心理準備，完事後需要清除指甲縫裡的黑灰。

方法和技巧

入門提示

1. 將艾絨疏鬆地從竹筒兩端填入，直到滿出來。

2. 然後用手指或一根小木壓條，從兩端將艾絨壓實成一個艾栓，填滿竹筒中段的四分之三左右。艾栓的邊緣不應和竹筒的兩端開口齊頭。如果艾栓滿到筒口邊緣，點燃時竹筒會過熱。但如果填得離筒口太遠，又會不夠熱。我發現最有效的距離是兩端離筒口約0.3至0.7公分。

   重要的是，需壓實艾絨，以免在治療過程中鬆動掉落，更糟的是，整節燃燒的艾栓掉落到皮膚上。如果是新使用的溫竹，其中空口徑應該很光滑。你在第一次裝填艾絨點燃時，應該將艾栓壓緊一點。用過幾次後，溫竹的口徑內壁會擴張且變得粗糙，也就比較容易承住艾絨，也就不需要壓得那麼緊。

3. 簡單地做一下安全性測試。以兩手拇指與中指水平握住竹筒，然後用兩手食指從竹筒兩端開口伸入。用一手的食指將艾栓向左推，然後用另一食指將艾栓向右推，以檢查夠不夠固定。如果你只稍微使力推，艾栓應該不會向兩端鬆動。

   另一方面，艾絨也不該壓得太緊，否則在點燃時艾栓不夠透氣。

4. 將艾絨點燃。最好是用噴射式打火機，像是用來做法式焦糖布」　(crème brûlée)那種。用噴射式打火機的好處是可以很快點燃竹筒內的艾絨，缺點是可能也會燒到竹筒邊緣而讓口緣過熱。在點燃艾絨後，你得再做一次安全性測試，才能開始治療程序。

   用竹筒碰觸你皮膚表面的兩個地方。首先是你的手掌，這個部位對熱比較不那麼敏感，如果覺得熱度還好，接著將竹筒在頸側測試，頸部側面的皮膚比較敏感，如果覺得竹筒的熱度在自己的頸部可以接受，那麼治療時才不怕會燙到或嚇到病人。只有當你充分確定竹筒不會過熱，才能將它用在適當的經脈上。

兒童的皮膚比老頭子的皺皮要敏感得多，因此，即使你在自己的脖子上測試覺得還好，但可能對孩童來說就不夠好，所以在給兒童做治療時，必須加倍謹慎。

5. 根據治療的身體部位的經脈頻率有節奏拍打，可以無聲地拍打或跟著節拍器來拍。按需要，隨時向竹筒吹氣以維持艾絨燃燒，如果熄滅了就再點燃。

6. 要熄滅燃燒的火苗，將竹筒點燃的底部放置在抗熱的水平表面上，覆蓋其上端以隔除氧氣即可。我試過好幾種方法，去年終於找到一種簡單的方法，就是將拔罐用的杯子蓋在竹筒上，竹筒很快就斷氧而冷卻。

7. 要開始下一次療程時，再點燃竹筒的同一端。在點燃之前，可以用兩指伸入竹筒兩端檢查，看看裡面還有多少未燃燒的艾絨。用這種方法很容易就可以感覺到剩餘艾絨的厚度和質量。當然，你得等竹筒完全熄滅一會兒之後才能這麼做，別將手指插進還在燃燒的熱灰中！我通常在這時候就添加艾絨，無需清除中間未燃燒的艾絨，直接"添加"上去。

我的同事瑪麗安・費斯洛 (Marian Fixler) 發明獨到的方法添加艾絨，我稱之為牙醫法。在竹筒冷卻之後，她拿一根小棒子或者針灸用的塑膠套筒，將燒過的灰燼刮掉，然後將新的艾絨添加到刮清的凹槽裡，有點像牙醫在清除蛀牙和補牙。在我的診所裡，有專門的工具做這事 ── 一根用過的冰淇淋棍。其實，只要是細長型的物品就可以了。

過一段時間之後，通常是每個星期一，我會將竹筒內的所有艾絨都清掉，換上新的艾絨。因為持續添加和壓實艾絨，會逐漸影響到艾栓的透氣性。移除整節艾栓時，將竹筒對著一個容器，然後用一根木壓條從竹筒的上方開口往裡推，艾栓就會從另一端慢慢掉出來。接著用壓條刮乾淨竹筒內壁殘餘的灰粒，然後重新添加艾絨。

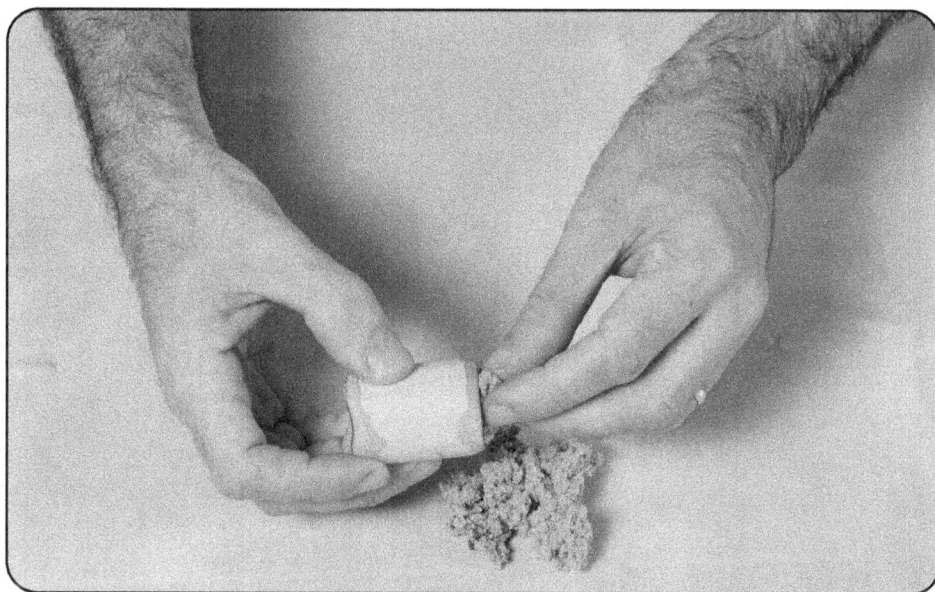

將艾絨疏鬆地從竹筒兩端填入，直到滿出來。

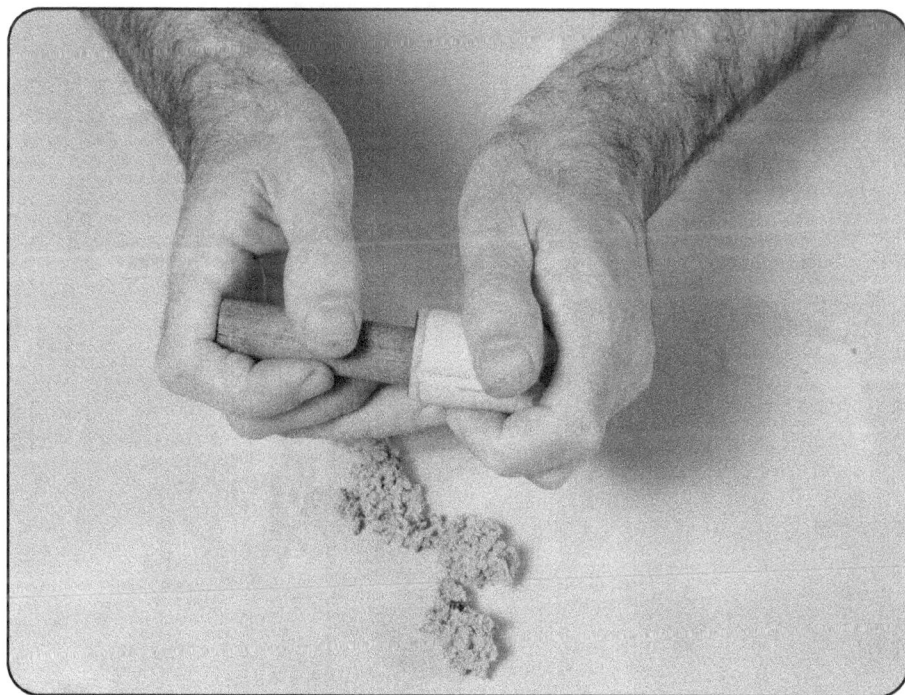

用手指或木壓條，將艾絨壓實。

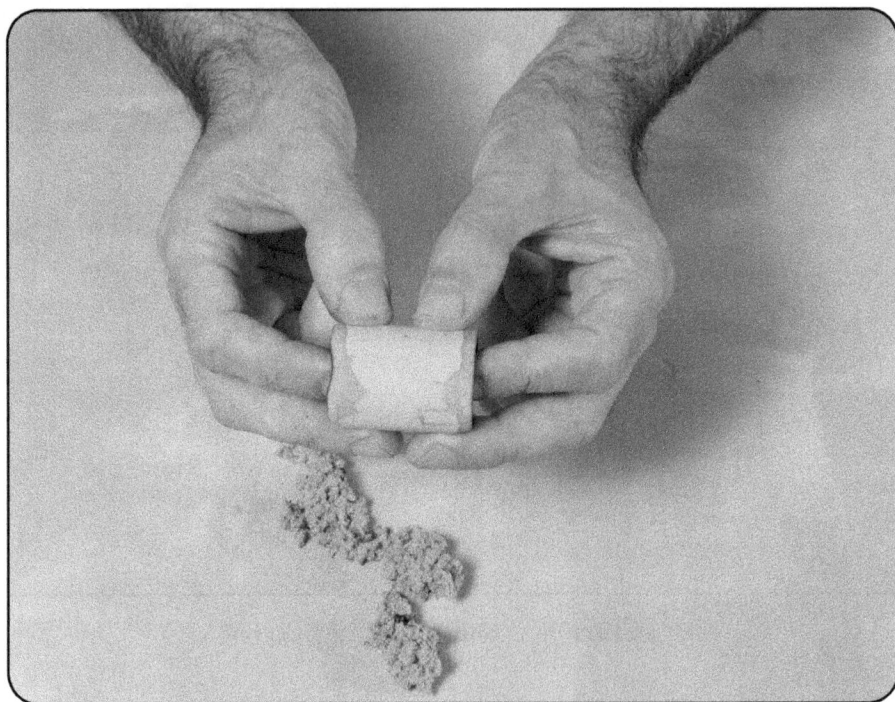

安全性測試。艾栓應該不會向兩端鬆動。

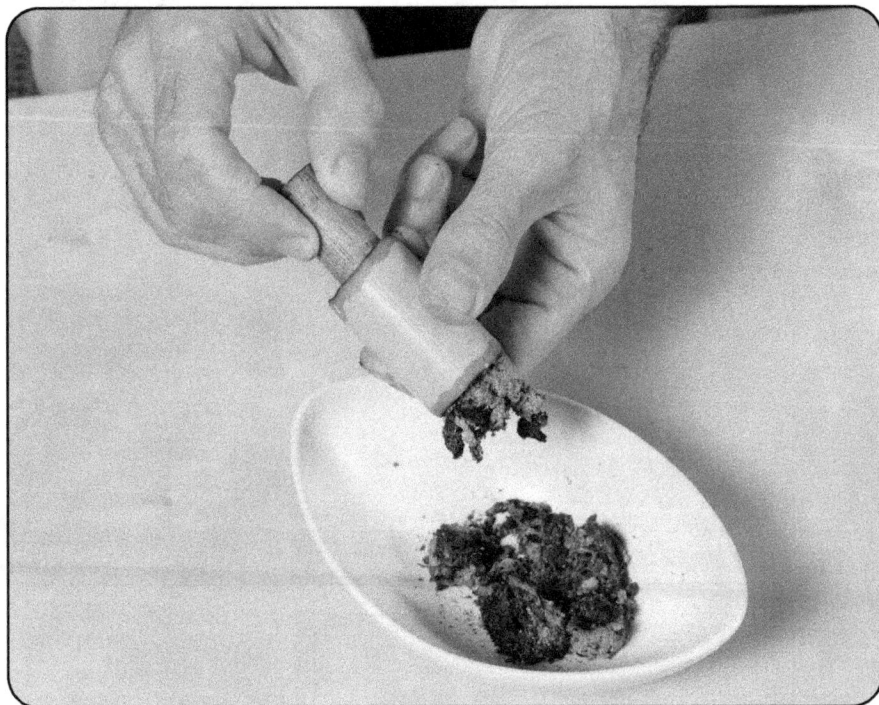

用壓條將艾栓推出來。

山下先生、新間先生和考迪

值得一提的是，以上說明是我個人裝填竹筒的做法。山下先生和新間先生在裝填
艾絨到竹筒的用量都比較保守，他們都將艾絨壓得更實，並至竹筒中間，使點燃
的艾栓到竹筒口緣之間留出較長的空隙。這樣一來，讓竹筒較低溫而不會太熱。
我比較習慣讓竹筒點燃的一端熱一點，然後藉著用較輕的拍打和竹筒接觸皮膚的
時間長短，來控制病人所接受的熱度。有些治療師覺得這樣做會讓竹筒太熱，不
好握，那麼可以少填些艾絨。

菲利浦・考迪用的超大型溫竹比較長，配合使用者手的寬度，因此大概是標準型
溫竹的兩倍長度。5至8公分的這種長度比較好使力，但額外的長度需要以不同的
方式來裝填艾絨。艾栓必須靠近竹筒的一端，而且只填滿竹筒的40%，以避免竹
筒過熱。雙手對熱特別敏感的治療師可以採用這種方法，讓竹筒有一端一直保持
冰涼，便於手握。

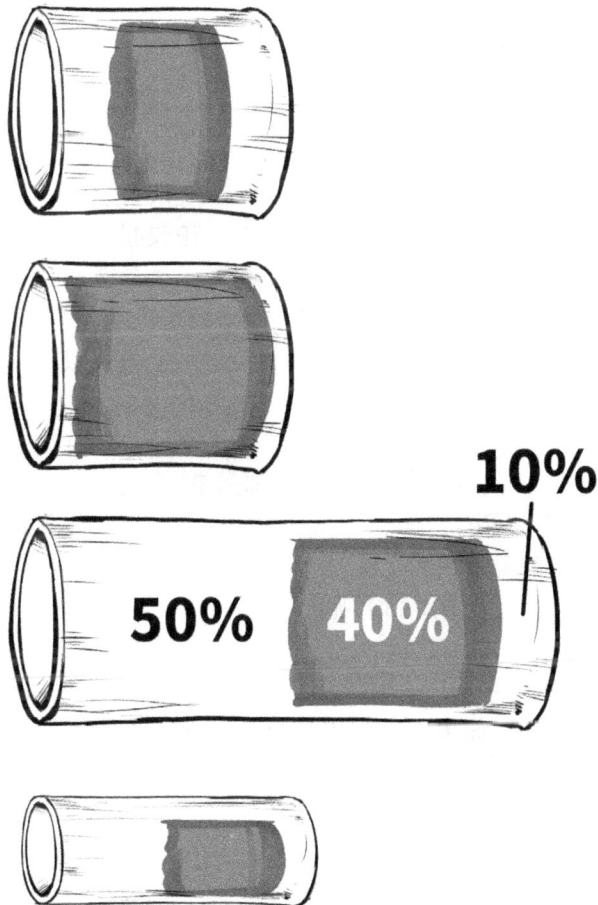

從上至下：艾栓只填在溫竹中段 (新間先生和山下先生)；用不同大小的艾
栓 (祁歐倫)；超大型溫竹 (菲利浦・考迪)；迷你型溫竹 (祁歐倫)。

無煙實驗新作法

溫竹一般來說並不會產生很多煙，即使在門窗緊閉的房間裡也可以放心使用，唯一會產生較多煙是在艾栓兩端燒穿時，煙量會明顯增加，你也會聞到煙味。

我過去的助手竹本光希 (Koki Takemoto) 在紐西蘭的診所裝有煙霧偵測器，所以不能做溫竹治療，於是他試驗用石頭在熱水裡加熱後使用 (就像熱石按摩那樣的療法)，一開始還興致勃勃，不過後來告訴我，這種方法無法對身體產生溫竹那樣的效果。艾絨點燃時的活躍特性能產生明顯的療效，並非僅用溫熱石頭按摩經脈所能企及的，即使按照間中醫師的經脈頻率施作亦然。 這是很有意思的實驗觀察，因為它告訴我們，艾絨燃燒所獨特發散的熱，當中可能就包含了某些療癒的成分。

臨床衛生

過去是在施行瀉血療法 (shiraku) 之後應用。

—新聞英雄[13]

在瀉血治療 (即放血) 之後做艾灸，在日本仍然是很普遍的做法。例如，東洋針灸 (Toyohari) 就教授用這種方式在治療後止血。在放血的位置上放置大塊艾炷點燃，一般等燒到三分之一就拿掉，拿掉的艾炷放在金屬碟上讓它燒盡。不過，如果在放血之後同樣施用溫竹在皮膚上，則不認為是安全的做法。如果竹筒碰到血，當然就不應該再使用了，因為竹子有滲水性，無法有效的消毒，所以最好丟掉，換過新的使用。

這也讓人聯想到怎樣清潔竹筒的問題。竹筒並不搓破皮膚，而且只在皮膚表面輕輕拍打，理論上不涉及健康方面的風險，和醫生用聽診器接觸皮膚，沒什麼兩樣。但假使將竹筒用在病人的腳上呢？接著沒有清潔就再用在下一個人的臉部，這樣行嗎？怎麼樣才能有效清潔竹筒呢？

對於這些問題，不同國家的針灸醫療主管單位會有不同的答案。英國針灸協會 (BAcC) 規定得比較嚴。如果溫竹變得越來越普遍，那麼不同地方的主管機構遲早會對它有所規範。

---

13 Shinma, H. (2012). *Take Zutsu Onkyu, (Bamboo Tube Moxibustion).* Tokyo: Kyuho Rinsho Kenkyuka. p.8

我認為考慮竹筒的衛生問題是明智的，但也無需過度緊張、擔心它的傳染風險。一般來說，細菌在艾絨燃燒時也不太可能在竹筒內存活，所以需要考慮的也只有竹筒的口緣和筒身部分。品質良好的竹筒，其筒身和口緣應是光滑而不尖銳的，我們採用的技巧也不外是輕輕碰觸皮膚，而不涉及像刮痧那樣，在皮膚上刮、搓，或揉，讓皮膚發紅。此外，竹筒不該用在有破口的皮膚上。

當然啦，我想要緊的是準備好幾個裝填好的竹筒，以便當天能用在不同的人身上。此外，可以用嬰兒用濕紙巾經常地擦拭竹筒外部以消毒。我曾經試過將竹筒泡在用來消毒嬰兒用品的米爾頓抗菌消毒液 (Milton Sterilising Fluid) 中，但是過後在竹筒裡燃燒熱的物品，容易造成竹筒龜裂，縮短竹筒的壽命。

最後，一位德國治療師建議我用紫外線消毒箱消毒，就像美容院和修指甲師傅用來消毒的那種。這種設備既能消毒又能儲存竹筒，一舉兩得，每天開始工作時就已經有乾淨的竹筒可用，所以我也開始使用紫外線消毒箱了。每天收工時就把所有用過的竹筒都放進去，定時三十分鐘消毒。[14]

總結

你可以上網選購竹筒，也可以自己做。竹筒有不同的長度和大小，以配合不同的病人和治療師使用。此外，本章也談到了如何裝填艾絨到竹筒中，點燃、熄滅、添加以及重新點燃等做法。

竹筒治療可使接受者感覺非常舒服，而且竹筒是種讓人直覺想使用的工具，你應該迫不及待就想開始了吧。然而，溫竹療法的目標是什麼？怎樣用它來消除疼痛呢？下一章將探討在溫竹應用上的一些考慮因素。

14　For a list of resources, see appendix.

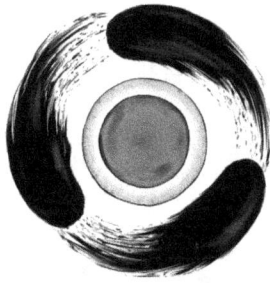

第三章

調理作用

內容提要：

介紹間中喜雄的八面體治療模型，並從應用溫竹的角度，探討陰與陽、氣與血、虛與實、補與瀉，以及治本與治標等概念。

界定溫竹療法的基本目標為調理氣和血。

以經絡為基礎的針灸治療，其目標是調理氣和血。因此，在這種醫學中，疾病被視為氣和血的擾亂不安，健康則是氣血平衡的狀態。

— 福島弘道 (Kodo Fukushima)[15]

---

15   Fukushima, K. (1991). *Meridian Therapy*. Tokyo: Toyo Hari Medical Association, p.37.

陰與陽

陰與陽的概念無所不在，幾乎已成了陳腔濫調。本章的目的是重新檢視這些基本概念，以及應用溫竹所涉及的日式針灸中的其他重要概念。

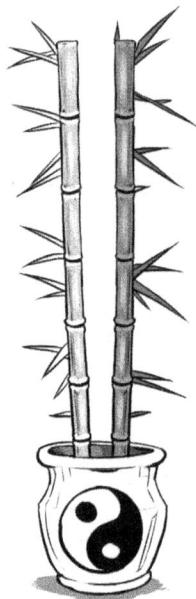

陰陽符號代表了兩股相互依賴、相等而相反的力量。

陰陽符號代表了兩股互相依賴、相等而相反的力量，永遠處在動態的平衡中。在自然界，這可以用來表示變換的狀態 (如日和夜、冬和夏、冷和熱、靜和動)，或方向 (如上和下、天和地、往前和往後)。陰陽理論無所不包，自然界的任何現象乃至整個宇宙，都可以用這種概念來闡釋，小自乳酪上滋生的黴菌，大至一個太陽恆星擴張和收縮的生命週期。

間中喜雄醫師的八面體模型

間中喜雄醫師從實用和結構的角度來闡釋陰陽理論。他將陰陽概念用來分析身體的軸線。人的身體有三道軸線，分別是：垂直劃分左右的軸線、垂直劃分前後的軸線和水平劃分上下的軸線。在解剖學中，這被通稱為矢狀面、冠狀面和橫切面。

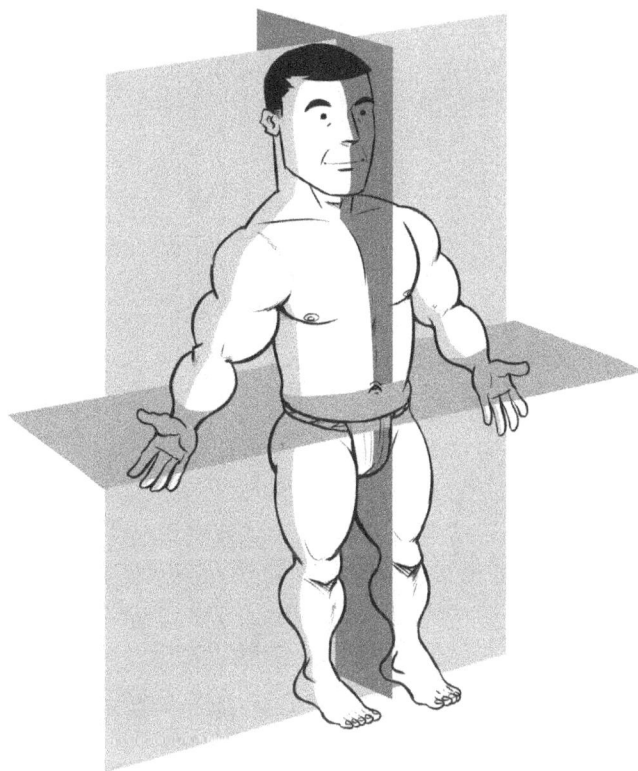

人體的三道軸線將身體劃分成前面四個區塊和後面四個區塊，形成一個八面結構。

間中醫師觀察出，假如將這三道軸線的末端擺在一起，就會形成一個八面體。美國知名建築師巴克敏斯特・富勒 (Buckminster Fuller) 稱八面體是自然界最穩定的結構。也就是說，人的身體可以劃分出前面四個區塊和後面四個區塊。間中醫師進一步將這八個區塊和奇經八脈聯繫起來，於是這一核心發現便成為他整個結構式治療原則的基礎。有關這些概念，特別是它們如何對應到奇經八脈，在*Chasing the Dragon's Tail* 這本書中有詳盡的探討。本書第十二章對間中醫師的八面體模型及奇經八脈有更多詳細說明。

根據身體由前面四區塊和後面四區塊組成的這一推論，間中醫師建立了一個持續互動的假設模型，假定這八個區塊中的每一個當中所流過的精氣 (qi) 量，是受到流過其他七個區塊的精氣量的調節。因此，治療的目的是要恢復上半身和下半身、前面和後面、左半身和右半身之間經脈系統內氣流的整體平衡。藉著從身體表面調理經脈系統，他得以調理體內器官的功能運作。

事實上，無論你採取哪種針灸或經脈為本的身體調理系統，其運作基本上都是這樣的陰陽作用機制。像是我們在皮膚上插針 —— 從外部介入 —— 以便對身體內部的器官產生影響。如果使用溫竹，就不需要插針，只是讓皮膚溫熱。另一個不同之處是，使用溫竹時是對整個區域的皮膚加熱，而插針或麥粒灸則是針對特定的穴位。本書後面章節討論到將溫竹運用在不同的全像式治療系統，這種差別就會很明顯。溫竹並不針對特定的穴位做治療，而是大區域地用熱"塗抹"，就像油漆工和裝潢師傅用滾筒而非畫筆來油漆。

氣球模型

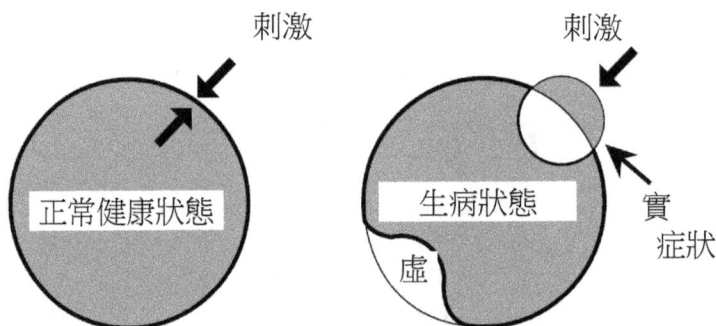

凹陷和隆起：增永靜人 (Shizuto Masunaga) 的健康和疾病模型。

透過平衡身體氣流來醫治疾病的觀念並非間中醫師的創見，這在東亞傳統醫學來說幾乎很普遍，包括像日式指壓這類以經脈為本的身體理療法。例如，知名的日本指壓大師增永靜人 (Shizuto Masunaga,1925－1981) 便提出過一個氣球模型。當一個人生病時，他的身體 (能量系統) 就如同一個吹脹氣球的表面某一處出現了凹陷，即虛 (kyo) 或 "不足"。與此同時，相對於這處凹陷，系統中的另一處一定會出現一個隆起，即實 (jitsu) 或 "過盛"。治療的目的是要 "撫平" 這些凹陷和隆起。[16]

木工所用的輪廓規提供了另一個方式，將這些內在/外在的關係形象化，以便我們理解。輪廓規的設計好像一把牙很細密的梳子，只是把牙替換成可活動的細針。你要是將輪廓規壓向一個不規則的表面，壓力會把這些細針從接觸該表面的內邊，朝反方向的外邊推出，進而突起一個與接觸面相對稱的形狀。

---

16   Matsunaga, S., & Ohashi, W. (2001). *Zen Shiatsu: How to Harmonize Yin and Yang for Better Health.* Tokyo: Japan Publications.

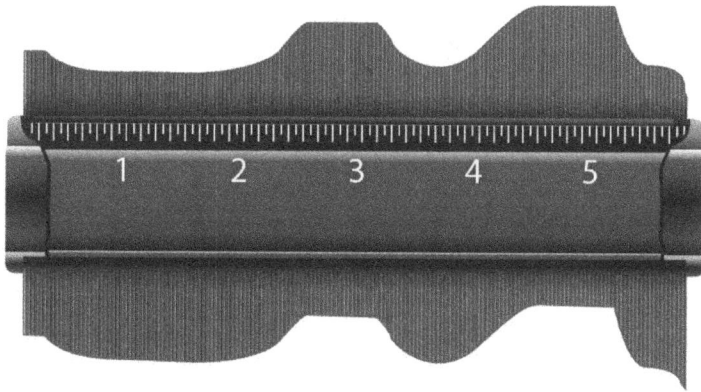

輪廓規在平面上的作用，如同增永靜人的氣球模型在三度空間中的作用。

我們可以在人體的三度空間結構中，看到這樣的作用，例如腰椎彎曲。如果腰椎彎曲太明顯，如骨盆前傾，那麼肚子看起來像是突出，即使這個人並非體重超重。

在東亞傳統醫學中的其他模型，是兩個同心球。裡面的球體代表臟腑（*zangfu*）器官，外面的球體代表身體外在的經脈。如果你按壓外面的球體或使它變形，像是壓一個氣球，那麼，在另一邊和裡面的球體就會出現相對應的突起。這些形狀的改變會影響到裡面球體的運作。因此，如果你能矯正外在的不平衡狀態，那麼就能改善內部器官的功能。[17]

同心球模型在松本岐子與史提芬·伯奇合著的*Hara Diagnosis*，羅伯·費爾特與史提芬·伯奇合著的*Understanding Acupuncture*，和史提芬·伯奇所著的 *Shonishin: Japanese Pediatric Acupuncture*等書中，逐步經過演變發展。

---

17   Birch, S., & Felt, R. (1999). *Understanding Acupuncture.* Edinburgh: Churchill Livingstone, p.117; Matsumoto, K., & Birch, S. (1988). *Hara Diagnosis: Reflections on the Sea.* Brookline: Paradigm Publications, p. 234.

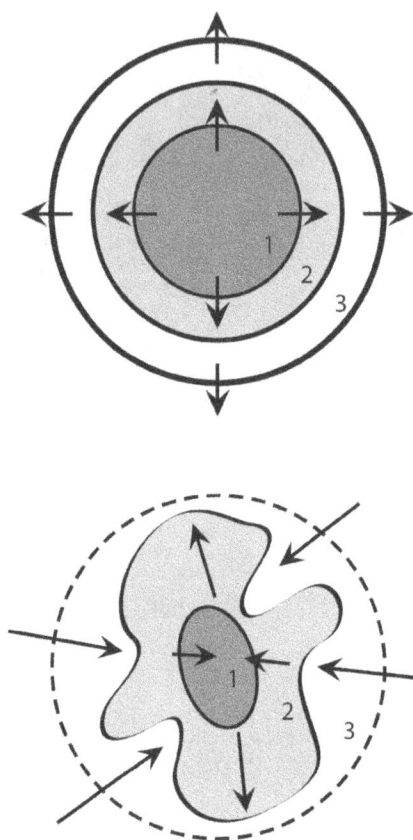

史提芬‧伯奇的模型：1. 臟腑器官， 2. 經脈系統，3. 整體精力。

在這個模型中，內圈代表臟腑器官和身體的功能系統，中圈代表經脈系統，外圈代表病人的整體精神活力。

第二張圖顯示經脈系統中的凹陷和隆起，即虛與實 (不足與過盛)，如何影響到器官的功能運作和人的整體精神活力。治療的目的是平衡經脈中氣流的虛與實，進而修復功能系統。[18]

這些模型提供了很好的途徑，來表達陰和陽、表和裡、結構和功能等根本的關係，並且激發我們思考如何應用溫竹。這些概念不見得是抽象的觀念，你練習觸診經脈越多，就越容易發現到身體某一部位有凹陷，而另一部位有隆起，而且兩者不尋常地互成對應，旗鼓相當。

---

18   Birch, S. (2016). *Shonishin Japanese Pediatric Acupuncture.* Stuttgart: Thieme, p. 56.

在身體表面的一處使用溫竹之後，你會發現其相對處的表面會起立即的變化。這些皮膚表面的變化反映了全身系統性的改變，在身體的功能系統和整個人的精神活力兩方面，都間接產生明顯的效果。

Kyo 和 *Jitsu* (虛和實)

日文的 *kyo* 和 *jitsu*，在中文裡稱為虛和實，有些英文文獻將它們定義為不足和過盛，或者是虛空和滯礙。*Kyo* 和 *jitsu* 的概念在教科書中，常常是以條形圖代表不同程度的陰和陽來說明。條形的長短升降反映了陰和陽在經脈或器官中彼此之間的消長，以表示 "某一質或量在相對程度上的缺乏或過盛"。[19]

虛 (不足)

日本知名的經絡治療派針灸師兼教師首藤傳明 (Denmei Shudo) 將不足定義為 "器官、經脈，或身體的特定部位中缺乏正常的精氣流動"。[20] 這使得該特定器官、經脈，或部位的活力和生理功能降低。藉著觸診，我們可以感受到一種虛空的感覺。例如，一位八十幾歲老人的手臂肌肉摸起來鬆垮垮的。

實 (過盛)

過盛的定義有兩種。第一種是指 "充滿病態的精氣"。[21] 首藤傳明解釋，過盛是一種 "活動增加的狀態。這是由於身體的正常精氣對疾病的影響作出反應，而使某些器官或經脈產生了過度活躍的狀況"。[22] 例如，假使我感染了病毒，我的身體反應便是發燒。

第二種過盛可能是體內對於不足的反應。溫竹治療特別對這種過盛的狀況感興趣。如同針灸師池田政一 (Masakazu Ikeda) 所說，"每當身體的某一處出現不足，那麼另一處 [器官或經脈] 的活動必然會增加，以作為補償"。[23]

除此之外，不同類別的經脈，本質上便具有過盛或不足的傾向："屬陰性的器官和經脈比較傾向於變得不足，屬陽性的器官和經脈比較容易出現過盛的症狀"

19　Shudo, D. (1990). *Japanese Classical Acupuncture: Introduction to Meridian Therapy.* Seattle: Eastland Press, p. 30.

20　Ibid., p. 29.

21　Ibid., p. 29.

22　Ibid., p. 30.

23　Ikeda, M., *Zukai Shinkyu Igaku Nyumon,* quoted in Shudo, D. (1990). *Japanese Classical Acupuncture: Introduction to Meridian Therapy.* Seattle: Eastland Press, p. 30.

。[24] 這些正是增永靜人和史提芬・伯奇所論述的凹陷和隆起現象。像這類的不足和過盛，可以在身體的很多處偵測到，例如，病人的足部冰涼、臉部潮紅，以及肩膀緊繃 (下虛上實)。

偵測陰、陽、氣、血、虛、實可能是學習針灸治療時最具挑戰性的技巧了。大部分傳統的針灸派別都採取四診，即望 (目觀)、聞 (聽及嗅)、問 (詢問)、切 (觸診)來診斷。然而，不同派別對於這套程序的著重點有相當的差異。

令人意外地，觸診在很多針灸派別中都受到忽視。但經絡治療派非常重視觸診，不僅是把脈，還包括腹部和對經脈本身的觸診。在溫竹治療中，是藉由目觀和觸診，尤其是沿著經脈路徑撫摸和按壓所做的觸診，來測知經脈氣流的不足或過盛。

雖然使用溫竹來做治療不難，很容易學，但要懂得選在哪裡、如何運用，就得花點功夫。在這方面，學習觸診就變得非常重要。對此題目，本書在許多地方都會反覆討論。

補和瀉

日本盲人針灸師組織「東洋針灸醫學會」 (Toyohari Association of Japan) 的創始會長福島弘道，將針灸定義為 "區別虛 (*kyo*) 和實 (*jitsu*) 施行補 (*ho*) 和瀉 (*sha*)"。[25]

如上所述，當出現不足時，則 "精氣衰竭"，因而下針技巧在於補其不足。[26] "當病態之氣過盛時"，下針技巧則重在將病態之氣排出體外。 我常常在向病人解釋這種概念時，把我們的角色比喻作俠盜羅賓漢的劫富濟貧，我們則是將精氣從過盛之處導向不足之處。

採用艾灸施行補和瀉，不像用針那麼拘於形式。一般來說，緩慢而輕柔地施熱便被視為補法，較快速或較高溫地施熱便被視為瀉法。[27]

---

24   Shudo, D. (1990). *Japanese Classical Acupuncture: Introduction to Meridian Therapy.* Seattle: Eastland Press, p. 108

25   Fukushima, K. (1991). *Meridian Therapy.* Tokyo: Toyo Hari Medical Association, p. 148.

26   Ibid.

27   Ibid., p. 163.

溫竹是一種精巧靈活的治療工具，足以配合不同技巧以進行體內精氣的補與瀉。一般而言，在皮膚表面輕而淺的施加少量壓力屬於補法，較深而重的按壓和敲擊技巧則是瀉法。

稍後我們將探討如何運用不同的技巧以達到這兩個目標。

調理作用 ── "針灸本身不進行醫治"

> 以經脈為本的針療法 (hari therapy)，目的是調理氣 (ki) 和血 (ketsu)。因此，這種醫學將疾病視為氣血的紊亂不安，而健康則是氣血平衡的狀態。

— 福島弘道[28]

病人經常會問有沒有一個穴位是專門治療某一種病症的，像是 "你能不能治療消除膝蓋疼痛的穴位？有沒有哪一個穴位是治頭痛的？我應該壓哪個穴位來消除失眠問題？" 等等。從某種程度上來說是有的：許多針灸穴位是用來處理特定的症狀的。例如，內關穴 (P 6) 對暈眩噁心有用，太沖穴 (LIV 3) 對頭痛有用，商陽穴 (LI 1) 對牙痛有用。

就奇經八脈而言也是如此。這八條經脈一開始是針對處理症狀的。像是有喘不過氣的症狀時，就對任脈的主穴和配穴下針。這種針灸方式我們可以稱之為症狀針灸，它顯然在治療中扮演了重要的角色。

然而，傳統上針灸不只是對正確的穴位下針以治療特定症狀而已。前面所介紹的一些模型告訴我們，將身體調整回自然的狀態，能增進它的整體功能。也就是說，針灸本身並不 "執行治療"，而是發出訊號給身體去自我療癒。我們所做的，是從身體外部傳送一個訊號到身體內部，這個訊號促發了身體內部的機制，從而造成身體功能和疼痛程度的改變。

28　Ibid., p. 37.

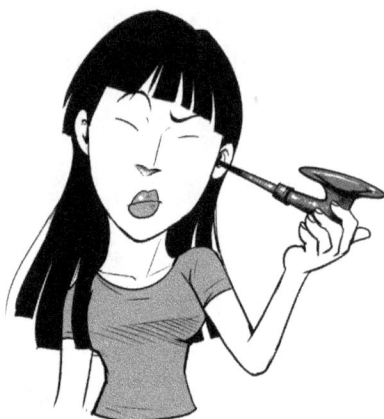

針灸本身不進行醫治，而是發出一個訊號讓人開門。

我們可以打比方說這像是去拜訪一位親友。當你到達他屋子外面時，會按門鈴。接著門開了，有人出來招呼你。相信我們都同意，開門的不是門鈴，門鈴只是傳送一個訊號到屋子裡面，然後這個訊號促發了屋內的活動。

氣論模型 (The Qi Paradigm)

這個發訊號的過程是傳統針灸中所謂氣論模型的核心原則。氣論模型涵蓋所有關於針灸對氣 (qi) 的作用的傳統解釋。中國人概念中的氣，常常被翻譯成 "能量"。間中醫師取了一個不同的名稱，稱之為 "X訊號系統"。這個名稱給人的印象有別於 "能量" 這個詞的描述。如果我們把氣想成是一種資訊，而其通道系統是一條資訊高速公路，用以傳輸訊號。這樣我們就能比較清楚理解：

> 人體中有一個原始的訊號 (訊息) 系統，植根在我們的胚胎中，但被較高階和複雜的控制 (調節) 系統所掩蓋。因此，我們不容易找到或看到這個原始的訊號系統。這個原始的系統可以偵測和辨識出身體內部和外部的變化，並透過傳送有關訊息來調節身體狀況。這個系統的運作方式正是針灸的作用方式。[29]

再者，讓我們回到門鈴的比喻。門鈴通常只耗用極少量的電流，儘管按門鈴的結果可能引發很大的動作，像是讓屋裡的年輕人吵吵鬧鬧，一蹦一跳地下樓開門，但門鈴本身還是一個耗能低的訊號系統。間中醫師對經脈系統的看法也是如此。這是一個能量非常低的訊號系統，因此，和它接觸，也應該用非常低的訊號給予刺激。

---

29 Manaka, Y., Itaya, K., & Birch, S. (1995). *Chasing the Dragon's Tail: The Theory and Practice of Acupuncture in the Work of Yoshio Manaka.* Brookline: Paradigm Publications, p.18.

所以，我們的角色不是去對身體"搞些事"來醫治症狀 ("搞些事"是我的老師史提芬·伯奇愛用的幽默話)。我們的角色是在身體失去平衡時發出訊號，以促發或導引身體做出改變，這是身體本身找方法來自我矯正。這個發訊號的過程，在傳統針灸中便是調理氣血。在日本，許多針灸師都認為，針灸師所需要做的僅此而已。在日常的臨床作業中，我們的角色只是去調理氣和血。而溫竹是協助我們從事這種操作的工具。

氣和血

在溫竹治療方面，另一個應該考慮的陰陽成對概念是氣和血，即日文所稱的 *ki* 和 *ketsu*。氣和血在身體各處循環，"攜帶養分……提供生長動力……並對抗疾病"。[30] 福島先生在說明營氣和衛氣 (*ei-ketsu* 和 *e-ki*) 如何按子午流注的時辰順序巡行各經脈時這麼說：

"氣屬陽……我們從其行動覺察到它，但無法描繪出它的形狀。氣在經脈的外部流動，伴隨和保護血。"

"血屬陰，具有形狀且流動。如同體液和血液，它在經脈的內部流動。" [31]

氣屬陽，具有溫暖的作用。血屬陰，具有滋養的作用。有句話說，氣為血之帥，血為氣之母。意思是說，氣先行，血隨之。因此，　我們用溫竹在皮膚上加熱、震動和移動時，會影響到表層氣的運行和裡層血的運行。

氣輕而無實體，血為物質而有形。氣在表，血在裡。這些概念的對比性也提示了我們疾病在深度和嚴重程度上的不同。在日式針灸中，病癥可見於氣的層面，比較表層，或在血的層面，比較深層。疾病所顯現的症狀能告訴我們它所在的層面，例如，時有時無的胸口痛，不同於固定而持續的胸部疼痛。

換句話說，如果問題是在氣的層面，就沒有像進入到血的層面時那麼嚴重。在某種意義上，這相當於一般所說的急性和慢性症狀。另一方面，這是讓我們了解疾病深度和嚴重程度的方法。

在血的層面的問題比較難治，必須採用和治氣的問題不同的做法。例如，當下針無法有效行血時就表示要用艾灸。一般而言，針擅行氣，灸擅行血。但當血瘀

30　Fukushima, K., (1991). *Meridian Therapy*. Tokyo: Toyo Hari Medical Association, p. 37. Toyo Hari Medical Association, p.37.

31　Ibid.

的癥狀明顯，且對傳統針療和灸療都無反應時，這樣的慢性痼疾就建議要放血
(Shiraku)。[32]　因此，對所有慢性疾病，都需要用艾灸治療。從這個模式中，我們
可了解溫竹療法對處理慢性疾病很有用。

標和本

> 治本是比較普遍性的治療。照我的說法，是 "打基礎" 的工作。假如
> 你的基礎有些粗糙不平，首先得將它整平，然後再找一些重要的部
> 位，一些重要的穴位來鑽探，找問題。所以，我的想法是，首先只是
> 整平基礎，然後再找對一個穴位深鑽深研，挖些東西出來。這是我對
> 治標的想法。所以，要視狀況。兩個步驟：第一步，只是做普遍性的
> 治療，然後第二步，再針對最重要的穴位治療。
>
> —水谷潤治[33]

最後要考慮的陰陽成對概念是區分病源和病癥。意思是說，針灸治療可以歸類成
兩種主要的治療模式：治本 (本治法，*honchiho*) 和治標 (標治法，*hyochiho*)。

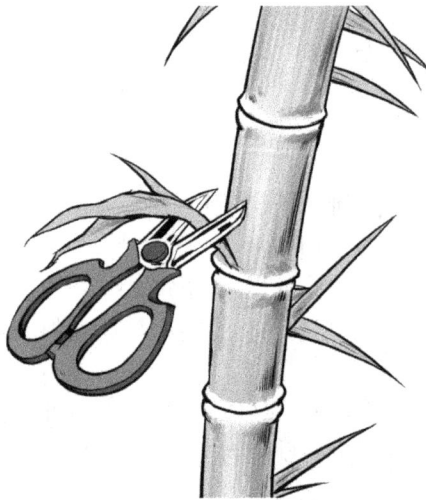

治標針對的是症狀，不是病源。

32　Birch, S., & Ida, J. (1998) *Japanese Acupuncture: A Clinical Guide.* Brookline: Paradigm
　　Publications, p. 212.

33　Mizutani, J. (2018, May 30). Interview by Oran Kivity with Stephen Birch, Junji Mizutani,
　　and Brenda Loew. Retrieved from https://youtu.be/aoN3bwXmacY

如果你有一盆高大的室內植物，葉黃枝枯，可以拿一把剪刀將枯黃的枝葉剪去，盆栽看起來就比較好了。但這並沒有解決問題。如果採取相反的做法 —— 往根部澆水來救治植物 —— 這得花較長的時間讓盆栽完全復原。治療根部是治埋藏在下的病源，治療枝葉是治病症。福島先生將這兩個過程稱為本治法和標治法。[34]

欲獲得良好的療效，結合治本和治標是必要的。然而在針灸界，有些純粹派只重治本，而一些實務派則只重治標。遺憾的是，現時的針灸研究多半忽略或誤解了治標和治本的理論。[35] 此類研究上的偏見都未能認識到這兩種不同途徑的重要性。

有關竹環灸的發表文獻少之又少，顯示出一直以來它多半是用來作為附帶的標治法，額外加上去處理症狀，以協助解決問題。

如上所述，在日式針灸中，針灸師的主要角色被認為是調理氣、血、虛、實，診斷虛和實等症狀是我們所面對最困難而重要的工作。用溫竹治療時也是一樣，面對著同樣的前提。如果我們能調理氣血的運行，平衡經脈的虛實，身體就會自我療癒。

總結

溫竹可用來治療症狀，也可用以調理全身系統。如同門鈴的作用，溫竹從外部發送一個訊號到身體內部，促發其產生變化。

健康方面的問題存在於兩個不同層面，氣的層面和血的層面。慢性問題多存在於血的層面，需要用艾灸治療。

34　　Fukushima, K., (1991). *Meridian Therapy*. Tokyo: Toyo Hari Medical Association, p.37.

35　　Birch, S. (2018, May 30). Interview by Oran Kivity with Stephen Birch, Junji Mizutani, and Brenda Loew. Retrieved from https://youtu.be/aoN3bwXmacY

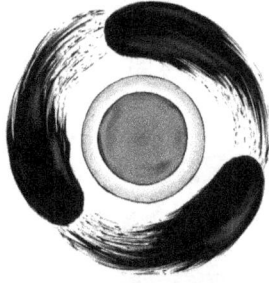

第四章

拍打區

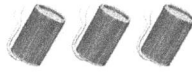

內容提要：

介紹間中喜雄醫師的經脈頻率，和它們在身體上所對應的部位，並
提供一些原則，以便在數條經脈的交匯區，決定用哪條經脈的頻率

重要的是，必須具備並採用一套有創意而持續的研究方法和評估治療
效果的方法。我們絕不能想當然爾下結論。除非經過臨床測試和證
實，否則我們並不真正知道這些簡化的原則代表什麼意思。

—間中喜雄 [36]

---

36   Manaka, Y., Itaya, K., & Birch, S. (1995). *Chasing the Dragon's Tail: The Theory and Practice of Acupuncture in the Work of Yoshio Manaka*. Brookline: Paradigm Publications, p. 12.

間中醫師和募穴

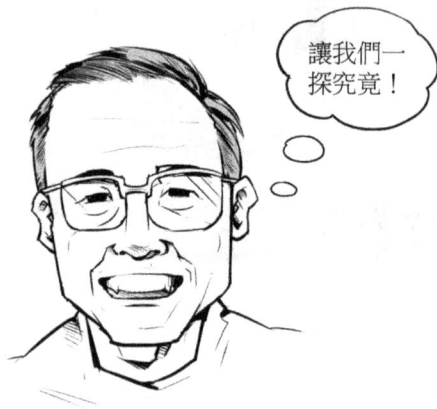

> 讓我們一探究竟！

間中醫師用聲音、頻率和脈衝磁場來做試驗。

如前所述，間中醫師有一個好奇而愛蒐集新鮮事物的腦袋。如果聽到一個特殊的新主意，他會很快被吸引。重要的是，他還熱衷於嚴肅認真地做研究，不斷測試新的想法，將行得通的包容進來，而摒棄行不通的。據史提芬‧伯奇追述他所聽到的一段軼事，間中醫師有一天和一群學生經過一家樂器行時，他的目光被櫥窗裡的一件東西所吸引。於是他進了這家店。出來時臂彎裡夾了一台節拍器，據說他很興奮地說，“讓我們測試看看經脈對哪些頻率有反應！”

不管這故事是否杜撰，我們可以相信，經過口耳相傳，當中應該包含一部分真實，另外則是幽默的添油加醋。但無論如何，這個故事反映出針灸研究所面對的典型兩難局面。儘管有疑問，你必須找出解答方法。儘管你大膽假定經脈對頻率會有反應，但怎樣設計能區分出每條經脈頻率的試驗？

間中醫師將專注點轉向經典文獻，以便至少針對一部分理論做具有驗證性的實驗。在古典針灸中，談到一組共12個穴位，稱為募穴，分布在胸腹部位。每個募穴據稱匯聚了相應器官的精氣。

「募」的意思是 “聚集或收集。募穴是臟腑之氣匯聚之所，位於身體正面。” [37]

如果 “陽病入陰” ，這些穴位會 “在陽病患期，顯出像緊繃和隆起的症狀” 。[38] 觸診時按壓這些緊繃和隆起的部位會感到疼痛，因此常用來作為診斷。

37　　Deadman, P., Al-Khafaji M., Baker K., (1998). *A Manual of Acupuncture,* East Sussex, England, : Journal of Chinese Medicine Publications. p. 44.

38　　Fukushima, K., (1991). *Meridian Therapy.* Tokyo: Toyo Hari Medical Association, p. 173.

雖然募穴可用來直接治療相應的器官或身體正面局部的問題，但間中醫師更感興趣的是怎樣用它們來做診斷。當募穴所在的經脈有問題時，按壓該募穴會覺得敏感痠痛。治好了，痠痛感就會消失。

古典針灸中的12個募穴都位於胸腹位置，接近其相應的器官。中府 (LU 1)、期門 (LIV 14)、日月 (GB 24) 分別是肺、肝、膽的募穴，但其他9個募穴不在它們相應的臟腑經脈上。有意思的是，手厥陰心包經、手少陰心經、足陽明胃經、手少陽三焦經和手太陽小腸經的募穴都位於身體的中線 (任脈) 上，分別是膻中 (REN 17)、巨闕 (REN 14)、中脘 (REN 12)、石門 (REN 5) 和關元 (REN 4) 等穴。

由於間中醫師的八面體模型非常注重左右半身的平衡，他覺得這些位於中線的古典針灸穴位未能給他所需要的反饋訊息。例如，他可以很容易地從按壓左右半身兩個中府穴 (LU 1) 來偵測差異，以反映左右兩邊手太陰肺經的狀況。但如果按壓位在任脈上的中脘穴 (REN 12)，也就是胃的募穴，卻無法偵測左右兩邊足陽明胃經的差別。

為了克服這個問題，在開發他的八面體模型的過程中，間中醫師經由研究找出其他位在身體兩邊相對位置但有反應的穴位。以上述例子來說，他由中脘穴向身體兩側沿水平線按壓，而連接到兩邊的梁門穴 (ST 21)。 這個解決方法後來發展成「間中募穴」，是一組12處診斷穴位，具有間中醫師研究和臨床上的基本重要特性如下：

1. 間中募穴如同古典針灸用的募穴，如果相對應的經脈出現問題，在按壓時會感到緊繃或有痛感。
2. 在治療該經脈時，這種緊繃或痛感會很快發生改變。
3. 間中募穴都不在身體的中線上，因此可以成對用來偵測左右半身經脈的差異。

這些穴位在 *Chasing the Dragon's Tail* 這本書中有詳細的介紹和討論。它們是間中派針灸 (MSA) 不可或缺的部分。上面所提到的樂器行趣事給了我們一種印象，好像間中醫師看到店裡的節拍器時，突然間有了探討經脈頻率的靈感。事實當然不是這樣。所有偉大的發現和發明都得經過一個持續的過程，由一個問題或試驗帶出另一個，再另一個，這樣一路接續下去。

頻率

前面我們用門鈴來比喻針灸。它從屋外向屋裡發出一個訊號，進而產生了一些動作，促使人來應門。這個訊號就是 "氣"。不過，間中醫師試圖從資訊系統的角度來理解氣，將它稱為X訊號系統。那麼在針灸過程中，身體怎樣傳送資訊呢？

間中醫師對測量皮膚電阻的取穴儀相當熟悉。人體的經脈系統具有一些特性，像是能以通電儀器做測量，那麼，經脈和不同的頻率之間是否可能有所關聯？間中醫師於是透過聲音、頻率和脈衝磁場，對所找到的一組有動態反應的穴位進行實驗：

> 使用示波器連接耳機，我們發現到，對實驗對象播放低頻率範圍（50 Hz）的聲音，會減輕腹部中線沿線部位的壓痛和緊繃。高頻率範圍（1000 Hz）的聲音則減輕腹部兩側部位的壓痛和緊繃，即使對症狀頑強的實驗對象亦然。令人好奇的是，精神分裂症患者的反應剛好相反。[39]

在運用脈衝磁場時，他觀察到同樣的現象。"我們用低頻率和高頻率的脈衝電磁，刺激四肢的不同穴位⋯⋯，低頻率影響身體中線的部位；高頻率影響身體兩側的部位"。[40]

或許正是在這個研究階段，眼尖的間中醫師注意到了樂器行櫥窗裡的節拍器。

> 為了探討每條經脈和頻率之間的關係，我們採用另一個方法，用一台精工牌石英節拍器，可以發出每分鐘 40 到 208 響的固定頻率，記錄下能影響12主經和任督二脈，減輕相關反應穴位及部位的壓痛和緊繃的頻率⋯⋯，將節拍器定在不同的頻率上，讓實驗對象聽它發出的聲響，同時按壓反應敏銳的穴位。[41]

我們可以想見這是一項浩大費時的工程。間中醫師先由同事和學生身上開始實驗，然後擴大到診所的病人。最後，"在對許多實驗對象採用了這套調查方法之後"，他終於建立了一個經脈頻率反應表。

表2 經脈頻率表 (按經脈排序)

陽經	頻率 (每分鐘次數)	陰經	頻率 (每分鐘次數)
足少陽膽	120	足厥陰肝	108
足太陽小腸	120	手少陰心	126
足陽明胃	132	足太陰脾	132

39　　Manaka, Y., Itaya, K., & Birch, S. (1995). *Chasing the Dragon's Tail: The Theory and Practice of Acupuncture in the Work of Yoshio Manaka.* Brookline: Paradigm Publications, p. 71.

40　　Ibid, p. 71.

41　　Ibid, p. 71.

手陽明大腸	108	手太陰肺	126
足太陽膀胱	112	足少陰腎	120
手少陽三焦	152	手厥陰心包	176
督脈	104	任脈	104

在建立了這個表之後，他接著繼續在臨床治療上測試這些頻率。以下是一個例子：

> 我們將這個方法用在病人身上。有位病人抱怨左腳疼痛，難於行走。他的左腳膝蓋以下沿足陽明胃經、足少陽膽經和足太陽膀胱經等經脈部位有壓痛和緊繃的症狀。敲擊大椎穴（GV 14），也就是所有陽經的交匯點，按每分鐘132下（足陽明胃經）、120下（足少陽膽經）和112下（足太陽膀胱經）的頻率依次敲擊，每種頻率敲二十下。結果足陽明胃經、足少陽膽經和足太陽膀胱經沿線的壓痛和緊繃逐一減少。病人感覺疼痛有相當程度的減輕，而且比較容易行走。諸如此類以及其他許多臨床案例，證實了這些經脈和頻率有所關聯。[42]

這是八十年代後期的一段記錄。自此之後，間中醫師的這種療法在世界各地廣泛地傳播開來，許多治療師也紛紛採用。正是這些經脈頻率和木槌木針相結合所帶來的神奇療效，促使我先是用艾條來操作這些頻率，繼而用溫竹。

檢視以上的列表，我們會看到有些經脈具有相同的頻率。下表是按頻率由低至高的順序來排列這14條經脈。

表3 經脈頻率表（按頻率排序）

頻率	經脈
104	督脈、任脈
108	手陽明大腸、足厥陰肝
112	足太陽膀胱
120	足少陰腎、手太陽小腸、足少陽膽
126	手少陰心、手太陰肺
132	足陽明胃、足太陰脾
152	手少陽三焦
176	手厥陰心包

---

42   Ibid. p. 72.

用竹筒拍打

如果你對經脈的循行路徑很熟悉，那麼無論是用木槌或用溫竹敲擊，都是簡單不過的事了。例如，如果你要用在手太陰肺經上，那就是每分鐘敲126下的頻率。如果是手陽明大腸經，就是108下。就這麼簡單。

間中醫師的木槌只有一個主要的用法，就是敲擊。但如果使用溫竹，就可以有許多用法，包括拍打、滾動、按壓、震動、抖動等等。我不採"操作竹筒"這樣的說法，而用"拍打"(tap) 這個詞來涵蓋所有這些溫竹操作技法。我的病人也很喜歡接受"竹筒操"！(bamboozle)

由於這本書是針對已具有氣論模型和經脈路徑等知識的治療師而寫，所以似乎沒什麼必要再將經脈路徑的內容加進來，因為這在很多針灸教科書中都已經有詳盡的說明。書中有關這方面的內容主要是來自Peter Deadman 的傑出著作*Manual of Acupuncture* (針灸手冊)。[43]

對照頻率區

如果我們根據表 2 的內容在一張人體圖上著色，依照頻率而非經脈，可以將經脈頻率對照上去而合成一幅拍打區圖。我在這裡所列的這幅圖，大部分是根據標準的經脈路徑以及間中醫師所提出的頻率，再依實際狀況增加少許例外。

在有經脈循行路徑的部位使用溫竹，例如從尺澤穴 (LU 5) 至太淵穴 (LU 9)，只要應用對應的頻率即可。但在某些部位，經脈路徑比較不明顯，那就可以採取通用的做法。對照出拍打區是一項持續進行的工作，綜合了經脈路徑、頻率和廣泛臨床實作的實際經驗而歸納出結論。由於用木槌、木針敲擊一個穴位，以及用溫竹在一整個區域滾動，畢竟有所不同，因此必須在治療一個面和一條線兩者之間有明確的區分。

例如，如果治療胸部神藏穴 (KID 25) 至俞府穴 (KID 27) 之間的區域，就用足少陰腎經的頻率 (120) 拍打。但有些情況，你可能要拍打身體前面整個右上半身，這就包括了任脈、足陽明胃經、足少陰腎經、手太陰肺經、手少陽心包經、足太陰脾經、手少陰心經，甚至足少陽膽經等經脈。如果治療的目的是使整個區域溫熱，那麼，與其不斷隨經脈改變頻率，不如選一個通用的頻率來用。以此為例，我會採用每分鐘126下，也就是手太陰肺經和手少陰心經的頻率，這涵蓋了上

43　　Deadman, P., Al-Khafaji, M., & Baker, K., (1998). *A Manual of Acupuncture*. East Sussex, England: Journal of Chinese Medicine Publications, p. 44.

焦。當然，你也可以完全不用頻率來操作溫竹。不過，我們往下會討論到，節拍器的頻率聲響能為治療帶來結構性和可預測性，不應低估。

因此，選用頻率的原則如下：

- 治療穴位時，採用穴位所在的經脈頻率。
- 治療經脈時，採用該經脈的頻率。
- 治療大範圍的區域，涵蓋了好幾條經脈時，採用一個通用的經脈頻率，根據東亞傳統醫學理論中所定的相關區域而定。這包括了像眼、耳、鼻等感覺器官。

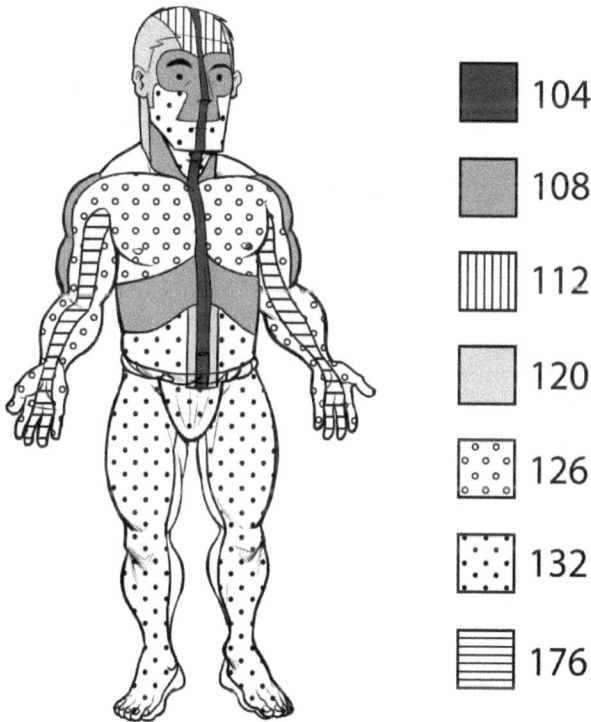

■	104
■	108
▥	112
□	120
⊡	126
⋮	132
▤	176

拍打區：身體前面。

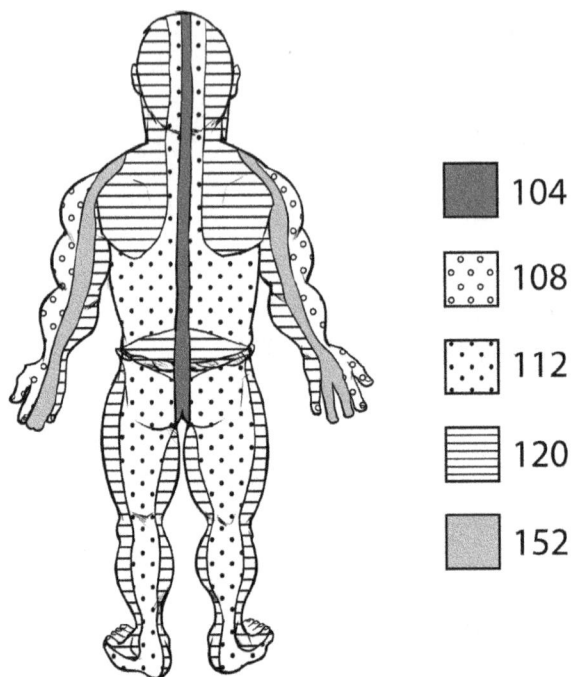

■	104
▦	108
⬚	112
☰	120
▨	152

拍打區：身體後面。

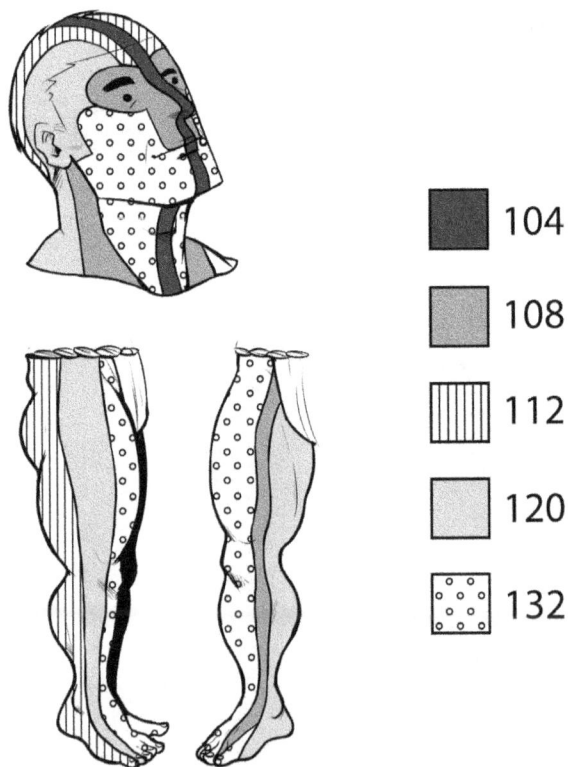

■	104
▨	108
▥	112
☐	120
⬚	132

拍打區：頭部和腿部。

當以這種方式來看經脈頻率時，我們會發現，間中醫師有關低頻率節拍影響中線部位，高頻率節拍影響腹部向外兩側的觀察，大體上是正確的，可以作為拍打經脈的一項通則，不過有些例外。

在身體後面的中線部位，督脈產生反應的是最低的頻率 (104)。而向身體兩側移動時，所接觸到的經脈和頻率依次是足太陽膀胱經 (112)、手太陽小腸經 (120) 和在腋下的足少陽膽經 (120)。

在身體前面的中線部位，任脈產生反應的是最低的頻率 (104)。向外移動時，頻率越來越高，依次為足少陰腎經 (120)、足陽明胃經 (132)、足太陰脾經 (132)。但到了最外側的足少陽膽經時，其頻率 (120) 比足陽明胃經和足太陰脾經來得低。

建立拍打區

背部

背部是一個非常重要的身體部位，你會發現經常要治療背部。這有很多理由。首先，背部是全身的一個全像縮影。　背俞穴以一比一的比例反映了身體的上、中、下部。[44]因此，很多針灸傳統和療法都強調治療俞穴的重要性。在用日式兒童針灸小兒鍼 (Shonishin) 給兒童做治療時，沿著脊椎的兩側由上到下搓揉。[45]中醫文獻也舉出採用梅花針 (plum blossom needle) 有系統地在脊椎兩側做治療。[46] 溫竹療法也是一樣。你可以在幾分鐘內治療整個背部和腿背，其效果擴及全身系統。更重要的是，病人喜歡溫竹用在背部治療。

我們從上面的圖中看到，最低頻率的督脈 (104) 位在背部中央。背部大部分是被足太陽膀胱經所涵蓋，因此治療背部最常用的頻率是每分鐘 112下。

由於足少陽膽經和手太陽小腸經的頻率相同，因此背部外側、肩胛和肩膀上方都可以按每分鐘120 下的頻率做治療。所以，用兩個頻率：112 和120，就可以有效地涵蓋整個背部。如果要直接治療脊椎部位，就再加上104。

44　Dale, R. (1999). The Systems, Holograms and Theory of Micro-Acupuncture *American Journal of Acupuncture,* 27(3-4), 207–42.

45　Birch, S. (2016). *Shonishin Japanese Pediatric Acupuncture.* Stuttgart: Thieme, p.48.

46　Auteroche, B. (1998). *Acupuncture and Moxibustion: A Guide to Clinical Practice.* Edinburgh: Churchill Livingstone.

有時候，在以120下的頻率治療之後，斜方肌上方在肩井穴 (GB21) 和天髎穴 (TB15) 的部位仍然很緊繃，則可以再做觸診，將頻率換到152下，以鬆弛手少陽三焦經。

如果下背部位非常緊繃，治療時改到每分鐘120下的頻率，有時很有用。這或許是因為足少陽膽經的經筋通過這個部位。在拍打區圖中，這個部位標示出一個菱形區域，也可以採用每分鐘120 下的頻率。腹部外側帶脈穴 (GB26) 附近也應該用每分鐘120 下的頻率拍打，對鬆弛頸部的緊繃有用。頸部和腰部之間的這種關係，日文叫做*kubi koshi*，將在第十二章中詳細探討。

腿背

如果已完成背部的治療，你可以繼續下行到腿背。這部份很簡單。由於腿部後面是被足太陽膀胱經所涵蓋，可以用每分鐘112下的頻率，從臀部一路治療到足踝。像這樣治療足太陽膀胱經，從頭部到腰部會起遠端的療效。

腿側

足少陽膽經沿腿部外側循行，涵蓋了闊筋膜張肌 (TFL)。如果治療腿外側的緊繃部位，像是緊繃的闊筋膜張肌或小腿肌肉，你可以再次從臀部肌肉開始，一路往下沿腿側治療，採用每分鐘120下的頻率。

足少陽膽經、手太陽小腸經、足少陰腎經都用同樣的頻率，每分鐘120 下。在大腿部位，足少陰腎經是在腿背靠內處，到小腿部位則略偏向腿的內側。這就是說，當你治療到小腿部位時，小腿內、外側兩邊的條形區域，都反應到每分鐘120下的頻率。

通常，在面朝下趴著時，你只要用到兩種頻率，每分鐘112和120 下，就能鬆弛臀部、大腿和小腿等部位。拍打足少陰腎經和足少陽膽經，對頸部、肩部和腰部都能產生遠端的療效。

腿部前面

足陽明胃經和足太陰脾經涵蓋了腿部的前面。在彩色版的拍打區圖中，模特兒宛如穿了黃色的褲襪。如有需要，腿部整個前面可以很簡單地用每分鐘132 下的頻率來治療，對減輕腹痛、上腹部疼痛和肩膀僵硬很有效。

足厥陰肝經

在一般的溫竹治療中，我還沒有碰到必須治療足厥陰肝經，以鬆弛整個腿部的情況，除非有特別緊繃的穴位需要處理。鄰接它的一些經脈比較容易接觸到。不過，足厥陰肝經對治療一些特定的症狀有用，特別是在太衝穴 (LIV 3) 至蠡溝穴 (LIV 5) 附近使用溫竹。下腹部或睪丸部位的瘀腫疼痛對這樣的治療反應很好。另外，我們在後面第十一章中會看到，治療這個區域對手太陽小腸經上的肩頸疼痛也很有效。

我不建議在大腿內側沿著足厥陰肝經拿竹筒上下滾動，特別是對女性病人，因為這樣做可能被認為太過侵犯個人私密。不過，我在中國受訓時，看到過醫生建議有經痛的病人用擀麵棍在大腿內側滾動來減輕疼痛。　這個方法可以用在溫竹上，而病人對於用溫竹在足厥陰肝經上，以每分鐘108下的頻率滾動，反應很好。結合溫熱和頻率，比單是用擀麵棍在滾，消除疼痛的效果更快。

消除經痛的另一個滾動區域，是在足太陰脾經上的三陰交穴 (SP6) 和地機穴 (SP8) 之間，以每分鐘132下的頻率滾動。

胸部和胸腔

手少陰心經起於腋下。這是一個有助於減輕症狀的拍打區，特別是對和足少陽膽經相關的頭痛 (見第十一章)。手太陰肺經起於胸部，對治療下背疼痛有幫助 (見第十二章)。此外，也可以用每分鐘120下的頻率拍打足少陰腎經。

如果在身體軀幹沿一條經脈拍打，就採用該經脈的頻率。手少陰心經和手太陰肺經都是每分鐘126下；足少陰腎經是每分鐘120下；足陽明胃經是每分鐘132下；任脈是每分鐘104下。然而，許多經脈都通過胸部，不斷地更換頻率可能會擾亂你的治療。在這種情況下，最好採取比較務實的做法，選擇一個通用的頻率來做治療。由於上焦包含了肺和心等器官，它們的經脈頻率都是每分鐘126下，便很適合做為治療胸部的通用頻率。

有意思的是，在平田氏的療法當中，平田反應帶1-3區涵蓋了整個胸部，是和支氣管、肺和心等器官相關。平田反應帶療法 (Hirata Zone Therapy) 是二十世紀初所開發的一套全像治療系統，本書後面會有所介紹。對照平田氏療法的這些資訊，似乎更有理由選用每分鐘126 下為通用頻率，來做胸部的拍打治療。

胸腔兩側對每分鐘132下 (足太陰脾經) 或120下 (足少陽膽經) 有反應。這個部位的食竇穴 (SP 17) 是左右對稱的穴位，但有些文獻將左邊的SP17 稱為命關穴。「命關」二字頗有深意，可解釋成 "攸關人命"，對任何與脾臟相關的疾病似乎都說得通。[47] 由於這個穴位和心臟的頂端平行,我發現按每分鐘132下的頻率拍打這裡,有助於減輕胸部疼痛和焦慮。

由胸腔向下到了季肋區 (hypochondriac region),在此需要再做一次務實的決定,選擇一個通用頻率,而平田反應帶也再次幫了忙。這個部位是屬於平田反應帶第4區,和肝有關。由於季肋區在其他的針灸傳統中也反映了肝臟方面的病理,因此在肋骨緣上下的部位,我採用足厥陰肝經的頻率 (108)。

腹部

腹部的拍打區很容易對照出來。這個部位無論在組織結構或功能上,都是由胃和脾主導,因此,採用它們的經脈頻率每分鐘132 下做為通用頻率,似乎是順理成章。在身體中線拍打時,用每分鐘104下。在足少陰腎經上拍打時,用每分鐘120下。拍打腹部的足少陰腎經,有助於治療頸部和背部疼痛 (見第十二章)。

手臂

手臂的陽 (背) 面沒有甚麼例外的情形。每條經脈 —— 手陽明大腸經、手少陽三焦經、手太陽小腸經 —— 各有其頻率,一路循行到肩部。

陰 (正) 面比較有意思,由於手少陰心經和手太陰肺經的頻率相同,都是每分鐘126 下,因此形成內側和外側兩個拍打區用這個較低的頻率,而手臂中線的手厥陰心包經自成一個拍打區,具有最高的頻率,是每分鐘176下。

值得注意的是,手臂和兩腿都是內外側兩個帶狀區有相同的頻率:腿部是足少陰腎經和足少陽膽經 (120),手臂是手少陰心經和手太陰肺經 (126)。

頭部和臉部

最後來到頭部。首先我們該討論一下是否應該在頭部做艾灸的問題。如果頭部為陽,艾灸也是陽,那在這裡做艾灸不會有問題嘛。實際情況不是這樣。

無論是傳統中醫或是傳統日式治療,都經常在頭部做艾灸。例如,中醫灸百會穴 (DU 20) 以提振脾氣和治療脫垂,[48] 傳統日式治療在風池穴 (GB 20) 用溫針

47 Deadman, P., Al-Khafaji, M., & Baker, K., (1998). *A Manual of Acupuncture*. East Sussex, England: Journal of Chinese Medicine Publications, p. 202.

48 Ibid. p. 553.

(*kyutoshin*) 以治療頭痛。[49]　平田內藏吉和間中喜雄兩人雖然相隔四十年，他們的著作中都提到在頭部的平田反應帶上，操作一種特別設計的熱針。溫竹比較溫和而不感覺熱燙，在皮膚上給人一種溫暖的感覺。我們在使用時並非給身體加熱和 "增加陽氣" ，而是採取溫和的補、行、瀉等技法。所以，溫竹灸可以毫無顧慮地在頭部應用，該考慮的反倒是，頭部結構多骨骼，因此在操作時應比其他身體部位輕柔。

和背部一樣，頭部中線有督脈 (104) 循行，兩邊由內到外是足太陽膀胱經 (112) 和足少陽膽經 (120)。手少陽三焦經繞耳循行 (152)。在東亞傳統醫學中，腎開竅於耳，因此治療和耳部相關的問題，我會沿耳外緣拍打外半圓的足少陽膽經　(120) ，　內半圓的手少陽三焦經 (152)，和用一個通用頻率每分鐘120下拍打耳朵本身，那是足少陰腎經的頻率。無庸贅述，耳朵是一個針灸效應強大的微型系統，在這裡應用溫竹會讓人感到極度放鬆。不妨試試看！

在治療前額的特定區域時，如果在中線，可用每分鐘104下；眼睛上方，用每分鐘120下；兩側邊緣，用每分鐘132下。如果要治療整個前額而不想不斷地換頻率，那麼可以不用節拍器，不用聲響比較容易，或者選一個通用頻率，像是每分鐘132下，因為前額部位的頭痛是和足陽明胃經相關。

沿中線治療，從印堂直到百會穴 (Du 20)，可以迅速緩解鼻塞、鼻過敏和鼻發炎等症狀。

許多經脈都通過眼部，但因為肝開竅於目，所以我採用每分鐘108下的通用頻率拍打這裡。根據東亞傳統醫學的理論，肺開竅於鼻，因此在鼻部可以用每分鐘126　下的通用頻率來拍打。我們也可以聯繫到旁邊手陽明大腸經的影響，而採用每分鐘108下。這樣一來，眼和鼻兩個部位就都是同一頻率。

臉部的其他部分可以說主要是屬於足陽明胃經(132)。溫竹作為一種容易應用的艾灸工具有極大的好處，特別是治療臉部癱瘓和顳頜關節症候群 (TMJ syndromes)。

頸部

在頸部配合頻率做治療比較麻煩，因為這是一個相對較小較緊密的區域，循行的經脈都十分接近。我們在後面討論東洋針灸的*naso　muno*概念時會看到，治療頸部對上半身的問題會有系統性的反應。因此，必須採用治療經脈或區域的規則來選擇所使用的頻率。如果你專注在一條經脈上，比方說足陽明胃經，那就採用該

49　Birch, S., & Ida, J. (1998) *Japanese Acupuncture: A Clinical Guide.* Brookline: Paradigm Publications, p. 104.

經脈的頻率。如果是在頸部做廣泛的拍打，那就選擇一個通用頻率，像是每分鐘 120 下。這對手太陽小腸經和足少陽膽經都有影響。

表 4 拍打區一覽表

頭部	中線：督脈	104
	兩側至中線：足太陽膀胱	112
	兩邊：足少陽膽	120
耳部	環耳三圈由外至內 足少陽膽 手少陽三焦 耳朵	 120 152 120 (腎通用頻率)
眼部		108 (眼通用頻率)
前額	全區：足陽明胃	132
	特定經脈如足太陽膀胱或足少陽膽	112, 120
臉部	足陽明胃	132
鼻部	手陽明大腸 手太陰肺	108 126 (肺通用頻率)
後頸外側	手太陽小腸/足少陽膽 足太陽膀胱	120 112
胸部	手太陰肺/手少陰心	126 (通用頻率)
胸腔/胸脅	足厥陰肝	108 (通用頻率)
腹部	足陽明胃/足太陰脾 中線 足少陰腎	132 104 120
腹股溝	足少陽膽和足陽明胃/足太陰脾	120/132
背部	中線	104
	脊椎兩旁及外側	112
	斜方肌	120/152
	肩胛	120
腰椎部位	足太陽膀胱	112
腰部	帶脈穴 (GB 26) 以上區域 腰椎部位替代頻率	120 120
上肢	陰面兩側平行帶狀區為手少陰心/手太陰肺，中間為手厥陰心包	126, 176
	陽面三條陽經依序為手陽明大腸、手少陽三焦和手太陽小腸	108, 152, 120

下肢	前面：足陽明胃/足太陰脾	132
	後面：足太陽膀胱	112
	外側：足少陰腎/足少陽膽	120

交匯穴

人體的許多穴位是交匯穴，有兩條或多條經脈交會，有如一個交通頻繁的火車站，許多路線都通過同一個點。最顯著的是大椎穴 (DU 14)，是七條經脈的交會點，包括六條陽經和督脈本身。其他有用的交匯穴如缺盆穴 (ST 12) 和三陰交穴 (SP 6)。間中醫師稱這些穴位可以運用有如"萬用牌"，他們對通過的任何經脈的頻率都有反應。例如，三陰交穴不只可以按足太陰脾經的頻率拍打，也可以用足厥陰肝經和足少陰腎經的頻率。以這種方法，在一個穴位上對多條經脈做治療，能獲致很有用的臨床效應。

就溫竹療法而言，當治療陽經上的疼痛時，大椎穴 (DU 14) 常被用來做為結束的穴位。可按所有陽經的頻率，每分鐘152至104下，由快到慢地在這個穴位上震動；或者只按受影響的那條陽經的頻率，在穴位上輕揉。比方說，病人的無名指有痛感，這是和手少陽三焦經相關，因此以每分鐘152下的頻率在大椎穴上操作震動法就很有用。

在三陰交穴 (SP 6) 上依次採用腿部三陰經的頻率，可用來治療周邊神經病變。

經脈配對和溫竹效應

由上述觀察可以明顯得知，溫竹可以用於局部治療 (痛感所在處)，也能用來產生系統性的全身效應。陰經傾向虛，而陽經傾向實。因此，按成對經脈來做治療很有幫助。一個簡單的例子是，如果足少陰腎經虛弱，那麼足太陽膀胱經可能就很緊繃。治療腎經的不足，可以很快地減輕膀胱經處的疼痛。這些配對治療，是溫竹療法神奇療效的主要重點 —— 即迅速消除疼痛。在第十一章中，我們應用譚醫師的理論，將對這些配對做更深入的探討。

總結

間中醫師的經脈頻率可根據三項原則在身體各部位對照出來：穴位理論、經脈理論和東亞傳統醫學的一般性理論。在一條經脈上拍打，可以同時帶來局部和遠端的效應。交匯穴可當作萬用牌，按任何交會經脈的頻率拍打。

到此，我們已經清楚身體各部位的拍打頻率，那麼下一步是什麼呢？對於每條要治療的經脈，該先找什麼？下一章將介紹觸診以及虛 (*kyo*) 與實 (*jitsu*) 的概念。

第二部分

治標與治本

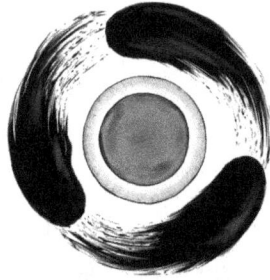

第五章

虛、實，與觸診

內容提要：

介紹與觸診相關的重要概念，如虛與實的
觸感，和偵測身體緊繃狀況的例行程序

*診有五度，度人脈度、臟度、肉度、筋度、俞度。...定五度之事，知
此乃足以診。*

—內經素問 [50]

虛和實

在前面的章節中，我們大致談到虛與實的概念，一般而言，是指對某種特性感到
相對有所不足或過盛。傳統針灸是藉四診得出身體狀況的不足或過盛，也就是

50　Ni, M. (1995). *The Yellow Emperors Classic of Medicine: A New Translation of the Neijing Suwen with Commentary.* Boston, MA: Shambhala. p. 300.

望、聞、問、切。透過這四診合參，確定出經脈或臟腑系統的虛實 (kyojitsu) 狀態。

不同的針灸流派對於鑑別此狀態的過程各有不同的重點。傳統中醫偏重中藥的作用，因此針對臟腑功能的問診鉅細靡遺。日式針灸較不重問診，而強調切診，且不光是把脈，還包括對腹部和經脈的觸診。何以致此？相關探討已不在少數。不過，在日本歷史上盲人執業針灸師為數眾多，這被認為導致了以觸診為主導的發展。[51] 一般而言，透過觸診來找出 "皮膚組織的異常"，是日式針灸強調的重點。[52]

有鑑於此，日本的東洋針灸醫學會所教的經絡療法採用五行診斷，就強調撫觸經脈的訓練和診斷程序，特別是對前臂陰面的觸診。即便在向來不重視經脈觸診的中國，也出現過小規模的分流，如已故的王居易醫師的主張。[53]

東洋針灸醫學會的盲人針灸師經常談到皮膚的 "光澤" (lustre)。當然，光澤原本是有關視覺的詞彙，比方在談到黑色時，我們可以拿烏鴉翅膀和煤屑來做比較。烏鴉翅膀有著一層呈現生命活力的光澤，煤屑則沒有。

盲人針灸師所說的光澤，顯然不是看得到的表面光澤，而是一種觸感，也就是用手撫觸病人皮膚時手指尖的感觸。這種對皮膚的感覺，是東洋針灸醫學會診斷的基本元素，它能提供你有關病人整體健康狀況的許多線索。

如同東洋針灸醫學會的教師中山貴史 (Takashi Nakayama) 所述，"光澤不能單由溫熱感來解釋，它還透過皮膚的亮度、濕潤度、光滑度和彈性來顯現"。[54] 光澤好的皮膚感覺有生氣、溫暖而滑順。光澤差的皮膚感覺乾而粗糙。如果我們想像撫摸阿公阿嬤的皮膚和一個青少年的皮膚，我們馬上就能分辨出它們之間不同的光澤，以及這兩種觸感的差別。如果對處於活力光譜兩端的這兩類人來說，這樣的撫觸比較有道理的話，那麼對在光譜上位置相近的人來說也應該能比較。現在想像一下，一個健康的青少年和一個不健康的青少年兩者的光澤問題。這樣的分辨可能需要更細微的功夫，但其重要性絲毫不減。

51　Birch, S., & Ida, J. (1998) *Japanese Acupuncture: A Clinical Guide.* Brookline: Paradigm Publications, p. 4.

52　Chant, B., Madison, J., Coop, P., & Dieberg, G. (2017). Beliefs and values in Japanese acupuncture: an ethnography of Japanese trained acupuncture practitioners in Japan. *Integrative Medicine Research,* 6(3), 260–268. http://doi.org/10.1016/j.imr.2017.07.001

53　Wang, J.Y., & Robertson, J.D. (2008). *Applied Channel Theory in Chinese Medicine.* Seattle: Eastland Press, Inc.

54　Nakayama, T. (2017). Hiesho-Oversensitivity to the Cold. *Keiraku Chiryo – International Toyohari News,* p. 25.

至今為止，溫竹療法並沒有一套辨識身體狀態的系統。換句話說，我們無法鑑定像是腎氣虛或肝火旺這樣的病癥。溫竹大部分是做為附帶性的治療，合併到任何針灸治療系統中，對症狀做額外的調理。它藉由平衡一條經脈或一對經脈中的不足和過盛，來達到這種效果。像這樣對經脈中氣流的不足或過盛進行偵測，除了觸診之外，幾乎毋需任何理論。因此，在溫竹治療中，經脈觸診至關重要。

在做溫竹治療時，目標是要確認出經脈氣流的虛實 (kyojitsu)，然後加以平衡。根據所測知的皮膚和肌肉狀況，採用溫和的技法平衡虛實。這種技法施加在局部，但會產生其他重要的系統性效果。我們在後面的章節中將會探討。

以觸診方式偵測經脈

我歸納出三個主要方法，作為溫竹療法中偵測經脈狀況的觸診方式。這包括：

- 撫觸
- 抓捏
- 按壓

撫觸

你可以用整隻手或只是指尖來撫觸一個身體區塊。輕輕地撫摸這個區域，注意皮膚的光澤，是否有些地方感覺溫暖、有活力、滑順和健康？是否有其他地方覺得粗糙、乾躁、濕黏，或沒有生氣？在將手掃過皮膚表面時，你可能也會注意到下層皮膚組織的質感。這些深層組織可能很緊繃，或者鬆垮。

現在你可以在自己身上試試看。試試撫摸前臂的前面，從手肘到手腕。也可以撫摸自己脖子的側面和前面，從下顎到胸骨。這兩個身體部位的光澤如何？

如果你今天覺得很累，那可能會注意到這兩處或者其中一處，皮膚感覺有點粗糙或濕黏。

抓捏

抓捏這種方法易於用在四肢。如果病人面朝上平躺，你站在身體的一邊，可以用兩手抓捏他的大腿部位，往小腿方向抓捏，注意到足少陽膽經、足陽明胃經、足太陰脾經這些經脈緊繃的地方。手臂部位，則注意手少陽三焦經、手陽明大腸經、手太陰肺經這些經脈的緊繃處。這種方法對於一般性地偵測身體緊繃狀況很有用，另外，在治療疼痛時要找出相關的經脈來治療，也很有用。(見第十一章)

按壓

用手指尖輕壓，或用手掌稍微深壓，可偵測身體較深層的一連串緊繃區塊。比方說，在病人面朝下平躺時，試著用指尖沿小腿肚側面肌肉按壓，注意到足少陰腎經、足少陽膽經、足太陽膀胱經等經脈的緊繃區域。

在病人面朝上平躺時，用一手手掌按壓病人左肩，同時另一手掌按壓病人的右髖骨部位。接著換手，一手掌按右肩，另一手掌按左髖骨。他的肩部和髖部有什麼反應？你覺得一個對角部位比另一個對角部位來得緊繃嗎？

感覺虛和實

人們通常對虛和實想得太多，不僅在觸診時，就其概念也是如此。其實簡單說來，實 (過盛) 就是感覺到有東西，虛 (不足) 就是感覺空無一物。如果在觸診時感覺到有抗力，那就是有東西。如果感覺不到抗力，那就是沒東西。

虛 —— 不足之處

如果是虛或不足，皮膚觸感可能是冰涼、鬆垮、沒有彈性、不結實，整體光澤很差。皮膚過於乾燥或濕黏，也是不足的癥象。這樣的區域需要用補法，像是用溫竹非常輕的滾動或拍打，但只約莫接觸皮膚表面。

實 —— 過盛之處

如果是實或過盛，皮膚觸感是堅硬和緊繃，皮膚光澤可能好也可能差。但如果稍微在表面做觸診，或是深層一點的觸診，你就會感到肌肉緊繃或僵硬。這樣的區域必須加點壓力滾動溫竹，用比較有勁道的拍打，或是用溫竹的口緣或者筒身來按壓。如果緊繃的情況持續不去，就要考慮做遠端治療或是相關經脈的治療。例如，小腿肚影響腰椎部位，依據子午流注的經脈對應，治療手太陰肺經可以鬆弛腰椎部位的緊繃 。(見第十一章)

表 5 虛和實

虛的癥狀	實的癥狀
凹陷	隆起、突出
鬆軟	堅硬
軟弱	強硬
濕黏	
冰涼/冰冷	溫熱
粗糙、乾燥	
浮腫	腫脹
鬆垮/鬆弛	緊繃、僵硬
缺乏彈性	
肌肉發育不全	肌肉過度發育
感覺遲鈍	感覺淤痛、壓痛、疼痛

壓痛

和許多盲人針灸師一樣，東洋針灸醫學會已故資深教師坪井勝男 (Katsuo Tsuboi) 的觸診技術非常細緻。他注意到在身體的某些部位做觸診，有些病人覺得很舒服，而有些覺得很不舒服。有時候，根據觸診的深度，病人的感覺也不一樣。這些發現都有助於我們了解經脈虛實的問題。

表 6 不足或過盛所致的疼痛 [55]

虛痛 (Kyo pain)	
表虛	表層觸診感覺好
裡虛	深層觸診感覺好
實痛 (Jitsu pain)	
表實	表層觸診感覺不舒服或有痛感
裡實	深層觸診導致痛感

他還注意到，虛的部位不容易清楚區分 (沒有明顯的界限)，而實的部位通常有明確的界限。

55　Tsuboi, K., (2008). The Application of Sanshin Technique According to The Determination of Kyojitsu, *Keiraku Chiryo – International Toyohari News*, p. 34.

偵測緊繃狀況

個人偵測病人身體緊繃狀況的例行程序，可以追溯到 1987年第一天開張從事針灸，緊張地面對第一位病人時。我記得在問過她的過往醫療史，檢查過她的舌頭和把過脈之後，仍然無法斷定她的病情。我需要多點時間來診斷。怎麼辦？我開始觸按她的手臂和雙腿，一面思考著該在哪些穴位用針。這樣過了幾分鐘之後，我的病人看著我，眼中充滿崇拜地說：“你做這行很久了，是吧？”

用觸診來換取多一點時間做診斷，真是上好的策略。我於是對每一位病人都這麼做，成了我的例行程序。久而久之，我對診斷病情和決定治療內容越來越有信心，也越來越快，不過到這時，檢查手腳四肢的肌肉緊繃狀況，已成了我的習慣。在聽到所謂腹診和日式針灸偏重觸診之前許久，我的觸診例行程序早已成為我和病人身體建立聯繫以便用針的一種方式。近年來，將這套例行程序融入溫竹療法，是簡單不過的事。

在病人躺下之後，偵測身體緊繃狀況永遠是我進行的第一個步驟，之後才做腹診 (腹部診斷) 和把脈。這個程序很短，通常不到兩分鐘，但常常能提供一些資訊，有助於腹診和最後的診斷。當應用溫竹於消除疼痛的治療時，這種觸診特別有用，因為它有助於初步找出適合治療的經脈。例如，採用譚醫師的鏡像治療系統，如果病人肩部疼痛，我們可以特別注意他大腿上部的對應區，進行治療。(見第十一章)

一開始只要將手握住病人身體的某些部位，像是頭部後腦勺或者足部。與此同時，讓自己的思緒安靜下來，開始專注於兩手的觸覺。一旦你感覺到和病人的身體建立了連繫，然後可以移動雙手進行觸診。這時集中注意肌肉的緊繃度、溫熱、冰涼和其他虛與實的癥狀。

偵測緊繃狀況 (仰臥)

1. 撫觸病人近身側的前臂前面，來回兩至三次，注意到它的整體光澤。
2. 輕按手臂，從肩部一路到手腕，注意到緊繃的區塊。
3. 抓捏手臂，從肩部到手腕。
4. 在腿部同側重複步驟 2 和3，從髖部直到足踝。
5. 換到身體另一側，對手臂和腿部重複以上步驟。
6. 一手置於右髖骨處，另一手置於左肩處，將身體前傾，體重慢慢壓下，以伸展這兩區塊。換手置於右肩和左髖骨處，重複動作。這將讓你立即感受到身體對角線區塊的緊繃程度和靈活度。
7. 檢查肩膀上方和頸部兩側。

有時病人著長袖衫或長褲，隔著衣服作觸診仍然可以測知許多訊息。即使無法直接撫觸到皮膚，就算隔著比較厚重的衣物，也仍然可以感覺到底下肌肉的狀況。如果可能的話，盡可能觀察皮膚的光澤，記下它是否浮腫、濕黏，以及溫度的差異。

偵測緊繃狀況 (俯臥)

身體前面是陰，後面是陽。如果治療的目的是平衡陰陽，那麼身體兩面都要治療。在日式針灸中，很少只治療一面的。在病人翻身之後，你可以再做一次觸診來偵測身體後面的緊繃狀況。

1. 撫觸背部，檢查皮膚的光澤並找虛點和實點。
2. 檢查頸部和腰部兩側 (見第十二章有關腰頸效應的部分)
3. 觸診臀部、大腿和小腿肚的肌肉狀況。

根據虛實狀況運用溫竹

如果皮膚感覺粗糙和虛弱，那麼應採用輕拍和輕滾的技巧，稍微接觸皮膚表面治療。在感覺較緊繃和滯礙的地方，則採用較強的滾動或按壓技巧。所偵測到身體反應所在的深度，是你採用溫竹做治療時的深度。這種對皮膚的觸感也告訴你，該使用溫竹治療到什麼程度。(見第十章)

如何進行經脈觸診

經脈觸診也是一項需要具備的技巧。儘管你對此一無所知，也必須開始動手做。一旦開始做了，經由反覆練習和觀察可獲得改進。如果你不習慣經脈觸診，可能會對它在治療中的重要性有所懷疑。但你越多做上面所列的簡單快速方法，來偵測身體的緊繃狀況，從中所偵測到的資訊也越多。

更何況，病人一般都樂於接受這樣的觸診，因為這讓他們覺得有助於安定心神。就我來說，初入行時一開始用這作為一種延遲策略，但後來變成了我和病人身體建立連繫的基本方法，一方面他們能藉此習慣我的接觸，另一方面我也能確實感知他們的身體狀況。

有關偵測身體緊繃狀況的問題，我們在後面探討以溫竹消除疼痛，和探討平田反應帶的章節中，還會再提到，因為這是我們在選擇對應經脈和對應治療區時最主要的依據。

總結

日式針灸 (JAM) 治療中很重要的一環,是要找出肌肉組織的異常反應。這包括藉由觸診來偵測皮膚的光澤和經脈氣流的虛實 (不足——過盛)。

經脈觸診可用撫觸、抓捏、按壓等手法進行——不僅在身體前面,也包括後面。

我們談過了偵測經脈虛實的方法,以下我們將探討治療每條經脈的實務,以及怎樣配合節拍器應用溫竹。

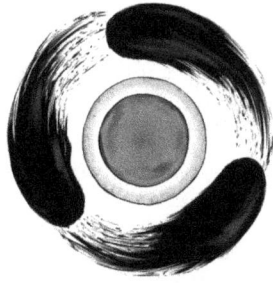

第六章

技法和頻率

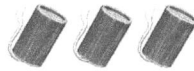

內容提要：

探討溫竹療法基本臨床實務，以及配合間中喜雄
醫師的經脈頻率，應用溫竹的各種技法

頻率

在正式學習技法之前可以想像一下，用溫竹是有節奏的，配合節拍器所定的每分鐘若干下的頻率。病人會聽到節拍器的滴答聲，同時體驗到有韻律的溫熱感。

現在來做一個簡單的想像實驗。用一手沿著另一手從肩膀向手腕一路拍打，不用急，慢慢來，也不用數拍子。之後再往回拍打，回到肩部。接著抓捏手臂的肌肉，從肩膀直到手腕。

現在再重複這套動作。不過這一次，你一面做一面數拍子，從一到四，數四次，而且每次拍打或抓捏時接觸手臂的剎那，必須落在所數的數目上。這樣做，感覺這兩個過程有什麼不同？數拍子和按照節奏有沒有讓你覺得拍打抓捏時，感覺有所不同？

在提供我的答案之前，先談談一些基本的音樂理論。在剛才實驗的第二部分，你從一數到四，一連數了四遍。像這樣：

　　"一、二、三、四。一、二、三、四。一、二、三、四。一、二、
　　三、四。"

用音樂的術語來說，你剛才按四四拍子 (4/4) 數了四小節。小節是拍子的計算單位。每四拍叫做一個小節。在上面的例子中，每小節有四拍。數到四之後，又要從一開始數起。所以，當從一數到四，數了四次，你就是數了四小節。起碼從六十年代開始，大部分你所聽到的歌都是四四拍子，特別是舞曲。這種一小節四拍的拍子結構，在西方流行音樂中比比皆是。

除此之外，流行歌曲內容的開展也是按著非常有規律的連續小節來進行。例如，歌曲一開始主題音樂可能重複四個小節，然後第二個樂器加進來。再過四個小節，然後開始歌詞。這樣的程序已深印在我們的潛意識中，讓有經驗的作曲人可以運用，來滿足或挑戰我們對下一節音樂內容的期待。由於應用溫竹的其中一個目標是要讓病人放鬆，達到這個目標的其中一種方式，是讓病人可以先預期到拍打的序列。

四四拍子的結構對治療師和病人兩者都是很自在的結構。如果像這樣按節拍來操作竹筒，在腦中數著拍子，它可以幫助你專注於治療，並且訓練你的潛意識按著可預期的形式重複操作技法。 在轉換技法時，你和病人也都會感到順暢自然。

間中醫師通常建議敲擊十下之後，才換到另一個區域，有時甚至多達五十下。不過我發現這樣做不合我的本能直覺，我比較傾向於週期式的體驗。現在的治療師和病人都習慣於 "四四拍子" 的流行音樂文化，因此也習慣於會預期變化發生在節拍和週期點上。

當你放下這本書休息時，不妨聽一首經典的流行歌曲，像是披頭合唱團的 "Hey Jude" ，一面跟者數小節節拍。(如果沒有這首歌，你可以到 YouTube 或 Spotify 去搜尋下載)。這首歌中每一次明顯的轉變，都是在八個小節的週期完後。這些週期都是可預期的，它們賦予這首歌結構和持續的動力。你在聽收音機的任何歌曲時跟著數小節節拍，便會發現所有轉變都是發生在可預期的週期點上。因此我建議，至少在你開始操作溫竹的頭幾個月，跟著數一小節四拍來操作技法，且每樣技法維持偶數的小節數。當你轉換技法時，也要落在一個週期完後，而不是在週期當中。

雙倍拍，四倍拍，和快速操作

到目前為止，我們的討論限於用溫竹跟著一個簡單的節拍操作。如果節拍器敲一、二、三、四，就跟著拍一、二、三、四。這很容易了解，也很容易做。

有些技法，像是豎立法 (standing) 和長壓法 (leaning)，需要用較低的相關頻率。也就是說，溫竹豎立在穴位上的時間不是一響，而是四響甚至八響。但就算溫竹豎著不動八響後才跟著節拍器的拍子移動，基本上它還是維持著同樣的頻率。

要了解這一點，我們可以想像在鋼琴上彈奏同一個音，但是隔了八音度。低音、中音和高音雖然頻率不同，但是會共鳴。同樣的道理，每分鐘120下和每分鐘60下、30下、15下是共振的，也和每分鐘240下或480下共振。它們都是沿著同一個基本頻譜上的點。

所有音樂都在基本的拍子記號中運用這些頻率關係。我們在操作溫竹時也能運用它們，即便我們不是音樂行家。

在上面的例子中，豎立法需要讓溫竹保持不動八響或兩節拍子的時間，然後才移到下一個位置。如果頻率是每分鐘120下，我們便延長成四倍時距。有時延長時距讓人感覺很舒服。你不需要更改節拍器的頻率，只要數四或八下才移動溫竹就行。

放慢之外，我們也可以加速。拍打法 (tapping) 是常用在身體大區塊的技法，像是上背部和肩部。這些地方用雙倍拍子來拍打是很有用的。同樣地，我們不用調整節拍器，只要調整數數和拍打的間距。你的拍打數數不是按 "一、二、三、四，一、二、三、四"，而是數：

　　　"一二三四，一二三四，……"

用這種方式拍打可以更快地涵蓋比較大的區塊，同樣地，節拍改變了，氣流能量也會改變。

最後要談到頻率最高的技法 ── 震動法。這種技法需要稍加練習才能上手。它是將手很快速地水平抖動，是基本頻率的四倍速度。把這描述在紙面上，拍子是像這樣：

$$1^{234}, 2^{234}, 3^{234}, 4^{234}, 1^{234}, 2^{234}, 3^{234}, 4^{234}$$

如果拿打鼓來看,這相當於輪鼓技巧。在皮膚表面像這樣操作溫竹,它能產生溫熱而具穿透性的震動。

九和六 *(九六補瀉法)*

關於節拍,最後還有一個問題要討論。在傳統針灸中,很多地方都提到偶數是陰,奇數是陽。法籍中醫針灸師兼作家伯納德‧奧特羅什 (Bernard Auteroche) 這麼說:

> 這種技法根據的是易經理論,將偶數視為陰,奇數視為陽。大致來說,奇數 9 是陽數,用在加強的作用。偶數 6是陰數,用在減輕的作用。
>
> 加強時,下針用勁,拔針緩提,操作9 次…… 或重複9的倍數。
>
> 減輕時,下針緩入,拔針有勁,操作6 次,[並] 重複6的倍數。[56]

此外,艾灸處方通常建議使用的艾炷數目都是奇數。著作重要艾灸用書的艾灸大師宋白 (Sung Baek) 建議在一個穴位上用三到七個艾炷,或每天用三到九個艾炷,逐漸增加到每天十一個。[57]

如果奇數對用針和艾炷數目來說是好的話,那麼做溫竹治療時,是否也該考慮這樣的拍子結構呢?我實驗過不同的陰陽數目拍子結構,像是每小節三、五、六和七下。它們全都管用,但很難說哪一個比每小節四拍要好或差。不過它們比較不那麼好操作。在我們的潛意識層面,它們不像"四四拍子"那麼順暢和容易跟。但我也碰到過有緊繃難以消除的部位,對四四拍 (4/4) 沒反應,改用七四拍 (7/4) 就消了。至於這是因為換了拍子,還是因為第二次施用溫竹所致,就難說了。

陰陽數目的節拍問題易問難答,顯然不是我一個人在馬來西亞的診療室中心血來潮就能解決的,經由集體研究共同努力比較可能。眼看世界各地採用溫竹療法的人越來越多,也許透過網路社群的平台,像是臉書Facebook,我們可以設計出一套研究守則來探討這個問題。

---

56   Auteroche, B. (1992). *Acupuncture and Moxibustion: A Guide to Clinical Practice.* Edinburgh: Churchill Livingstone, p. 47.

57   Baek, S. (1990). *Classical Moxibustion Skills in Contemporary Clinical Practice.* Boulder, CO: Blue Poppy Press, p. 3.

實務操作

你已經給病人做觸診，大概了解他們身體哪裡緊繃、哪裡虛弱。你也裝填了艾絨，點燃溫竹。萬事俱備，現在可以開始操作了。

你可以把溫竹想像為一種使用上非常靈活的溫熱按壓工具。它的不同部分 — 底部、口緣、筒身 — 都可以用在皮膚上。不同的動作和方向力道可以施作於竹筒上，像是垂直拍打、從一邊到另一邊搖動、斜角按壓或水平滾動等等。不過，使用溫竹的訣竅是在虛的部位用補法，在實的部位用瀉法。

握持溫竹

溫竹該握持在什麼部分並沒有特別規定，要看你是操作什麼技法以及溫竹有多熱。不過，該時時記住的是，肩膀、手肘和手腕要保持放鬆，還有要輕鬆握住竹筒。以下介紹技法，有些是來自推拿和日式指壓。這兩種療法都強調動作要順暢、治療師要專注而放鬆。把竹筒抓得越緊，感覺就越難放鬆。

先前談到針灸有如按門鈴，從身體外部發一個訊息到身體內部。我們都聽過，從訪客按門鈴的方式能感受到他們的情緒。用某種方式按門鈴，可以傳達幽默、期待，或不耐煩的情緒。同樣地，*溫竹會將你緊張的程度傳達給病人*。保持輕鬆，那麼你傳達的觸感也就讓人放鬆。這說起來容易，做起來可不容易。

右手的作用

將竹筒握在你慣用的手上，握時要輕握且放鬆，保持肩膀和手肘鬆弛、手腕靈活。你的動作應當順暢而有韻律。如果覺得竹筒太燙不好握，改握上面一點比較涼的地方。在這種情況下，你應該讓竹筒動得快一點，好讓接觸皮膚的時間短一點。在治療臉部和頸部時，這點特別重要。

左手的作用

必須不斷地移動竹筒，沿著要治療的區域移動，同時用你的左手一路偵測。你的左手應該一直在竹筒的前面探索，感覺沿途區域的虛和實，然後用右手不斷調整你的技法。再者，左手也應該在竹筒走過的路徑後面偵測有無變化，檢查皮膚的光澤和溫度有無改善，以及較深層的肌肉組織的緊繃情況有無改變。左手在如此操作時也可配合節拍器的拍子動作。

熟能生巧，練習多了，可能便會注意到在你使用溫竹之後，肌肉的質感有所改變。這種身體本能感覺的原理，和你在用鏟子鏟土時感覺到鏟尖撞到石頭，是一樣的。

溫竹技法練習

冷竹演練

以下的指導是說明如何在病人身上應用點燃了的溫竹。在學習時，最好先用未點燃的溫竹在抱枕上練習。我稱這種練習為冷竹演練。一開始就只操作竹筒，等習慣了、有信心了，再打開節拍器配合拍子操作，從低頻率開始反覆進行。有些技法可以在我的YouTube頻道上找到，你可以看到我用抱枕示範這些技法，然後跟著學。頁下的附註有每種技法視頻的鏈接和開始的時間點，供你參考。如果鏈接過時失效了，直接在YouTube上搜尋 The Ontake Channel，就可以找到我的溫竹頻道。

拍打法

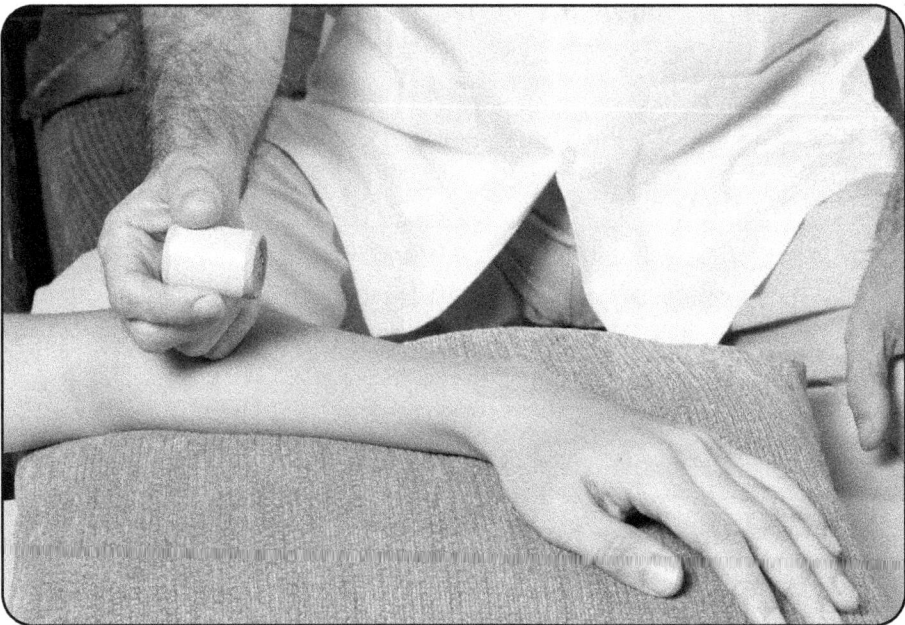

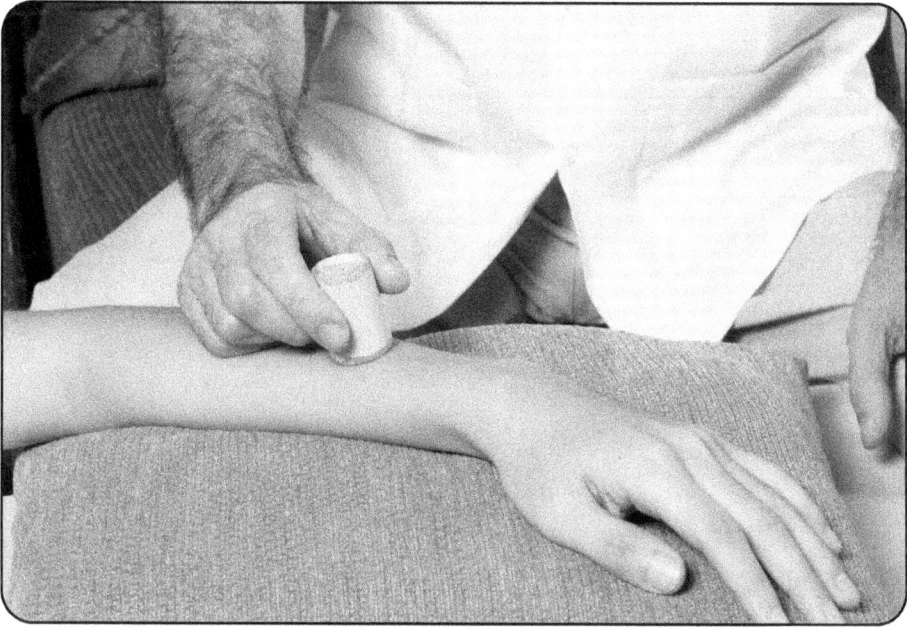

動作要輕柔，用手的邊緣作為支點。

這種技法有兩種變化。一種強調節奏性地將熱傳到皮膚上，另一種則模仿用木槌輕輕地敲打。

1. 用拇指、食指和中指輕鬆地握住竹筒未點燃的一端，手掌邊緣　（小魚際肌部位) 靠在要治療的區域下方，開始擺動你的手，好讓竹筒輕拍皮膚表面。用手掌邊緣作為支點，讓竹筒上下來回擺動。這個動作很像推拿手法中的滾法(rolling)，動作要由手腕使力，而且力道要保持輕柔。[58]
2. 稍微往下一點改握竹筒，可以穩穩地握住竹筒的中段。將點燃的一端懸在皮膚表面上方大約一公分處，開始上下擺動你的手，依平行線拍打竹筒。只讓竹筒接觸到皮膚表面，不要讓你的手腕接觸皮膚。這個動作有如拿著鹽罐在一碟炸魚薯條上撒鹽。這種技法對處理大範圍區塊很有用，例如上背部和肩部。它類似瑞典式按摩中的扣撫法 (tapotement)。

   對鬆垮、虛弱的部位，按適當的頻率將點燃的一端輕拍在皮膚上。對氣滯過盛的部位，稍微加勁拍打，讓病人感覺到每一拍都有勁。如果將艾栓正確地壓實，不用擔心艾栓會掉落或艾絨屑會掉到皮膚上。如果你需要更用力地拍打，那麼最好參考以下的敲擊法和大敲法。

58　Ontake Warm Bamboo Part 1 (2.57). YouTube. https://youtu.be/uU-hetc2Hi0

按合法

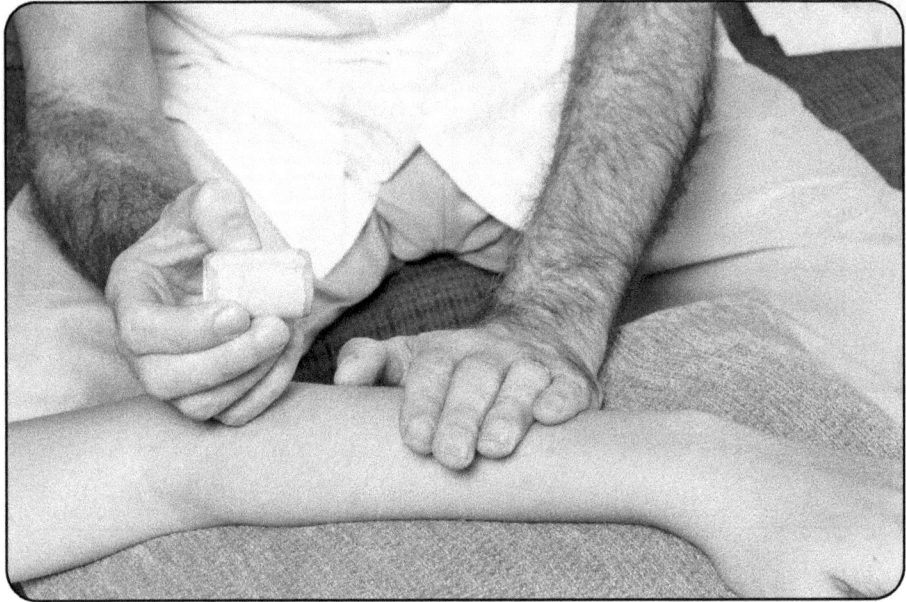

以手為支點將竹筒下轉，如同拍打法那樣。

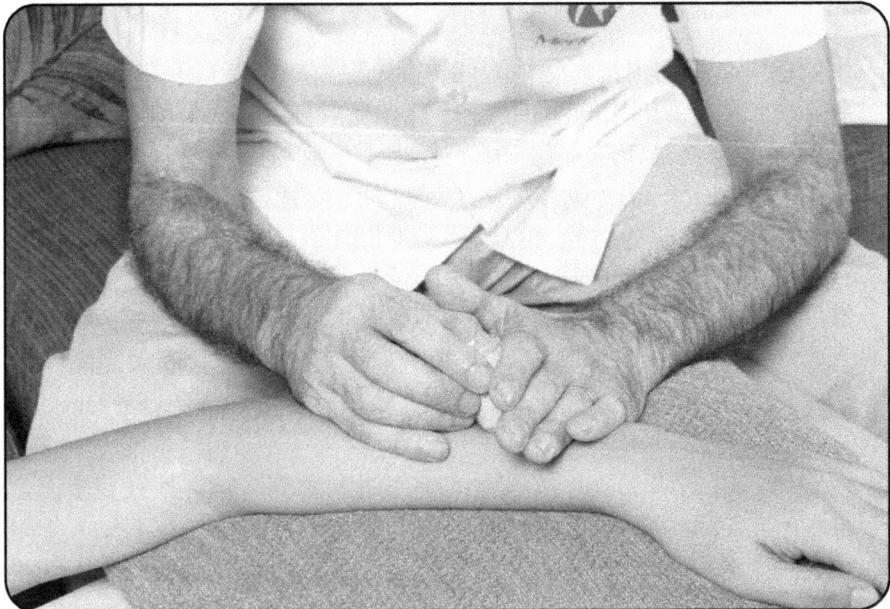

左手食指沿竹筒筒身下滑，落在拍子點上，使手掌按平。

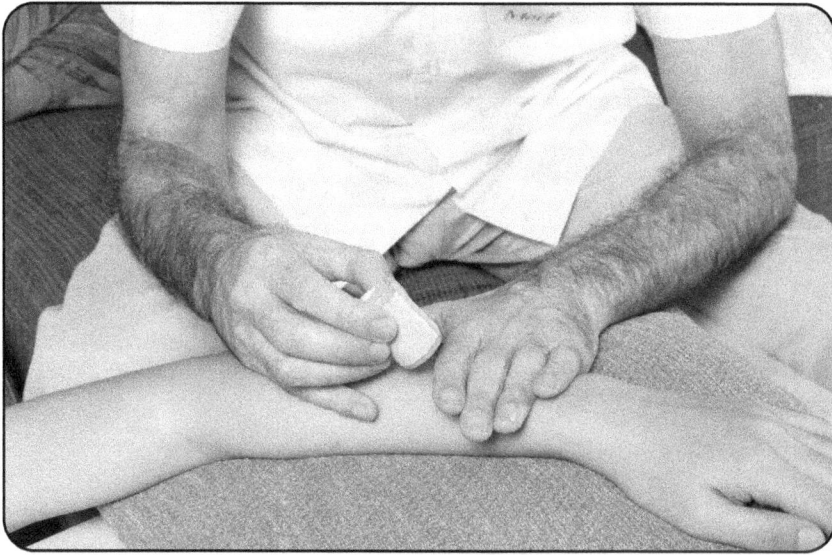

左手將熱封住。

這種技法右手的動作類似前面拍打法的步驟一。右手手握竹筒，輕柔而有韻律地扣在皮膚上然後拿開。在拿開的同時，左手食指沿竹筒筒身滑下，手掌朝下蓋平，手指合併，　使左手輕輕地蓋在皮膚表面。接著將竹筒略往右移，重複以上的動作。左手將竹筒處理過的地方"閉合"，將熱壓或封在裡面。你繼續兩手協調往右移，並一路將熱封住。如果在同一部位這樣按合幾次，你可以在左手下壓時，偵測皮膚溫度的變化。

這是一種非常輕柔的補法，用於虛的部位，相當於針灸師在拔針後將穴位閉合，或用艾條做非常輕(而安全)的實按灸。

這是最有用的技法之一，對施者和受者來說都是很愉悅的過程。不過，光靠閱讀文字，有時不容易想像出是怎樣的操作情形，即使在課堂上，有些學生會發現左右手的協調不是那麼容易。在日常生活中的一個類似動作，就像是削起司。按合法配合節拍器時，左手必須在節拍聲的點上正好蓋在皮膚上，就像用豎立式起司刨去削一塊起司時兩手那樣協調，左手像是那塊起司，竹筒就像起司刨。左手跟著節拍器在拍子上接觸皮膚，右手同時將竹筒移開，在拍子間隔中移到下一位置。[59]

59　　Ontake Warm Bamboo Part 1 (3.20). YouTube. https://youtu.be/uU-hetc2Hi0

滾動法

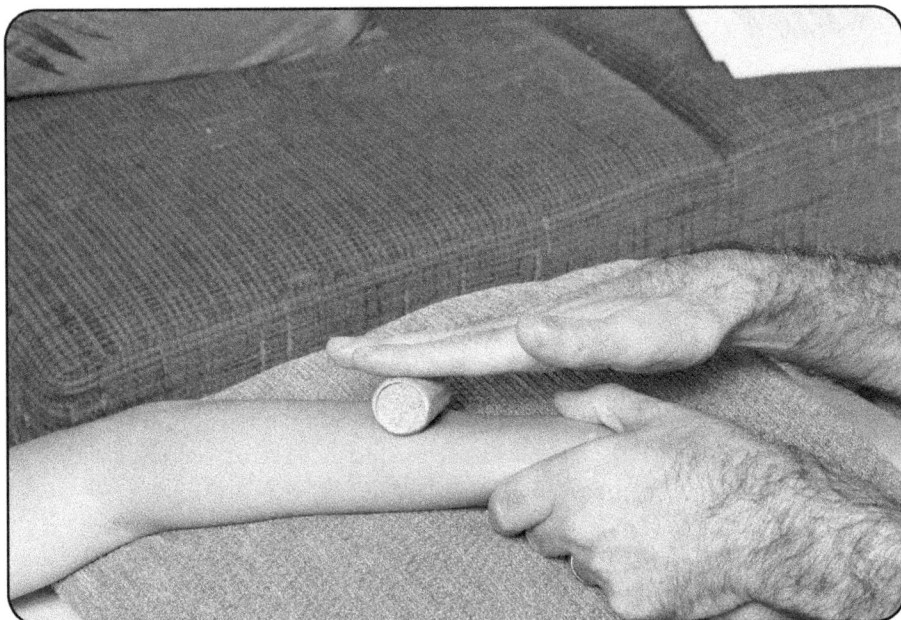

輕輕地滾動。

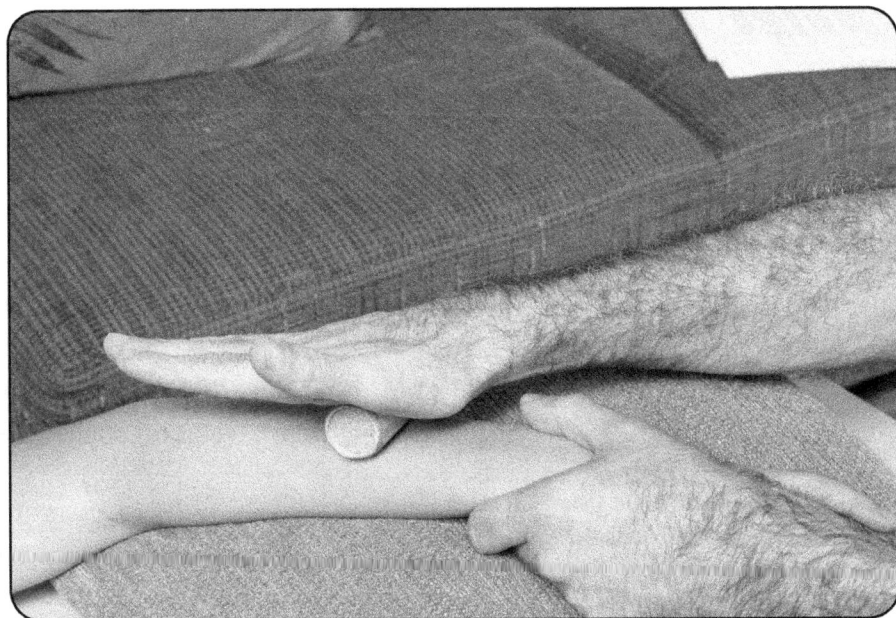

較用力地滾動。

滾動法對接受者來說是觸感最舒服而有效的技法之一，而且竹筒的圓柱形狀馬上就讓人聯想到滾動。用右手掌面有韻律地在皮膚上滾動竹筒，你可以按需要調整壓力，在皮膚冰涼鬆垮的部位輕輕滾動，在深層肌肉緊繃的部位較使勁滾動。輕輕滾動時，將竹筒保持在手指部位下。用較大力時，將竹筒置於手掌部位下。滾動法可用來作為補法或瀉法，端看用力的程度而定。[60]

有時可能會 "滾到死角"。比方說，你沿著背部往下滾動，發現滾到薦骨部位無路可進。這時可以用拇指和小指將竹筒提起，移到另一個位置繼續，但一直保持跟著節拍。現在在自己的大腿上練習，滾到膝蓋部位時，跟著節拍將竹筒拿起來，擺回到大腿上方再繼續。

你可以在一小節的最後一拍時提起竹筒或重新開始，滾動七拍，在第八拍時提起竹筒。像這樣數拍子：

一、二、三、四、五、六、七、提起，一、二、三、四、五、六、七、提起，一、二、三、四、五、六、七、八。

豎立法

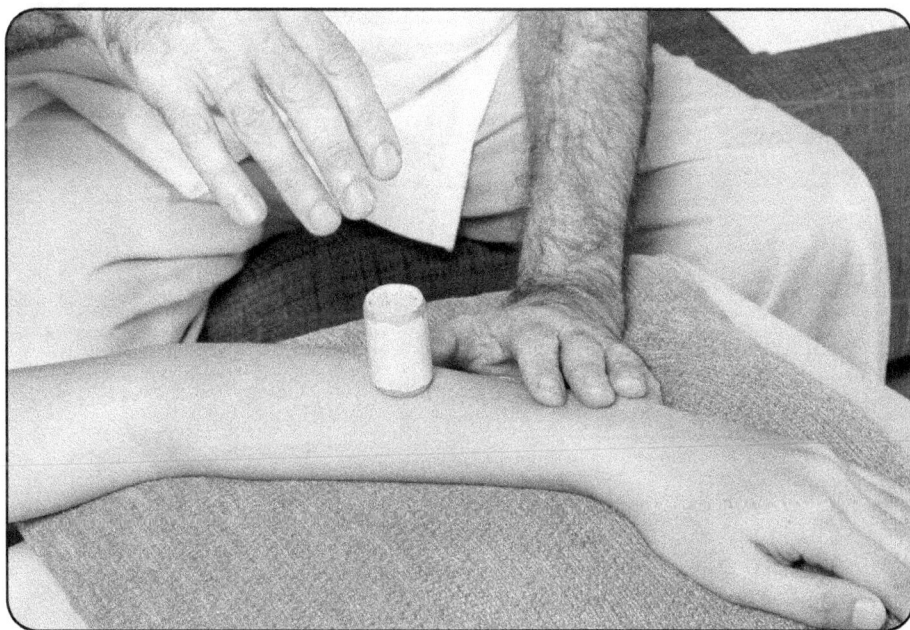

有點像下西洋棋，將棋子拿起來移到另一位置。

60　　Ontake Warm Bamboo Part 1 (3.55). YouTube. https://youtu.be/uU-hetc2Hi0

將竹筒垂直放在一個特定的穴位上，點燃的一端朝下。等待四或八拍，然後移到下一個位置。這種補的技法用在督脈下段的穴位或薦骨部位感覺非常舒服。如果只治療一個穴位，像是足三里穴 (ST 36)，豎立四拍，移開等四拍，再重複。這種技法印證了我們先前提到過的概念，也就是，即使竹筒沒有照著節拍器的每一拍移動，只要扣住了頻率，也一樣有作用。在這裡，竹筒仍然跟著頻率，但是要每一小節或兩小節才移動一次。這感覺有點像是下西洋棋時移動棋子那樣。[61]

搖動法

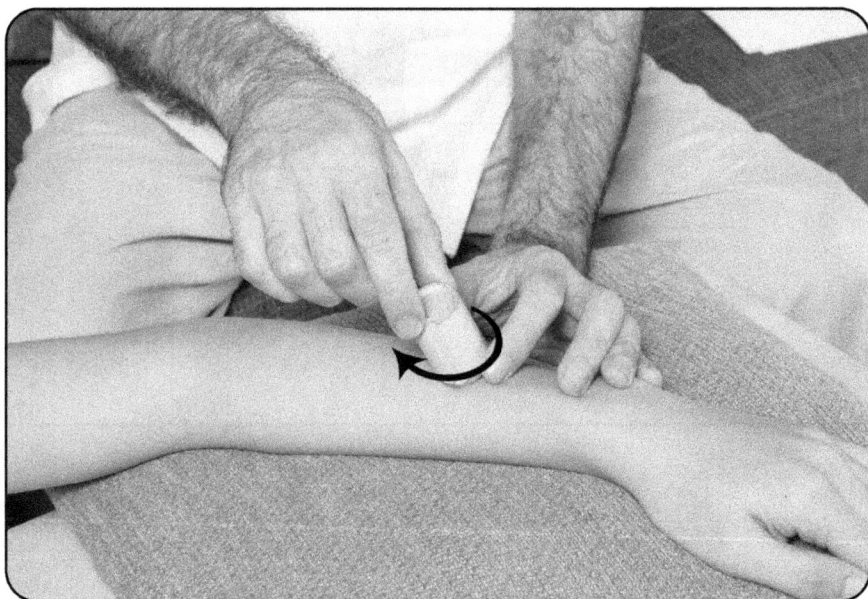

將竹筒靠在皮膚上搖動畫圈，像在茶杯裡攪牛奶。

在治療一個穴位時，搖動法是比豎立法更靈活的技法。用左手拇指和食指握住竹筒，將竹筒的底部放在穴位上。右手拇指和食指握住竹筒頂端，搖動畫圈，像在茶杯裡攪牛奶，讓竹筒有節奏地在穴位上搖動。每一拍搖一圈，也就是每小節搖四次。搖動一至四小節。注意不要讓穴位太熱。[62]

---

61   Ontake Warm Bamboo Part 1 (4.28). YouTube. https://youtu.be/uU-hetc2Hi0

62   Ontake Warm Bamboo Part 1 (4.57). YouTube. https://youtu.be/uU-hetc2Hi0

按壓法

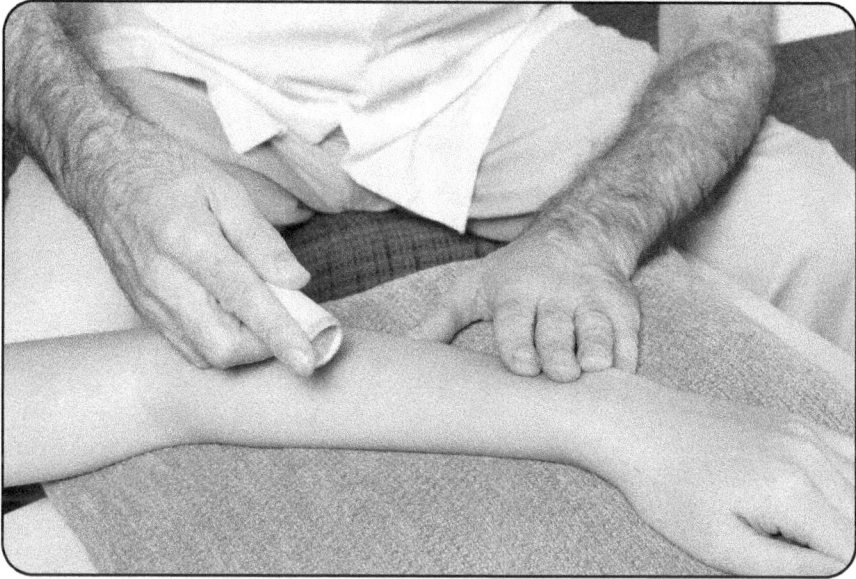

用拇指和中指握住竹筒，食指沿筒身伸直，引導做按壓的動作。

按壓法是一種極佳的探索技法，即使你已經開始進行治療，它也能提供有關治療區塊整體質感的許多資訊。另外，它也有一種變化方式，可集中用於關節和肌肉止點周圍。

1. 手掌向上，將竹筒平放在中指處，食指和無名指稍微上彎，形成一個凹槽穩住竹筒。用拇指配合抓住竹筒筒身，然後翻轉手掌，將竹筒筒身放在要治療的部位上。接著用竹筒溫熱的一側，以順暢重複的動作按壓肌肉。這種技法可以用在背部沿脊椎兩側足太陽膀胱經的任何一邊，或者上臂和肩部。
2. 用拇指和中指握住竹筒，食指沿筒身伸直。將竹筒傾斜約四十五度角，按節拍以其溫熱的口緣按壓緊繃的部位。這種技法適用於實的部位，例如沿肩胛骨內側邊緣。在你壓放之間，可以稍微轉一下竹筒，加強按壓的效果。[63]

63　Ontake Warm Bamboo Part 1 (5.32). YouTube. https://youtu.be/uU-hetc2Hi0

敲擊法

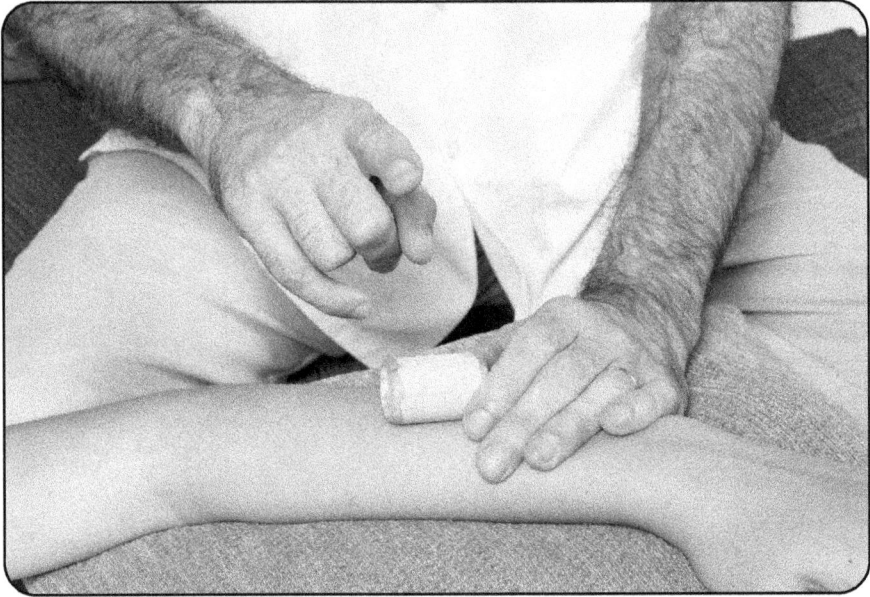

將竹筒側擺平放，用另一手的一或兩隻手指穩定地敲擊。

將溫熱的竹筒側放在要治療的部位，然後用一或兩隻手指穩定地敲擊。這種技法充分結合了間中醫師木槌木針療法的敲擊成分和熱的應用。在一或兩小節後，提起竹筒移到下一穴位。如果要增加敲擊的力道，可以用手指關節來敲，就像你敲門那樣。這樣的敲擊法可以用在緊繃和痠痛的穴位上，像是在腹部或是胸椎骨之間。要記住的是，你將竹筒留在一個位置越久，病人會感到越燙，所以別忘了每隔一或兩小節要不斷地移動竹筒。[64]

64　　Ontake Warm Bamboo Part 1 (1.54). YouTube. https://youtu.be/uU-hetc2Hi0

大敲法

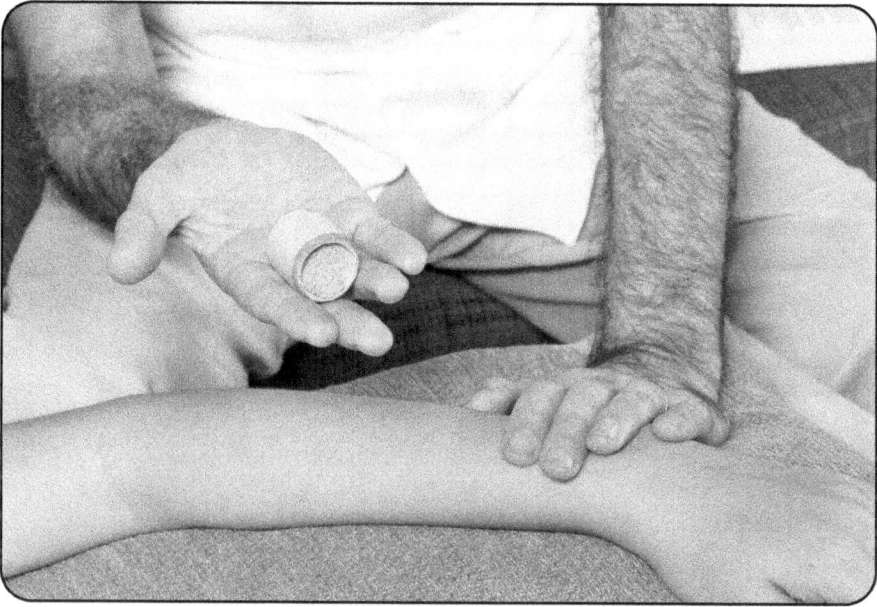

將竹筒夾在食指和無名指之間形成的凹槽中，然後翻轉手掌。

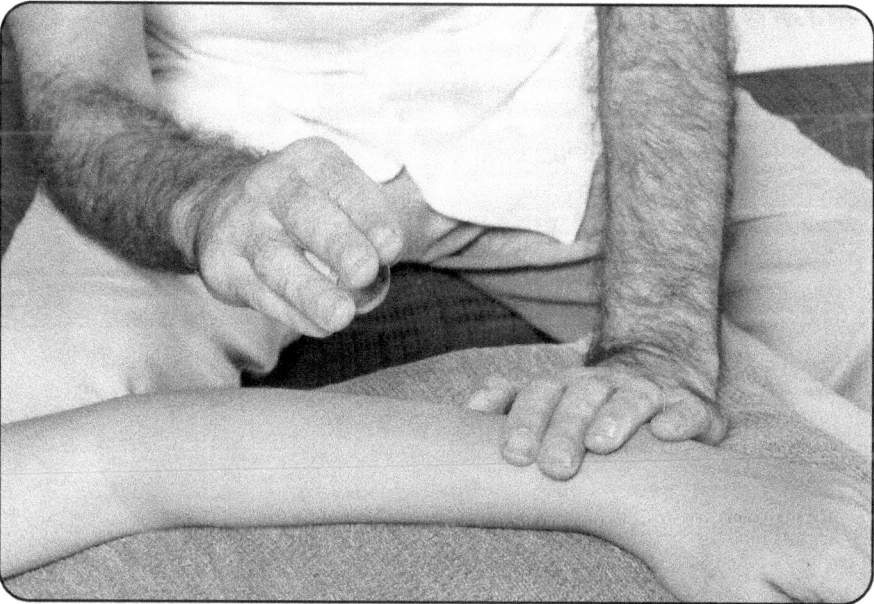

用竹筒的筒身在皮膚上拍打，輕而有勁。

在操作幾分鐘之後，整節竹筒都會變得溫熱，不光是悶燒的那一端。這時你可以採用一種更具動力的敲擊，使點勁讓竹筒的筒身在皮膚上彈跳或"敲打"。像操作按壓法那樣握竹筒，用中間三隻手指形成一個凹槽夾住竹筒，然後輕輕但帶勁道地拍打肌肉，在軟組織造成一波波帶勁的衝擊。

同樣地，這種技法結合了間中醫師木槌木針療法的敲擊成分和韻律性地施加熱，對鬆弛肌肉或軟組織的緊繃處極為有效，例如臀部、大腿、小腿肚，或三角肌等部位，能讓人感覺非常放鬆。這種技法不適合用在多骨頭的部位。[65]

長壓法

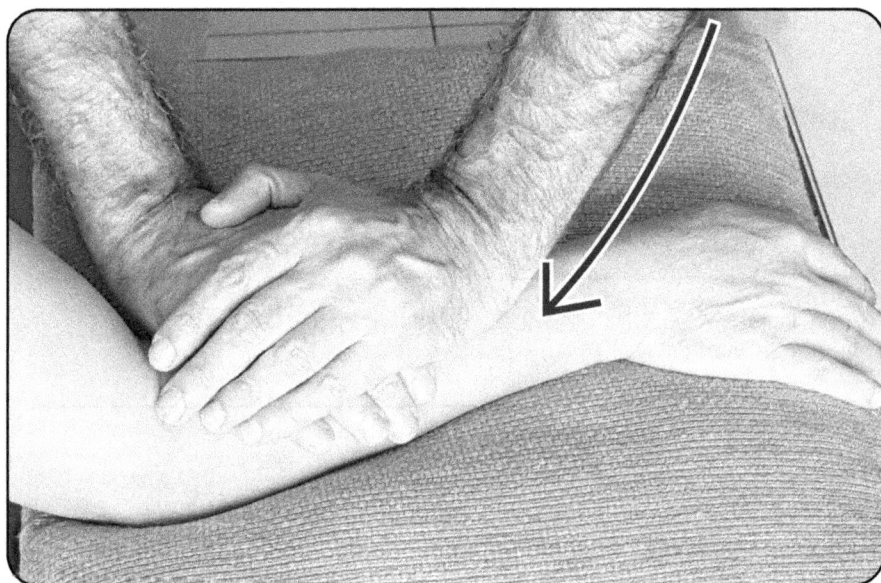

將你的體重緩緩壓下，通過覆蓋的雙手傳至竹筒。

這種技法是直接從日式指壓發展出來的。日式指壓強調用身體的重量施加壓力而不要用雙手肌肉的力量。在此情況下，肌肉必須保持放鬆和舒張，以便行氣。用按門鈴的比喻來說，"行氣"意思是透過我們自己放鬆的狀態，發送一個放鬆的訊號，讓病人的身體接收。

將竹筒平放在皮膚表面，用你的左手手掌蓋住，再用右手蓋住左手。將身體緩緩前傾，體重下壓到右手上。兩臂保持放鬆，好讓竹筒能下壓到肌肉深層。默數四或八下，然後將竹筒移到下一位置，注意不要讓皮膚過熱。這種技法對舒緩腰椎下方、腹部和腿背頑強難消的滯礙處很有用，執行之後，隨即應用滾動法進一步

65　　Ontake Warm Bamboo Part 1 (2.17). YouTube. https://youtu.be/uU-hetc2Hi0

活血。如果你是左撇子，就倒過來左手放在右手上。基本原則是將體重壓向上面的手，然後傳到下面的手，再傳到竹筒。[66]

震動法

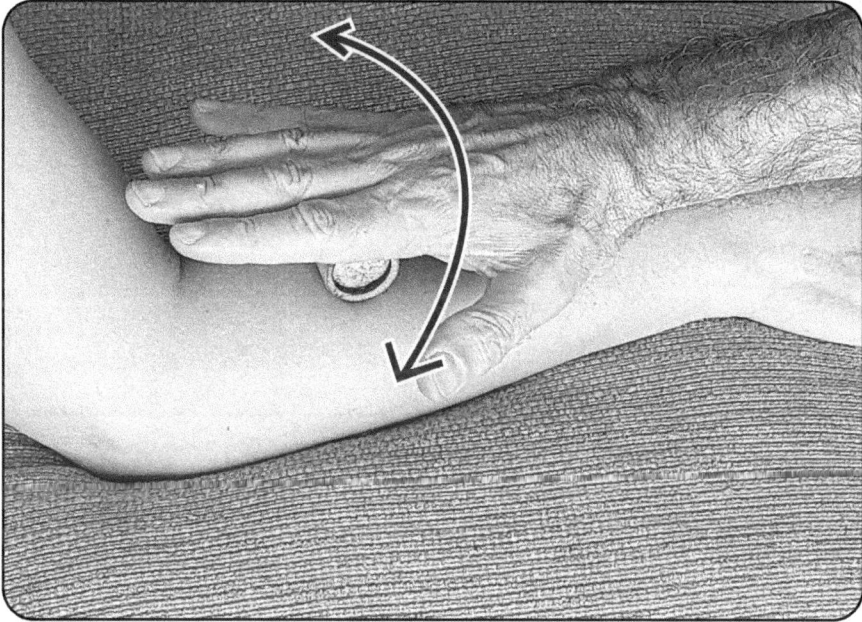

將你的手掌快速地左右震動，盡可能保持最小幅度。

最後這三種技法需要操控前面所述難度最高的頻率變化：以基本頻率四倍的速度，快速地擺動你的手。這實際上不像聽起來那麼難。它能帶來很大的效果，因此值得花點時間練習。如果你懂音樂，馬上就會上手。

將竹筒平放在要治療的穴位上，用手掌蓋住它。接著快速地左右震動手掌，保持最小幅度。你必須配合節拍，但要維持拍子的四倍速度。這種技法能在治療的穴位產生愉悅而擴散的溫熱感，對處理僵硬、緊繃的部位很有用，或是用在有獨特性質的交匯穴上，如大椎穴 (DU 14)。 再強調一次，你必須保持動作輕柔、放鬆和細緻，不要像操作機械挖土機在路上震動挖鑿，而是像池塘上的蜻蜓仕振動雙翼。[67]

66　Ontake Warm Bamboo Part 1 (6.22). YouTube. https://youtu.be/uU-hetc2Hi0
67　Ontake Warm Bamboo Part 1 (6.59). YouTube. https://youtu.be/uU-hetc2Hi0

抖動法

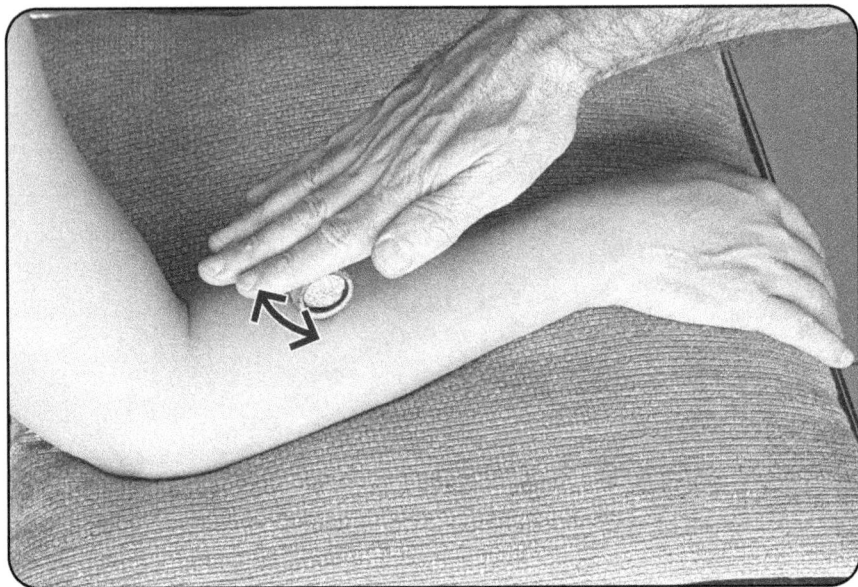

將你的手指快速地上下擺動，盡可能保持最小幅度。

這種技法只適用於有肉感的部位，用在關節一帶或是有骨感的部位會不舒服。如同震動法，將竹筒平放在要治療的穴位上，用手指部位蓋住，有如在做輕輕滾動那樣。不過這次不是左右震動你的手，而是上下擺動手指，保持最小幅度，讓竹筒快速地在軟組織上彈跳。這會產生擴散的溫熱感，讓人放鬆，可以用在鬆弛肉感部位的緊繃，如小腿肚、三角肌和腰部。

摩擦法

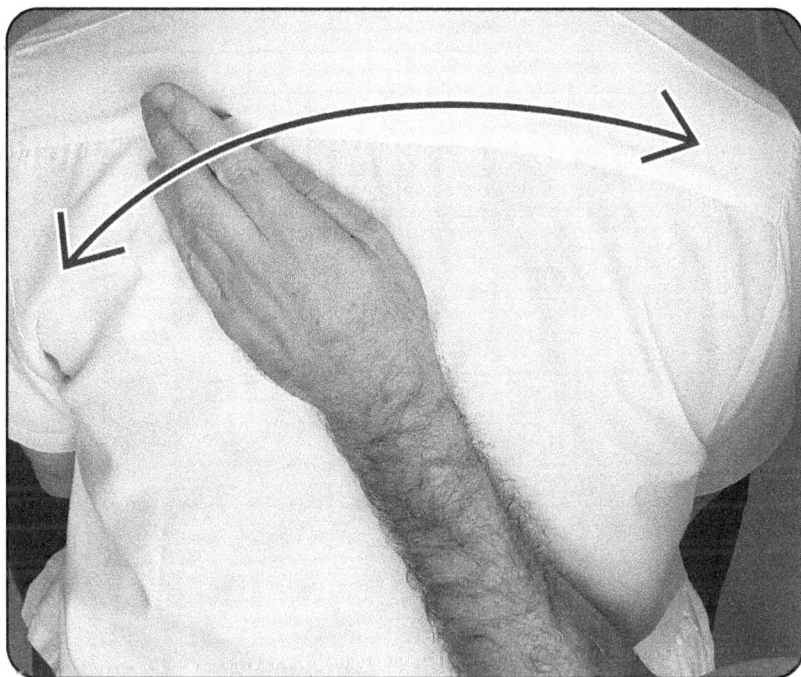

將竹筒快速地來回從一側橫掃到另一側，像汽車擋風玻璃上的雨刷那樣。

最後這種技法在隔著衣服操作時特別好用，因為衣服或褲子的質料實際上讓你在處理大範圍的區塊時，可以毫無摩擦地滑動。將竹筒平放在要治療的部位，以拇指、食指和中指輕鬆地握著。這次你要將竹筒從身體的一邊到另一邊快速地掃過，每一次動作畫出廣闊的弧形 —— 就像汽車擋風玻璃上的雨刷那樣，但動作快許多。手要輕握竹筒，這樣在掃過皮膚或衣物時才像滑過去那樣。這種快速抖動的動作能帶來出奇的效果，病人十分喜愛。它尤其適用於上背和下背部。

技法功能區分

如我們所見，傳統針灸的目標大致來說，是藉著平衡經脈中氣流的虛實，來調節氣血的流動。如果皮膚肌肉的觸感是虛弱和不足，就採用較溫和的溫竹技法來補其不足。如果皮膚組織的觸感是緊繃和過盛，就採用驅動或瀉法來破其滯礙，行氣活血。

有些技法純粹是補法，有些純粹是瀉法，也有一些是補瀉兼具，例如滾動法，端看你應用的強度變化，來執行補或瀉。

下表列出所有技法和它們的一般作用。

表7 技法作用分類

技法	補法	瀉法
拍打法	●	●
按合法	●	
滾動法	●	●
豎立法	●	
搖動法	●	
按壓法	●	●
敲擊法		●
大敲法		●
長壓法		●
震動法	●	●
抖動法		●
摩擦法	●	●

最後要說明的一點是，在以上各種技法中，只有兩種是針對穴位治療的，就是豎立法和搖動法，其他都是用於治療廣闊的區塊或整條經脈的。因此，溫竹的治療理念不同於傳統的針和灸。它專注於治療區塊而不是穴位。在考慮到應用全像治療系統，如譚特夫醫師或平田內藏吉所開發的系統，經由溫熱經脈和區塊以達到系統性和遠端療效的時候，這點特別有關係。

節拍器

在本章的最後，來談談節拍器。仕間中醫師的年代，專用的節拍器是比老式發條節拍器進一步的電子節拍器　。時至今日，智慧型手機就能支援種類繁多的節拍器APP，其複雜性和準確度足以滿足專業的音樂人。

我的一位病人是馬來西亞交響樂團的樂師。她注意到我的免費節拍器APP不是很準確，於是推薦我一套專業人士用、更精準的付費APP（見附錄有關資源）。這套比較複雜的節拍器，除了準確之外，　還能設定產生自然悅耳的敲擊聲。最重要的是，對於不熟悉間中醫師頻率表的人，可以建立你最喜愛歌曲或頻率的播放表。也就是說，你不需要逐個數字去調對頻率，例如從每分鐘152下換到104下，可以很容易地在八個頻率之間轉換。

安裝到手機的電子節拍器有很多好處，但也有一些缺點可能影響到你的治療，像是其他APP的廣告可能讓你在治療時分心。有鑑於此，我在診療室使用手機時，一律都轉到航空模式。其他有關節拍器APP的問題如下。

敲擊聲

大部分節拍器會讓你選擇敲擊聲響，可能從機械化的電子嗶聲，到砂槌聲，到木魚聲，一系列林林總總。我非常建議你採用自然的聲響。機械化嗶聲讓人聯想到鬧鐘、卡西歐電子琴和電子錶，木魚聲比較自然，可能也比較讓人聯想到我們的部落祖先。

敲擊聲量

手機音量應該大到足以讓你聽到，而不會被治療的聲音蓋過。比方說，如果使用木槌木針，可能就要開大聲一點，否則節拍器的聲音可能會被木槌敲擊木針的聲音蓋過，而聽不清楚拍子。

由於用溫竹幾乎沒什麼聲音，節拍器不需要很大聲。聲音開得太大 ── iPad 的喇叭可以開到很大聲 ── 反而讓人有壓迫感，起了反效果。

敲擊重音

節拍器APP 具有設定強調一小節第一拍的功能，有時它的預設就是第一拍重音。像這樣：

"壹、二、三、四。壹、二、三、四。"

APP藉著改變這一拍的聲響來強調這一拍，例如，讓這一拍特別尖銳或者大聲。這當然有違治療時讓人潛意識放鬆的目的。在四四拍時 (4/4)，重音拍子太明顯且太機械化，會影響操作溫竹的流暢性。在另一些拍子結構時，像是七四拍或五四拍，重音拍子的作用剛好相反，凸顯出該序列的不可預測性。另外，特別是在高音量時，超精準的數位音頻重音聽起來太機械化 ── 甚至讓人煩躁 ── 會擾亂溫和柔順的治療目標。

無論如何，我的建議是不應該設任何重音。節拍器的聲響應該有意地保持一種鎮定緩和的感覺。

上面討論到的三種易疏忽的陷阱，其中任何一項都可能影響到你的治療。以下三條簡單規則可以讓你避開它們：

- 選用自然的聲響。
- 保持低音量。
- 設定APP播放時不要有重音。

總結

你和病人身體的溝通是一條雙向道。你可以藉著觸診來偵測肌肉緊繃的情況，或治療時用左手不斷偵測其變化，但握持竹筒的方式也傳達了自己的緊張狀況。所以，要隨時保持肩膀、手臂和手腕放鬆和開放。

溫竹操作有多項技法及變化可以採用。治療虛的部位要用較輕柔的技法，治療實的部位用較堅實的技法。在絕大多數情況下，採用"四四拍子"讓人覺得一切在預料之中而感到舒服。

記得將手機節拍設定為自然、安靜和沒有重音的聲響。

綜合上述的最佳方法，是找一位同事或家人，用溫竹從頭到腳幫他治療。我們在第八章中會教你怎麼進行：綜合至今為止談到的所有內容，操作一套全身療程。在此之前，我們要先探討一下溫竹的機制，它是怎樣實際發揮作用的。

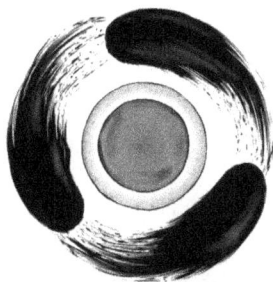

第七章

作用效果、禁忌情況和應用

內容提要：

探討溫竹療法的治療機制，依據東亞傳統醫學理念列舉其作用

檢討艾灸的一般禁忌，以推斷應用溫竹時的可能禁忌

溫竹的多重治療機制

在開始討論溫竹的實際應用之前，先簡單談談它的作用和禁忌症。溫竹用於治療的歷史不久，即使在日文文獻中也很少提到，何況是英文。因此得從自己的實務經驗中，歸納出它的作用以及有哪些禁忌應該避免。

間中喜雄醫師和他的同事板谷和子 (Kazuko Itaya) 認為，木槌木針的作用類似針灸時下淺針。[68] 當比較用力敲擊木針時，木針的震動會產生擴散的感覺，這類似下針比較深。

當開始用溫竹治療時，你會注意到，它很快就能減輕軟組織中經年累月積聚的滯礙、緊繃和疼痛。肩膀上方常常有的緊繃在用油壓按摩時，得花很大工夫去搓揉按捏，但用溫竹治療，幾秒鐘內就能消除。或許是由於溫竹療法結合了木槌木針的敲擊效果，和艾灸的熱擴散及傳導效果，因而可以促進深層血液的流暢。

---

68   Manaka, Y., Itaya, K., & Birch, S. (1995). *Chasing the Dragon's Tail: The Theory and Practice of Acupuncture in the Work of Yoshio Manaka.* Brookline: Paradigm Publications.

艾灸專家宋白出版過甚具影響力的艾灸著作。他就針、灸和放血對身體的療效有這樣的區分。[69] 針是處理身體既有的能量，灸是給身體增加能量，放血是將能量釋出體外。據此，我們能歸納出三種調理氣血的治療形態，各具不同的療效。

溫竹的效應似乎兼具這三種治療形態的前兩種。它的作用顯現在氣和血兩個層面。在這兩方面的許多療效，都來自於類似其前身的技術，也就是間中醫師的木槌木針和經脈頻率 (見第四章)。不過溫竹也用到艾絨的溫熱作用，可被視為一種補充和增加能量到身體系統的有效方法。此外，當溫熱結合了更有力的拍打技法，像長壓法和使勁滾動 (見第五章)，它對行血更具強效。

溫竹和身體的溝通可見於各個層面。在你接觸病人身體之前，他們已經聽到節拍器的聲響和聞到艾絨的薰香。特別是如果這是回診的療程，這些聲音和氣味有如安定劑，馬上就能讓病人放鬆，將他們帶回到先前接受溫竹的鬆弛心理狀態。我的一位病人很生動地描述了這種安神效果。她的寶寶得了腹絞痛，最初幾天只要痛起來就嚎啕大哭。當她點燃溫竹暖他的小肚子時，寶寶肚子就不痛了。這樣過了幾天，只要寶寶聽到點燃溫竹時打火機的卡嚓聲和瓦斯的噴氣聲，他的肚子就鬆弛下來，還不用等到她把溫竹拿近，寶寶就停止啼哭了。

再者，像滾動和按壓這些溫竹技法 (見第六章) 所帶來的機械效應，類似物理治療的手法，如輕撫、揉捏和摩擦，從西方生理學的角度來看，都能增進血液循環。比較用勁的一些溫竹技法，則產生類似脊骨神經醫學技術的效果，像是脊椎活化治療 (Activator Therapy) —— 採用彈簧驅動的整脊槍對關節和軟組織加以敲擊。

點燃的溫竹接觸到皮膚，也會帶來一些藥物效應，因為艾灸過程讓皮膚吸收到一些生化成分。在療程之後，皮膚肯定會有一些煙燻氣味。 在東亞傳統醫學中，艾灸的燻煙被認為本身就具有療效，因此發展出像艾熏灸 (*ai xun jiu*) 這樣的技術，用煙來燻皮膚或關節。[70]

熱藉由兩種方式傳到身體：透過竹筒口緣的接觸傳導至皮膚和竹筒底部輻射擴散到皮膚。一些有趣的研究假設，艾絨燃燒形成的特定光波波長可能會和身體的訊號系統產生特別的共鳴，因此艾灸有可能在完全不同的訊號層面產生作用，是我

---

69   Baek, S. (1990). *Classical Moxibustion Skills in Contemporary Clinical Practice.* Boulder, CO: Blue Poppy Press.

70   Auteroche, B. (1992). *Acupuncture and Moxibustion: A Guide to Clinical Practice.* Edinburgh: Churchill Livingstone, p. 88.

們目前還一無所知的。我建議讀者不妨參考梅林・楊 (Merlin Young) 無所不包的艾灸著作 *The Moon over Matsushima*，將會給你更多的啟發。[71]

最後，在我們應用間中喜雄醫師的經脈頻率 (進行每分鐘若干下的刺激) 時，也會產生一些效應。這包括局部和系統性的效果，可鬆弛緊繃的肌肉組織。

綜合以上所述，我們可看到溫竹是一種很有威力的療癒工具。它似乎在我們意想不到的許多層面都能和病人的身體溝通，如：嗅覺、聽覺、運動知覺等等。以下試著從東亞傳統醫學的角度，看看它可能有什麼作用。

活絡滯礙的氣和血

這方面最明顯的效果是緊繃的肌肉非常快就會鬆弛下來，通常只要幾秒鐘，腫脹和瘀傷的部位也會很快改善。腹部僵硬緊繃的區塊用敲擊法 (使勁拍打竹筒) 敲幾秒鐘也能鬆弛。

增進虛的部位氣和血的流動

虛、寒、乾和缺乏光澤的皮膚，治療一分鐘左右就會有明顯的改善。用觸診的用語來說，如果皮膚原本感覺粗糙，現在應該會變得滑順。這相當程度表示能量流動到了這些區域及其所控制的反應區。

增進身體能量

大多數接受溫竹療法的人都表示變得比較有精神。這合乎在第三章所談到的史提芬・伯奇的三個同心球調理模型。隨著經脈氣流的流動增加，其功能運作便有所改善，進而促進身體的整體能量和活力。

紓解疼痛

我們都了解溫熱感具有療癒的功效，簡單來說，溫竹能帶給人很好的感覺。顯然地，如果緊繃的肌肉鬆弛了，疼痛就能改善，就算是氣虛型的疼痛，在局部施用

71　Young, M. (2012). *The Moon over Matsushima: Insights into Moxa and Mugwort.* United Kingdom: Godiva Books, pp. 236–243.

溫竹後也能減輕 —— 例如，肩部疼痛如果伴隨的藏象是肌肉質感差和皮膚感覺鬆垮，這時配合本書第三部分所探討的全像治療系統施用溫竹，也能出奇有效地迅速消除疼痛。

安定心神並促使全身放鬆

溫竹所帶來的明顯輔助效應之一是在療程中讓人感到極大的鬆弛。這無疑是竹筒的溫熱作用所致，但也可能和節拍器催眠式的滴答聲有關。正因為如此，採用自然的聲響而避免用電子嗶聲就很重要。另外，在療程中也要將音量降低，否則就無法獲得這些潛意識層面的效果。

結合數種治療形態，溫竹看來在調理氣和血方面，對不足和過盛兩種失衡現象都能發揮影響。此外，它也能讓人非常放鬆和安定心神。

禁忌情況

在應用溫竹時，採取如滾動或敲擊等技法，可以對肌肉組織產生物理治療的效果，在本質上，它是一種艾灸技法。艾灸是燃燒*mogusa*，這個日文指的是由艾草葉烘乾而製成的 "腐屑" 或絨狀物。艾灸有許多不同的技法，大致分為直接灸或間接灸，放或懸在皮膚上操作。間接灸的方法包括將艾草堆在針的尾端燃燒、將艾灸盒在背部拖拉移動和點燃像雪茄的艾條以發散溫熱。

其他方法像是將艾絨揉成大小不一的艾炷，直接放在皮膚上燃燒，或中間墊著東西燃燒，像是薑片。由於溫竹本身的作用有如皮膚和燃燒艾絨之間的墊片，因此我們可以 將溫竹療法歸類為間接灸。另一方面，溫竹本身也和皮膚緊密接觸，使它略不同於一般的艾灸工具，而是一種加熱的按壓和拍打工具。

在東亞傳統醫學中，也有許多艾草以外的東西可以用來提供熱。傳統中醫常用紅外線治療燈而不用傳統的艾灸法，因為後者操作費時。除了這些現代方法之外，也可透過燃燒不同的物品提供熱，像是硫磺、蠟、煙草、桑木、桃木和灯芯草等。[72] 因此溫竹可說是這許多不乏記載的範疇的新進成員。

艾灸的一般禁忌有哪些？可以適用到溫竹嗎？傳統中醫和日式針灸的禁忌是否不同？以下我將有關資訊整理列表，一邊是傳統中醫(TCM)，一邊是日式針灸(JAM)，並且將這些禁忌大致分類，以便比較和討論。

---

72   Auteroche, B. (1992). *Acupuncture and Moxibustion: A Guide to Clinical Practice.* Edinburgh: Churchill Livingstone.

表8： 古典艾灸理論所列禁忌和考慮

類別	傳統中醫 (TCM) 禁忌 [73]	日式針灸 (JAM) 禁忌 [74]
熱症或過盛症狀	發燒 虛熱/虛火症狀 熱盛/上火症狀 肝火旺導致頭痛	病人發高燒 嚴重案例 (身體極度衰弱乏力)
中風	痙攣性中風	
衰竭	極度虛弱	極度疲憊
過度治療	酒醉或過度飲食後腹脹	病人酒醉、非常飢餓，或非常飽脹 泡熱水澡或蒸氣浴前後
基於身體結構、局部和美容方面考慮		不要在以下部位直接艾灸： • 發炎部位；改在發炎處旁、離身體軀幹近端和遠端處作治療 • 大血管上 • 皮膚病病發所在 • 臉部有疤痕處
懷孕		孕婦小腹
糖尿病		對糖尿病病人只在軀幹，不要在四肢艾灸
孩童		對孩童採用較溫和的技法

傳統中醫受到中藥概念影響很大，將艾灸視為給身體增溫和加熱，因此認為它對治療寒症有用，而 (典型地) 視熱症為禁忌症。這是單純的陰陽概念，從中藥的角度來看比較有道理。但在日式的治療傳統中，艾灸使用較精細的材料且燃燒的溫度較低，因此它的作用被認為主要在於提供身體刺激，而非加熱。這表示它應用的方式非常不同。[75]

因此，即使兩者有一些相同的禁忌，上面所列的日式針灸禁忌還是有些細微差別。它比較實際專注在身體結構上避開一些區域，進而採用緩和的方式來治療。

73　Ibid.

74　Birch, S., & Ida J. (1998). *Japanese Acupuncture: A Clinical Guide.* Brookline: Paradigm Publications.

75　Kivity, O. (2018). Japanese Acupuncture and Moxibustion—What's So Unique? *European Journal of Oriental Medicine,* 9(2).

列舉艾灸禁忌的問題在於，艾灸法有很多種，不是所有這些禁忌症都適用在每種方法上。溫竹不同於使用艾條和進行麥粒灸。採用表8大致分類的禁忌，可據以推斷使用溫竹的禁忌嗎？以下表9是根據我十多年來應用溫竹的臨床經驗，按照禁忌症類別逐項探討，而歸納出針對禁忌的判斷。

表9： 溫竹禁忌的相關討論

類別	討論	判斷
熱症或過盛症狀	雖然以艾灸治療發燒，可在大椎穴 (DU 14) 上進行麥粒灸，但對溫竹的使用尚無臨床研究。因此，如果碰到這類病症，我傾向於採用已經驗證的艾灸法而不用溫竹。	禁忌
中風	下一章會列舉一個痙攣性中風病人的個案研究，對這樣的病症，我會推薦採用溫竹療法。	可治療
衰竭	此類的典型禁忌情況似乎是針對極度疲憊。對比較輕微的個案，降低整體治療的劑量至關緊要。	治療需謹慎
過度治療	這種禁忌情況適用於所有治療，不單是艾灸。	禁忌
基於身體結構、局部和美容方面考慮	避開擴張的血管、發炎部位和皮膚病病發所在的位置等禁忌情況，同樣適用於溫竹的使用。	
	如果溫竹接觸到破皮的皮膚和體液，將不可能消毒。	禁忌
	如果明智地使用，溫竹可能是最安全的臉部艾灸療法。	謹慎使用
	發炎部位應該避開，但可以沿著其周邊位置做治療。	謹慎使用
懷孕	溫竹對懷孕期間的治療極為有用，可迅速消除產期的疼痛和安定心神。	謹慎使用
		懷孕頭四個月須避開腰部和薦椎。
糖尿病	在正常情況下使用溫竹的熱不足以燙到皮膚，因此對糖尿病不構成風險。	無風險
孩童	溫竹絕對可以用在孩童身上，但要注意降低劑量。	謹慎使用

由以上的討論，我們可以歸納出一系列針對使用溫竹的禁忌和謹慎情況。

在下列情況下不應使用溫竹：

- 發燒嚴重的個案
- 破皮的皮膚上

- 剛剛進行過放血的部位上 (如果竹筒接觸到血液，應予以丟棄。)
- 發炎部位上
- 當病人在酒精或藥物影響下過度興奮時
- 如果病人過度飲食或過度飢餓
- 在泡熱水澡或蒸氣浴前後一小時內

在做以下治療時要謹慎：

- 孩童
- 孕婦
- 發炎部位
- 臉部

總結

溫竹在許多層面發揮作用，不光是輻射和傳導熱，它還帶來機械性、聽覺、嗅覺和韻律層面的效應。它也能安定心神。

透過臨床應用的檢視，我們從艾灸的一般禁忌歸納出使用溫竹的禁忌，建立了一個什麼該做、什麼不該做的實用表，以確保其安全使用。

下面幾章將探討溫竹在四個主要領域上的應用：

1. 本治 —— 用溫竹做全身性的根本治療
2. 標治：
   a. 用溫竹對特定症狀進行治療
   b. 依據全像模型用溫竹進行消除疼痛的治療
3. 輔助治療 —— 依據平田反應帶做額外的身體調理

首先我們探討的是怎樣用溫竹來做根本治療。

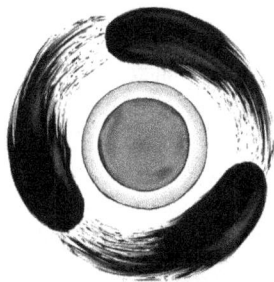

第八章

本治法

內容提要：
介紹兩種全身性的根本治療療程。
針對全身進行治療是很好的練習。它讓你很快地熟悉
各項技法，也可能給你帶來一些意想不到的結果

不依據病性的溫竹根本治療

本書所述的溫竹應用，大部分都是有關治標的療法　(hyochiho，標治法)。而在有限的日文和英文文獻中，有關其應用的論述至今也只限於這方面。如果溫竹主要是針對症狀來進行治療，那麼對於一個患有多種症狀的病人，我們該怎麼處理？是對一種症狀用多一點溫竹，對下一種症狀再治療多一點，一直繼續下去，直到治療完所有症狀嗎？

如果把這問題丟給病人，病人肯定會說 "是啊，當然！請不要停！" 要是你問間中喜雄醫師或日本針灸醫學會的創辦人福島弘道先生，他們會大聲喊 "絕對不行！" (Chigau)。在第十章談到劑量的問題時你會看到，有很多症狀的病人比只有一兩種症狀的病人身體要弱。對於這些個案，做根本層面的治療比嘗試治療多種症狀要說得通，因為表面症狀是由於根基失去平衡而導致的現象。事實上，我們會看到，一味尋求治療多種症狀，反而會帶來反效果。

然而，如果福島先生定義針灸為 "區別虛和實進而施行補和瀉"，難道我們不能將溫竹用在全身治療，按照這種目標，以補法和瀉法來平衡身體的虛和實嗎？[76]

如果我們回想第三章所探討的身體模型，也就是間中醫師的八面體治療模型，或史提芬‧伯奇的三個同心球變形模型，我們便能了解，將溫竹應用於全身，無論是平衡八面體或矯正變形，都能帶來可觀的療效。這些效果發生在根本的層面，影響身體的核心能量。

如果我們進行這樣的治療，那會是怎樣的形式？這樣的全身療程能達到什麼效果？在什麼情況下採用？要進行多久？要回答這些問題，我們必須先檢討現有的治本觀念，以了解該從中擷取哪些成分，以便用溫竹進行此一層面的治療。

病性的鑑定

大部分屬於治本的針灸都要先確認疾病的性質，即病性。例如，傳統中醫先要鑑定病性是不足或過盛，像是肝陰虛或肝火旺。在日式的經絡治療或東洋針灸 (Toyohari) 中，我們要辨識主要病性 (sho)，如脾經虛 (spleen kyo)，和次要病性，如肝經實 (liver jitsu)。而在間中派 (Manaka) 的療法中，則要辨識和奇經八脈相關的結構性疾病性質，像是陰蹻/任脈配對。

在所有這些例子中，採取的治療內容必須符合鑑定出的病性。也就是說，針對肝火旺，我們必須選擇清肝火的穴位，這不同於滋陰的穴位。

不過，在針灸中有一項傳統作法，特別是在施行艾灸時，不依據所鑑定的病性，而做全身性的治療。在艾灸的領域中，最有名的也許要算澤田常規　(Sawada protocol)　了。這是 "一系列可用在所有病人身上的穴位，無論是什麼疾病或症狀。這套常規強化病人的體質，增強身體氣流和免疫及療癒的能量。"[77]

這是由日本艾灸大師澤田健 (Ken Sawada，1877－1938) 創發的一套規則，通稱為澤田太極灸法 (taikyoku)，是一套可用在所有人身上的全身性療法，根據理論所廣泛提供的一系列穴位，經由壓痛選定其中一些進行治療。

澤田先生的弟子代田文誌 (Bunshi Shirota，1900－1974) 後來開發出一套比較簡化的太極灸法。間中醫師自然也設計了他自己的兩套療法，一套用於艾灸，一套

---

76   Fukushima, K. (1991). *Meridian Therapy.* Tokyo: Toyo Hari Medical Association, p. 148.

77   Manaka, Y., Itaya, K., & Birch, S. (1995). *Chasing the Dragon's Tail: The Theory and Practice of Acupuncture in the Work of Yoshio Manaka.* Brookline: Paradigm Publications, p. 177.

用於結合離子泵導線應用的針療,兩者都是基於他的八面體結構治療理念來應用。

另一個不依據診斷或鑑定病性而操作的全身性治療先例是日式針灸中的小兒鍼 (Shonishin), 這是一套源自日本的兒科穴道刺激療法,用於嬰兒至七歲的孩童。其操作是用特製的金屬工具輕撫或拍打穴道,主要針對身體的背 (陽) 面,和身體正面的陽明經。治療的順序是先手臂,而兩腿,而胸、腹、背,而至腿背。

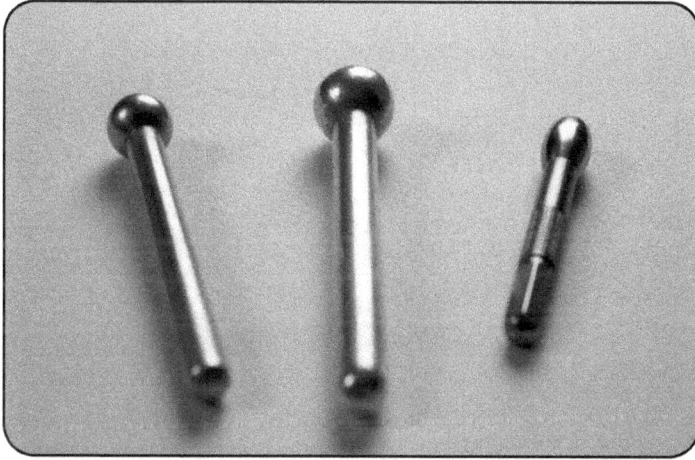

圓頭銅針、銀針和不銹鋼針 (enshin) 用於輕撫孩童的穴道。

史提芬‧伯奇在他的書 *Shonishin: Japanese Pediatric Acupuncture* 中介紹這種專為孩童而設的核心治療方式時,首先採用了 "不依據病性的本治法" (NPBRT) 這個詞彙。它準確描述了一種可以用溫竹來操作的根本治療法:一種具有系統性療效的全身療法,可用在所有人身上,不須鑑定病性和根據病性調整治療。[78]

78　Birch, S. (2016). *Shonishin Japanese Pediatric Acupuncture.* Stuttgart: Thieme, p. 48.

治療穴道而非穴位

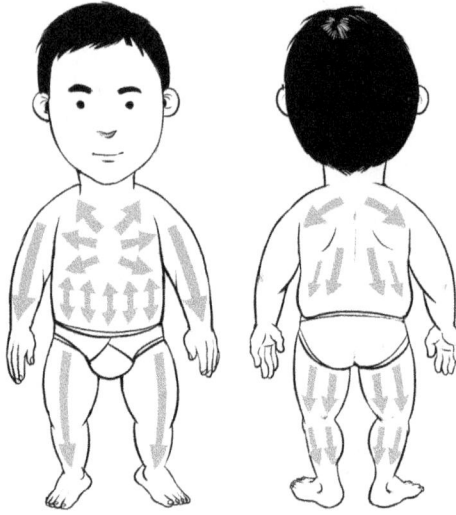

小兒鍼療法的經脈輕撫區。

值得注意的是，小兒鍼不依據病性的本治法並不針對穴位進行治療，而是輕撫或按壓整條穴道。這樣做的也不單只有小兒鍼。在加拿大執業的艾灸大師水谷潤治 (Junji Mizutani) 談到他採用押灸 (oshi kyu) 的一個病例時說，他在治療一位患便祕的病人時，用艾條按壓所有的陽經，因為這個病例的陽經極虛且寒。[79]

這個案例早在我發現溫竹之前許多年，就已令我念念不忘。這種實按灸是對經脈而非穴位使用。在本書通篇我們都會看到，溫竹是一種極為機動而靈敏的工具，很容易沿著經脈上下任何地方移動和使用。水谷先生的這個案例一直深印在我腦中，引導我研習和應用押灸。它也啟發本章隨後介紹的一些技法。

治療穴道而非穴位的另一個例子，是對傳統中醫皮膚針 (pi fu zhen) 這種針灸技法的一段描述。法國針灸師奧特羅什對採用皮膚針進行全身療程是這麼說的：

> 對臟腑疾病的治療，首先應做一輪 "初步拍打" (primary tapping)，無論是什麼疾病。這項技法包括沿著脊椎兩邊的內膀胱經上下拍打，從肩膀開始一直到腰薦部位。 這樣上下來回做三次……

在初步拍打之後，再依疾病所示的臟腑器官選擇要治療的穴位。例如：

---

79   Mizutani, J. (1998). *Practical Moxibustion Therapy.* Canada: North American Journal of Oriental Medicine.

- 對呼吸系統方面的疾病：在第一至第七節胸椎 (T-1－T-7) 之間給予刺激
- 對神經系統和心理方面的疾病：在第三節胸椎 (T-3) 和第二節腰椎 (L-2) 以及頭部拍打
- 對消化系統方面的疾病：在第七節胸椎 (T-7) 和第五節腰椎 (L-5) 之間給予刺激
- 對泌尿系統方面的疾病：在第五節腰椎 (L-5) 和薦椎之間給予刺激。[80]

在以上的敘述中，所有例子都包括用針沿內膀胱經拍打，作為初步治療的程序，並針對不同的症狀強調不同的區域。這輪 "初步拍打" 程序對所有人都進行，不管他的症狀是什麼。在這之後，根據病症的所在才進行一些彼此不同的治療。

即使拔罐治療，也有不依據病性的本治法治療程序，以提升全身性的健康。間中醫師為採用拔罐的治療師提供了一套維持一般健康的程序。[81]

以上的例子告訴我們，進行根本層面的治療而不需鑑定病性是有先例可循的，且這種治療是對針灸經脈而非穴位給予刺激。當然，對遵循氣論模型操作的身體理療業來說，這是理所當然的。無論是推拿或日式指壓 (Shiatsu)，其操作常規是刺激整條經脈。不過近年來可以說，在西方由於傳統中醫對日式指壓訓練的影響，導致中式指壓依循穴位的作法，已侵入到以經脈為基礎的日式禪指壓 (Zen Shiatsu) 之中，這與傳統的日式治療頗為格格不入。[82]

溫竹的全身治療

在針灸的時間線上，溫竹是一種嶄新的療法。而在竹筒療法的時間線上，結合間中醫師的經脈頻率來運用，更是晚近的事。幾乎沒有任何文獻提到這點。因此，開發一套溫竹的全身療程，必須融合其他療法中的全身療程先例，並依據針灸基本原則加以試驗。

指導原則

以下兩套不依據病性的溫竹治本程序，是我在過去十年間發展出來的療程。雖然它們的內容不同，但在應用時都要遵照一項重要規則 —— 就是，治療必須短而

80　Auteroche, B. (1992). *Acupuncture and Moxibustion: A Guide to Clinical Practice.* Edinburgh: Churchill Livingstone, pp. 94–95.

81　Birch, S., & Ida, J. (1998) *Japanese Acupuncture: A Clinical Guide.* Brookline: Paradigm Publications, p. 208.

82　Kivity, O., (2018). Japanese Acupuncture and Moxibustion—What's So Unique? *European Journal of Oriental Medicine,* 9(2).

快。在後面的章節中我們會看到，溫竹療法似乎沒有任何不良後果，它讓人感到溫暖、放鬆、感覺舒服。然而這個表象可能會誤導你，因為溫竹事實上不是一種輕度、表面化的治療。

如果我們回想第三章談到的門鈴比喻，溫竹在許多層面都會發出訊號，包括溫熱、聲響、頻率本身和它對肌肉軟組織的節奏性接觸動作，甚至連艾絨燃燒的香味也是一種刺激。這就像同時在按門鈴、敲門和唱聖誕歌曲。老太太肯定會從椅子上跳起來去開門。但假如你繼續這麼下去太久，她開門時就不會太高興了！所以很重要的是，操作溫竹全身療程必須輕而快：對身體強健的病人不應超過二十五分鐘，若是體弱的病人則應為時更短。有關克制療程和劑量的概念，我們將在第十章詳細探討。

書中有許多指示建議你在某些身體部位採用某些技法，這些都只是指導原則，你可以安全地以其他技法取而代之。每個人都不一樣，他們個別的身體狀況可能需要採用不同的技法。高頭大馬的病人和身形嬌小的病人相較，手臂的高度和角度都不一樣，這都會影響到你在提供治療時的姿勢。另外，病人的肌肉質感也不同。　　這些因素在在顯示了需採用不同的技法來治療同樣的經脈。有時你可能要在經脈上按壓，而另一個時候，特別在你已經熟悉各種技法後，你可能要轉換不同的技法，像是滾動法。有時你採取緩慢地拍打，但另一時候要用雙倍速度快速拍打。這都沒有定制，只除了操作的手法必須讓你和病人都感到舒服。你自己是決定在哪裡、用什麼技法的最佳人選。

眼和鼻

運用溫竹底部拍打的技法很適用於平坦的身體部位，如四肢或背部。但用在臉部結構，一些突出的部分可能會落入溫竹悶燒的凹形開口內，而造成令人遺憾的後果。眼睛是一個圓凸面，絕不能接觸到溫竹點燃的一端。鼻子部分只能用溫竹筒身來接觸治療。這條規則也同樣適用於下巴、耳垂和明顯突出的顴骨部位。當然，所有這些區域都可以治療，但要用溫竹的側面，而不能用點燃的筒口接觸。

治療後

建議病人在治療後多喝開水。溫竹全身療程是一種溫熱、行氣和陽性的治療，所以身體需要補充液體以便進行調適。

溫竹全身療程 —— 一套不依據病性的治本療程

這是我最先開發出來的全身性治療程序，它大體上是依據史提芬·伯奇所教的小兒鍼治療序列為基礎，我也傾向於將它視為一套陽明經療程，因為它比較專注在手陽明大腸經和足陽明胃經上。

這套程序分為兩部分，第一部分病人先仰臥，第二部分病人俯臥。俯臥的部分也可以獨立進行，我稱它為"溫竹迷你加腿部"療程。溫竹迷你療程只限於背部，也可以作為標準針灸療程結束時的附帶收場程序。

目標

這套強效的提振精神的療程，其目的是產生一系列廣泛的效應：增強身體能量、鬆弛緊繃的肌肉、減輕壓力和調和消化功能。

一開始先普遍地觸診四肢的緊繃情況，包括手臂、肩膀、髖部和兩腿。這道偵測程序提供你有用的反饋訊息，以監測治療的動態效果。在執行每項治療步驟之後，都要記得要再次觸診並再次檢查以下所提到的相關反饋區。[83]

例行步驟

1. 沿手臂三條陽經操作溫竹，由手部上行至肩部，兩臂都要。這包括手陽明大腸經 (108)、手少陽三焦經 (152) 和手太陽小腸經 (120)。在操作小腸經時，將病人的手臂提起來搭在另一邊的肩膀上，露出手臂的背面。
   反饋區：斜方肌頂部、頸部活動性。

2. 由大腿部位開始，沿足陽明胃經 (132) 下行操作溫竹，然後沿足部前面內側的足太陰脾經 (132) 上行操作，直至血海穴 (SP 10) 上方為止。
   反饋區：斜方肌頂部、頸部活動性、腹部緊繃度、肩部緊繃度和肩部活動範圍。

3. 以按合法或滾動法在整個腹部操作 (132)。以按壓法或長壓法繞肚臍周邊操作，如果碰到僵硬或緊繃點，按適當的頻率以敲擊法處理。
   反饋區：腹部緊繃度、上背和中背部堅硬度。

83　For videos of how these areas are treated, visit The Ontake Channel on YouTube and look under the Practical playlist: https://www.youtube.com/theontakechannel

4. 將頭轉向一邊，以拍打法或滾動法在頸部側面操作 (120)。接著將頭轉向另一邊，重複進行操作。

5. 以按合法沿腹股溝操作溫竹直至感覺到該處鬆弛為止 (132 或120)。
   反饋區：腹股溝緊繃度、下背部 (將兩手插到病人身體下方，以觸診感覺其腰部的緊繃程度)。

步驟 4 和5 在第十二章有更詳細的說明。

請病人轉身俯臥，操作溫竹迷你加腿部療程步驟1－12。

溫竹迷你加腿部療程

以下序列可分為兩部分，個別獨立地操作。步驟1－7是溫竹迷你療程，步驟8－13為腿部療程。

肩部頂端

1. 肩膀部位大體上是由足少陽膽經和手太陽小腸經所涵蓋，其頻率是每分鐘 120 下。用溫竹筒口輕輕拍打肩胛和斜方肌 (120)。由於這是個寬廣的區塊，採用加倍頻率拍打會很有用 (且舒服)。如果感覺該處很虛，則改用按合法。
2. 在同一區塊用滾動法操作溫竹，特別專注於虛和實的區域，調整操作的深度和強度 (120)。
3. 如果斜方肌的頂部仍然緊繃，試改用152 拍頻率以滾動法操作。震動法或抖動法在這裡也很有用。如果斜方肌還是未能鬆弛，則治療肩貞穴 (SI 9)、臑俞穴 (SI 10)，和特別是棘下窩的天宗穴 (SI 11)。
4. 以拍打法沿脊椎兩側的足太陽膀胱經操作 (112)。有些人覺得比較容易先治療第一節到第七節胸椎 (T-1 至 T-7) 之間，然後再轉到較下方的穴位。另一些人則沿整個背部從上到下一氣呵成地處理。
5. 在虛的部位輕輕滾動，在實的部位使勁滾動 (112)。對特別緊繃堅實之處，以長壓法壓四或八拍，然後滾動。
6. 對泌尿、婦科和薦椎等問題，在薦椎部位滾動溫竹 (104)。將溫竹豎立在督脈下段的穴位上一小節時間，可讓人很放鬆。將溫竹豎立在第二節腰椎 (L-2) 下方一小節時間，第三節腰椎 (L-3) 下方一小節，第四節腰椎 (L-4) 下方一小節，以此類推。
7. 在腰部沿一直線做腰頸效應 (*kubi koshi*) 的治療，從肋骨下方直至髂前上棘 (ASIS) 頂端。
   反饋區：頸背。 腰頸效應將在第十二章中探討。

8. 以大敲法按加倍頻率操作，從臀部直至小腿背，先在足太陽膀胱經 (112)，後在足少陽膽經 (120)。

9. 以按壓法、敲擊法、滾動法分別在小腿背操作，鬆弛實的地方 (112)。對於特別緊繃的地方，以長壓法壓四或八拍。

10. 如果在小腿背內側或外側發現有緊繃處，也一併治療 (120)。

11. 以滾動法在腳底前後滾動，從腳底外側先操作，逐步移往內側 (120)。

12. 用溫竹口緣按壓腳趾，每個趾頭按壓四拍 (120)。

13. 日式治療中位於腳後跟中央治療失眠的穴位和湧泉穴 (KID-1)，都是很有用的治療穴位。將溫竹置於腳底後跟中央八拍 (120)，然後置於湧泉穴上八拍 (120)，大約在腳底從後往前三分之二的位置。由於這是療程的最後一段，最好的收場是將節拍器關掉，在寧靜中溫熱這些穴位。

時程和劑量

溫竹全身性治療的操作應該不超過二十五分鐘。當然，整個療程會花比較長的時間，因為會有一些前前後後的程序，像是開始時的交談、換衣服、例行的診斷和觸診等等。溫竹全身療程是設計作為一套全身性的根本治療，因此沒有必要再做其他額外的根本治療，不過可以加一些治標性質的療法，但要注意整體劑量的掌握。

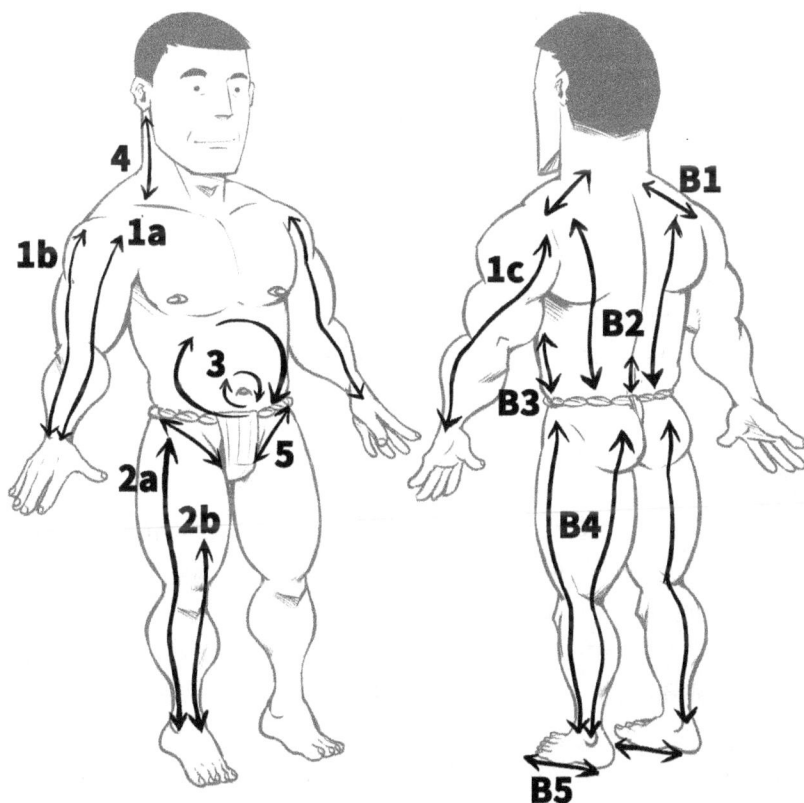

溫竹全身療程 (1-5) 和溫竹迷你加腿部療程 (B1-B5)。

表10 溫竹全身療程簡表 (25－30分鐘)

	區域	頻率
1a 1b 1c	手臂 (手陽明大腸、手少陽三焦、手太陽小腸)	108, 152, 120
2a 2b	腿部，前面 (足陽明胃、足太陰脾)	132
3	腹部	132
4	頸部兩側	120
5	腹股溝	132 或 120
B1	肩部 (足少陽膽) 如果緊繃持續，加上手少陽三焦 (152) 或手陽明大腸 (108)	120
B1	肩胛骨 (手太陽小腸)	120
B2	上背部 (足太陽膀胱)	112
B2	下背部 (足太陽膀胱)	112
B2	薦椎 (督脈)	104
B3	*腰頸效應* (腹部兩側)	120
B4	臀部和腿部，後面和外側 (足太陽膀胱、足少陽膽)	112/120
B5	腳底 (足少陰腎)	120
B5	腳趾	120

案例

男：五十多近六十歲。症狀：緊張、壓力大。

我們的診療中心剛辦完一項只限溫竹全身療程的慈善募款活動，有四位治療師參與提供治療，並將義款捐給了提供無家可歸者熟食的慈善組織。這時來了一位新加坡的商人，他正好在吉隆坡出差，聽朋友談到溫竹療程很舒服，於是想試試。

第一次來看診時他晚到了，精神很緊張並且頭疼很嚴重。我沒有給他做病性鑑定，直接開始溫竹全身療程。療程結束時，他已經呼呼大睡，我得搖醒他。他的頭疼也不見了。我建議他多喝開水，他離開時感到精神煥然一新。

他第二次來時已經是幾個月後，這回他覺得胃痛很嚴重。在做了溫竹全身療程後，他又睡著了，被叫醒時，他覺得胃痛好多了。

又過了幾個月他才再來吉隆坡出差。這回他抱怨背痛，想要溫竹治療。這時我的助理把我拉到一邊，問我說是不是該建議他接受針灸，因為他的症狀蠻複雜的，需要較全面的診斷和治療。不過病人對溫竹信心十足，堅持還是要做溫竹全身療程。我自然樂意提供他這套基本的治本療程。結果再一次，他感到好很多。

在一年半的時間裡，他總共來看我五次，每次都是有和壓力緊張相關的症狀，而每次他離開時都"感覺痊癒"。這個治療經驗讓我了解到，溫竹可以很簡單地只用來"按門鈴"，激發身體去自行調整。另外，這類治本療程可以有利於減輕多種症狀，而不需要繁複的診斷辨識，或者專門針對症狀來處理。從這樣看來，這是一種太極式(全身系統)的溫竹治療。

女：三十九歲。症狀：纖維肌痛症。

這位病人帶小孩去玩卡丁小型賽車，賽車的震動導致她脖子痛。症狀越來越嚴重，最後讓她感到疲倦無力、周身疼痛和虛弱。在 2009 年她被診斷得了纖維肌痛症 (fibromyalgia)，於是她決定來接受針灸。

一開始，我給她的治療主要是東洋針灸 (toyohari)，控制她的病情免於惡化，讓她日常生活比較好過。到 2011年後期，針灸似乎也沒有效果，於是她暫停了一段時間，改看西醫服用神經痛藥物利瑞卡 (Lyrica) 來治療，結果病情加重一發不可收拾。2012 年初她再來看我時，情況比先前更糟。她無法行走、坐下，或說話而不感到疲倦乏力。她的脈象極弱而細，急促而浮。我顧慮到她可能服用太多利瑞卡導致肝中毒 (她還抱怨肋下疼痛)，因此開始治療時只做非常短的溫竹全身療程。結果她的身體狀況戲劇化地好轉，她於是告訴醫生停止用利瑞卡治療。自此之後，她只接受溫竹全身療程，而她的日常身體狀況一直保持很好，沒什麼疼痛，而且精神大大地提高。

這個病例有意思的是，雖然病人的脈象是典型的虛熱，但用溫竹在陽經上反而鞏固和增強其脈搏，也減輕了她的症狀。換句話說，用熱在陽經上可以補陰。

女：四十歲。症狀：頸部疼痛和耳鳴。

2019 年年中我在巴西教這套療程。在第二天上課時有 位學生來找我。她是他們那組練習時的模特兒。她告訴我她患有耳鳴很多年，但在接受了溫竹全身療程之後，耳鳴大大地減輕了。 在我的經驗中，耳鳴常常跟頸部和肩部的問題有關，於是我問她是否有這方面的問題。果不其然，她證實她長年感到脖子痛，而這方面的症狀也減輕了。我之所以提出這個病例，是因為耳鳴的問題用針灸不容易治。然而這個病例只接受了三十分鐘的溫竹療程，便有了讓人意想不到的反應。

溫竹八式 (BB-8) —— 另一套治本療程

間中醫師的八面體治療模型和奇經八脈的關係將在第十二章中詳細探討。如果我們要用溫竹直接治療奇經八脈的話，只有任脈和督脈有它們自己的路徑、穴位和頻率，其他的奇經必須採用或 "借用" 十二主經上的穴位。在古典針灸中，我們透過治療個別的穴位來影響這些奇經。例如築賓穴 (KID 9) 影響陰維脈 (Yin Wei Mai)。另一種更普遍的做法是，根據每條奇經治療其主穴和配穴。

不過，也有人認為，採用太陽經 (*taiyang*) 上的任何穴位，不單是後谿穴 (SI 3) 和申脈穴 (BL 62)，在某種程度上仍然是在影響督脈和陽蹻脈 (Yang Qiao Mai)。例如，當你用東洋針灸中的鋅銅兩極療法來治療頸部疼痛，銅片和鋅片通常是擺在後谿穴和申脈穴，但如果效果不彰，你也可以改試其他穴位，如支正穴 (SI 7) 和跗陽穴 (BL 59)。[84] 如果是這種情況，則用溫竹治療主穴和配穴所在的經脈，可能也會影響到相關的奇經八脈。這個原則確實可以應用在間中醫師治療法步驟一，碰到頑強難有改變的情況時。(見第十三章)

這樣的理念導致我創發了溫竹八式 (BB-8，這個名稱是為星際大戰迷而取)。這是一套簡單的拍打程序，不僅針對任脈、督脈和帶脈，在它們接觸得到的路徑拍打，同時也涵蓋了由奇經八脈組成的整個八面體，拍打和主穴與配穴相關的經脈。

一如往常，拍打時應輕快而迅速，刺激整條經脈路徑。這套療程以我們熟悉的背部程序結束，特別強調身體的中線部位。整個療程的時間應不超過二十五分鐘。

84　　Kivity, O. (Ed.) (2007). Kikei Nuggets, *Keiraku Chiryo – International Toyohari News,* p. 39.

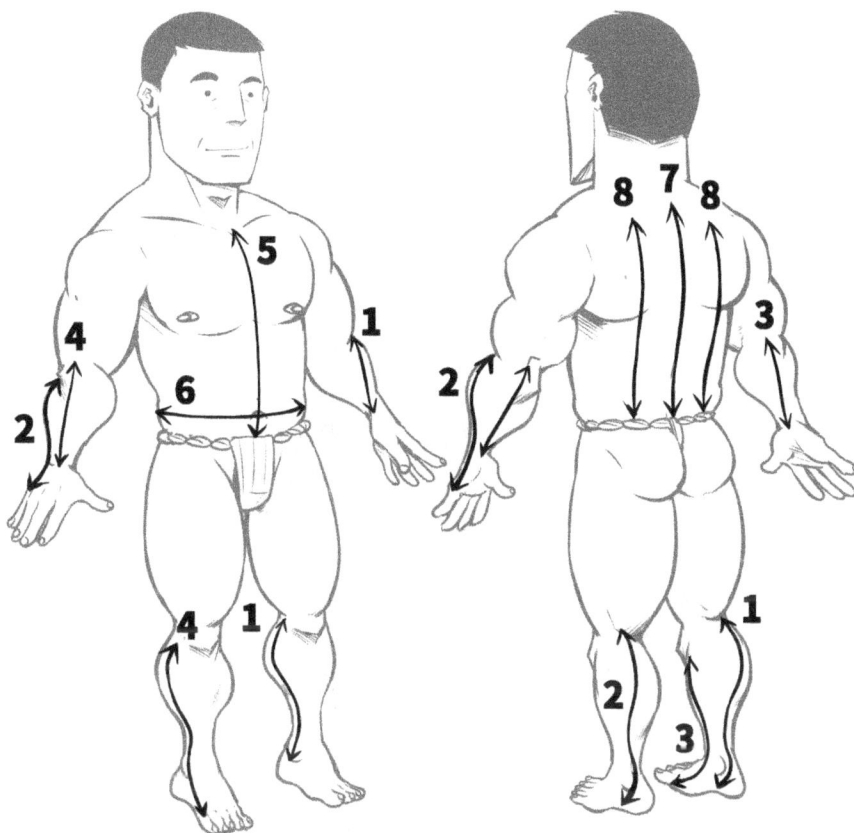

BB-8 療程序列。

表 11 BB-8 序列

	奇經八脈	穴道	治療區域	頻率
1.	陰蹻/任脈	手太陰肺、 足少陰腎	尺澤穴(LU 5)至太淵穴(LU 9) 照海穴(KID 6)至陰谷穴(KID 10)	126 120
2.	陽蹻/督脈	手太陽小腸、 足太陽膀胱	後谿穴(SI 3)至小海穴(SI 8) 委中穴(BL 40)至申脈穴(BL 62)	120 112
3.	陰維/衝脈	手厥陰心包、 足太陰脾	曲澤穴(P 3)至大陵穴(P 7) 公孫穴(SP 4)至血海穴(SP 10)	176 132
4.	陽維/帶脈	手少陽三焦、 足少陽膽	外關穴(TB 5)至天井穴(TB 10) 陽陵穴(GB 34)至地五會穴(GB 42)	152 120
5.	任脈	身體前面中線	曲骨穴(REN 2)至天突穴(REN 22)	104
6.	帶脈	肚臍高度水平 環帶	照海穴(KID 16)、天樞穴(ST 25)、 大橫穴(SP 15)、帶脈穴(GB 26)	132 120
7. 8.	督脈	身體後面中線、 足太陽膀胱	大椎穴(DU 14)至腰俞穴(DU 2)、 大杼穴(BL 11)至關元俞穴(BL 26)	104 112

此一例行程序依次來回治療手部和足部的陰經和陽經。如同溫竹全身療程，在做完手臂和腿部的治療之後，轉而集中於腹部，最後是背部。

案例

女：三十五歲。症狀：催生。

這是個很不尋常的案例。懷孕病人已經經歷陣痛，子宮強烈收縮，且越來越強烈和頻繁，於是她安排住院生產，這比她的預產期早了大約十天。但幾個小時過去，收縮突然停止了，而這不是無痛子宮收縮 (Braxton Hicks)。到這時候，病人決定留在醫院，因為她不想回家看到她丈夫。於是她預約來看我做針灸催生，她到達時手上還戴著醫院的手環。

初診時我花了些時間才搞清楚她的情況。她和她丈夫的關係正處在很緊張的狀況，不僅如此，她還有劇烈的背痛和坐骨神經痛。一開始的治療我只針灸她一般的催生穴位，再用溫竹在手太陰肺經上操作，以減輕背痛 (見第十章詳細說明)。

三天後她再來複診。她的背痛稍微好了些，但她完全沒有出現收縮。這時醫生已經給她下最後期限，如果到時陣痛還沒來，就要用藥物催生，這給她帶來更大壓力。我給她重複上次的治療，另外在三陰交穴 (SP 6) 和至陰穴 (BL 67) 上做麥粒灸，和用溫竹沿腰部操作。

第二天她還是沒有收縮，所以我採取不同的做法，操作溫竹八式 (BB-8)，讓她坐著，我將溫竹用在骼前上棘 (ASIS) 和薦骨部位，而不是拍打任脈和帶脈。這馬上對她的背痛產生效果，似乎也讓她的情緒變得比較好。

第三天我再重複溫竹八式，她也再度感覺比較平靜，疼痛現在已經變得很輕微。再過一天，我收到她的簡訊，說她已經有陣痛了。

對其他病人，溫竹八式在消除背痛方面似乎也很有效，或許是因為它能相繼重新調整身體八個象限的精氣流動。除此之外，它也有很大的安神效果。這個案例告訴我們，有時候最好要跳脫框架思考，專注於根本性的治療 — 特別是涉及到壓力、怨恨和滯礙的病例。對於這個病例，我們是以不依據病性的本治法 (NPBRT) 來處理。

總結

本章介紹了兩套用在病人身上的拍打程序，可以完全只用來讓人放鬆，或是透過治本的方式運用，來治療不同的症狀。像這樣的治本療法可用在以下情況：

- 同時顯現很多症狀的非常複雜的病例
- 病人很虛弱，你想增強他的身體元氣
- 你無法確定診斷結果是什麼，該治什麼症狀
- 病人遲到，時間不多

和溫竹八式比起來，使用溫竹全身療程的人比較多，時間也比較久。不過我發現，溫竹八式用來做為一種簡單的本治法同樣有效。在下一章中，我們要探討車軸兩輪的另一個輪子：標治法，即如何治療症狀。

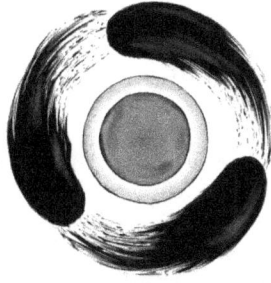

第九章

標治法

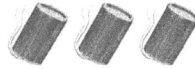

內容提要：
運用溫竹治療各種症狀

中醫治療是以疾病和病性鑑定兩者為基礎。無論何時進行或何種治
療，不管是中藥、針療、艾灸或放血，治療師都要對病性，也就是導
致病症的身體失調型態有清楚的概念。在本書前段談到放血作為一種
療法，特別是和血瘀這種病性相關，是從一個幾乎不考慮外在因素，
或將其視為單一治療的角度來看。在臨床上，治療師多半將放血配合
其他治療來運用。

—馬爾博 (Henry McCann)[85]

85　McCann, H. (2014). *Pricking the Vessels: Bloodletting Therapy in Chinese Medicine*. London: Singing Dragon, p. 121.

開始前的一些想法

以上這段文字摘自*Pricking the Vessels*，是馬爾博有關放血治療的一本出色著作，可以用來概括溫竹在臨床應用上的角色。 我們談了很多有關根本的治療 —— 也就是調理全身系統的失衡 —— 但是採用溫竹來做根本治療還是很少見。目前幾乎所有對竹筒的應用都是基於它是一件有效的治標工具，用來治療個別症狀。間中醫師在討論治本和治標時這麼說：

> 在做本的治療時，我們先辨識出一個共同的病性，治療的目標是將身體作為一個整體系統來加以平衡，且不論是什麼問題或疾病，我們都採取一個共同的選穴策略。如果本治很成功，那麼個別問題或局部疼痛也會消除，而無須針對病症或局部做治療。(起碼這是它的作用原理。) 時至今日，這兩方面的治療都被認為有其必要，就像車軸的兩輪一樣。[86]

間中醫師的車軸比喻用來強調治標治本缺一不可很適合，但如果考慮到誰先誰後就不那麼清楚了。除非車子出了大問題，否則兩個輪子應該齊頭並進才對。但在臨床的實務上，是應該先治本後治標？先治標後治本？還是同時進行呢？間中醫師強調他的重點放在根本的治療，而且他比較喜歡先治本後治標。這是因為治本可以給混亂的系統創建秩序，一旦系統比較有秩序，就比較容易進行標的治療。[87]

此外，從治療師的角度來看，一開始先治本繼而減輕症狀，能建立一種不同的秩序 —— 包括一套有用的處理結構和每個療程的例行程序。這就像練武術時先擺出型 (kata)。反覆做同樣的事有助於學習和掌握，建立一個先後順序對於有多種症狀需要處理的病例來說特別有用。無論是間中派針灸 (MSA) 或東洋針灸 (Toyohari)，通常都以本治法來處理多種症狀，只留下最棘手的症狀以標治法處理。不過，在罕見的情況下，東洋針灸師也可能一開始就採用標治法，例如，當病人的疼痛嚴重到無法配合進行根本治療時。 [88]

如果從溫竹治療的角度來考慮以上討論到的問題，那麼我們可以歸納出以下原則：

- 溫竹在治療上很少單獨運用。
- 溫竹通常是在做了根本治療後才運用。

---

86   Manaka, Y., (2009). The Concept of Meridians from a Systems Perspective. *NAJOM Special Issue: In Memory of Dr Manaka Yoshio,* 16(47), p. 28.

87   Ibid.

88   Kivity O. (Ed.). (2007). Kikei Nuggets. *Keiraku Chiryo – International Toyohari News,* p. 39.

溫竹作為一種臨床治療工具的特出之處是，它可以和任何流派的針灸融合。一旦依據自己的流派手法完成調理氣血的主要目標之後，你可以根據需要很方便地使用溫竹，作為額外的附帶治療。像這樣的溫竹標治法應該放在療程的最後，或至少要在完成了本治法的主要程序之後才進行。　例如在間中派針灸中，第一步是進行連接離子泵導線的針療，這個步驟大約五至十五分鐘。在這段時間內，可以用溫竹進行標治。

本章將探討對溫竹標治法有良好反應的各種症狀或病症，包括對疼痛進行局部治療。一直以來，山下詢 (Makoto Yamashita) 和新間英雄 (Hideo Shinma) 用竹筒治療疼痛是將竹筒用在疼痛所在處。不過，也有其他減輕疼痛的方法是用竹筒做遠端治療。這些方法需要結合全像治療系統，將在下一章詳細介紹。

一般治療原則

溫竹療法是基於傳統針灸平衡陰陽的原理，具體來說就是平衡虛實/不足和過盛 (kyojitsu)。它透過施加溫熱、壓力和根據經脈頻率的節拍，來達到這個目的。因此，它可以廣泛用來減輕許多問題的症狀。

最重要的一點是記得，溫竹治療讓人感覺很棒！拋開所有理論包袱，有節奏地施加溫熱，本身就令人極為舒服。當你用溫竹來處理症狀時，記住以下三項基本原則：

- 在做局部 (問題所在處) 的治療時，先確定有問題的一或多條經脈，然後按相應的頻率用溫竹滾動或拍打。
- 向外擴大治療區域，從有問題的區域橫向和縱向延伸，以平衡有問題的經脈和其鄰接經脈的虛實部位。
- 附加已知可處理有關問題的遠端針灸穴位或區域。

針灸師在用針時通常專注於不尋常的穴位，但在用溫竹時，最好專注於平衡經脈沿線和其影響區域的過盛和不足之處。這表示要觸診、評估和治療整個區塊和經脈，而不是集中在穴位上。如同第五章所提到的，這需要一種更投入式的觸診法，就所偵測到的去治療，而不只是問題所在的部位，也包括其上下區域。這類觸診可逐步找出身體部位之間的關係，這是從典型經絡理論中無法顯而易見的。

鬆脆的碎石感

在多骨的部位滾動溫竹，你可能會有像壓到碎石子 "鬆脆" 的感覺，好像在皮膚和骨骼之間有結晶物那樣。這種感覺常常在頭骨、腳背、手背和沿脛骨內緣感覺不尋常的地方發現，也可能在任何多骨部位的皮膚表面感覺到。這些鬆脆部位在溫竹滾過時，肯定會讓病人感到不舒服或疼痛，且要進行好幾次治療才能消除那些結晶物。

這些感覺的成因只能靠猜測來解釋。有種看法認為是體內雜質沉積在腳部形成結晶物，這是足部反射治療 (foot reflexology) 的中心概念之一，治療的目標是要打碎這些沉積。在臨床經驗中，我發現這類的反應並不限於身體的下半部，甚至可能在頭頂發現。

痛風是由於大量尿酸在關節形成尿酸結晶而導致，通常造成大腳趾疼痛，也可能發生在身體的任何關節。另一個可能的解釋是鈣質沉積導致。假性痛風，即焦磷酸鈣沉積症 (CPDD)，與急性和慢性關節炎有關，其結晶物可沉積在關節和關節周圍。[89]

對於一個健康的人來說，這種鬆脆感是否可能是無症狀的鈣或尿酸沉積的先兆？而這類沉積通常和關節痛有關。對一個有關節炎症狀的人而言，治療這些有不尋常觸感的地方是很重要的。

不管病因為何，當你在治療這些敏感的部位時手法要溫和。「東京不是一天造成的！」最好的辦法是每次治療一點點，做經常性而輕柔的治療，而不要想一次就全部消除所有問題。此外，在鬆脆部位輕輕滾動短暫的時間，可對減輕症狀有明顯的效果，這也是一個強烈訊息，暗示你找對了有效的治療區。

溫竹迷你療程

溫竹全身療程是一套採用溫竹的全身性治本療程，在前面的章節中已討論過。溫竹迷你療程是其中專注於背部的部分。事實上，只操作迷你療程是一種可以處理許多症狀的治標療法，我們在下面的幾個例子中會談到。

膝部疼痛

這種療法的一個例子是處理膝部疼痛。在治療前，重要的是對整個腿部做觸診，從臀部直到足踝。這立即會讓你的溫竹治療有一個集中點。這個程序不需花很多

89　Rosales-Alexander, J., Aznar, J. B., & Magro-Checa, C. (2014). Calcium Pyrophosphate Crystal Deposition Disease: Diagnosis and Treatment. *Open Access Rheumatology: Research and Reviews, 39.* DOI:10.2147/oarrr.s39039

時間，從大腿頂端抓捏下來直到足踝，檢查足陽明胃經沿線是否有任何緊繃的地方，上至髀關穴 (ST 31)，下至上巨虛穴 (ST 37) 和下巨虛穴 (ST 39)。另外看看緊繃處是否多出現在小腿肚，沿足太陽膀胱經或足少陰腎經的路徑上。也有可能主要的緊繃點是在足少陽膽經上。有時候所有地方都感覺很弱、很虛，很少或完全沒有緊繃點。觸診腿部只要花幾秒鐘，馬上就能讓你縮小範圍，只要花二至四分鐘，就能用溫竹治療整個腿部。

基本原則是先治療軟和弱的地方，用輕柔的技法使該處暖起來，如拍打、按合、輕輕滾動或按壓。常常在處理虛的部位時，緊繃處就會鬆弛，不用等到你直接治療它們。再一次觸診檢查，然後移到仍然緊繃的實的部位去處理，直到它們感覺比較柔軟為止。在這部分，應該使用比較有力的技法，如加重力道滾動、按壓、長壓或大敲法。

在直接治療膝蓋部位時，你可以繞著膝蓋骨拍打，連接足陽明胃經和足太陰脾經 (132)。將溫竹在膝眼部位豎立或搖動 (132) 能帶來舒服和溫熱的感覺。在膝蓋上方滾動溫竹 (132)，找觸感不尋常的地方，一直往上滾動到大腿和腹股溝。在足少陽膽經沿線尋找緊繃點，拍打、按壓或滾動溫竹 (120) 加以治療，從大腿部位往下直至懸鐘穴 (GB 39)。再者，尋找足陽明胃經上的實點 (jitsu) 很要緊，應從足三里穴 (ST 36) 一直往下至足踝部位，在找到的實點上按壓或滾動溫竹，直到令它們消散而感覺比較正常為止。

讓病人俯臥，檢查膝蓋背面，大腿和小腿肚部位的足太陽膀胱經 (112)。也許最好連腰椎、薦椎和腹股溝部位也一併治療。肌肉質感的改變應該來得很快，讓你治療上述所有部位只要花幾分鐘時間。

以這種方法治療，類似採用針灸的原則來選擇局部、相鄰和遠端的穴位，只是要加上觸診和治療整條經脈沿線。疼痛的治療也可以採用全像治療模型，像是譚醫師或平田內藏吉的模型。我們會在後面的章節探討這些模型。

症狀

以下是一系列在我的臨床應用中對溫竹反應良好的症狀。我不是要提供一個具決定性的表單，列出溫竹能治什麼、不能治什麼，但這些有關治療的建議應能為你示範一些方法，以便你創發自己的程序來做症狀治療。如同先前提到過的，以下所列的這些治標程序，沒有任何一種是單獨的療程。它們都應該加在你所偏愛的治本療程後面，或融合其中同時進行。

頭部

注意：在頭部操作時，要注意突出的部位，如眼睛、鼻子和下巴等，避免這些部位突出到竹筒的開口內。

鼻竇問題/感冒/過敏性鼻炎

在日式灸療中，鼻部的問題通常是在督脈上的痛點以艾灸來治療，像是囟會穴 (DU 22) 或上星穴 (DU 23)。[90] 採用溫竹，你可以很快地治療不只一個穴位。

鼻部治療序列。

鼻部問題的治療

* 由臉部中線兩眼之間的印堂 (Yintang) 開始，用溫竹筒身輕柔地按壓，往上直至百會穴 (DU 20) 然後再回來，注意在沿線有無任何痛點 (104)。這個步驟極為放鬆，可以持續一、兩分鐘。

---

90   Shinma, H. (2016). *The Treasure Book of Points Fukaya Kyu*. Tokyo: Hideo Shinma, p. 14; Birch, S., & Ida, J. (1998) *Japanese Acupuncture: A Clinical Guide*. Brookline: Paradigm Publications, p. 127.

- 再次檢查各痛點，依次專注於每一處，可稍微使勁滾動溫竹，或以食指輕輕敲擊筒身，按每分鐘104 下的頻率操作。在頭顱部位敲擊溫竹，有些病人很喜歡，但有些病人受不了。無論如何，敲擊必須要輕而且時間要短，隨後可以再滾動溫竹幾下。這時候，應該覺得鼻子比較清了。

  區分頭顱部位的刺激感覺是有用的。有時候痛點的感覺是淤痛或痠痛，有堅硬的觸感。在這樣的情形下，穴位對輕敲和滾動溫竹會有良好反應。有時痛點的感覺是鬆脆感，似乎溫竹壓到了結晶物，有如在碎石子路上開車的那種感覺。這樣的區域對滾動法反應會比較好。

- 在前額沿水平線從一邊到另一邊，用按合法以每分鐘132下的頻率操作溫竹，或不用頻率操作。
- 從四白穴 (ST 2) 至地倉穴 (ST 4)，用溫竹按壓或拍打 (132)。
- 用溫竹筒身按壓鼻樑兩側 (126或108)，或是用溫竹點燃的一端，以雀啄灸的方式操作，不接觸到皮膚。
- 在前臂手陽明大腸經和手太陰肺經沿線觸診，治療找到的虛和實點，主要專注在手三里穴 (LI 10) 和孔最穴 (LU 6) 附近的緊繃點或痛點。

上背部的一些穴位，如大杼穴 (BL 11) 至心俞穴 (BL 15)，也很有幫助。

眼部問題

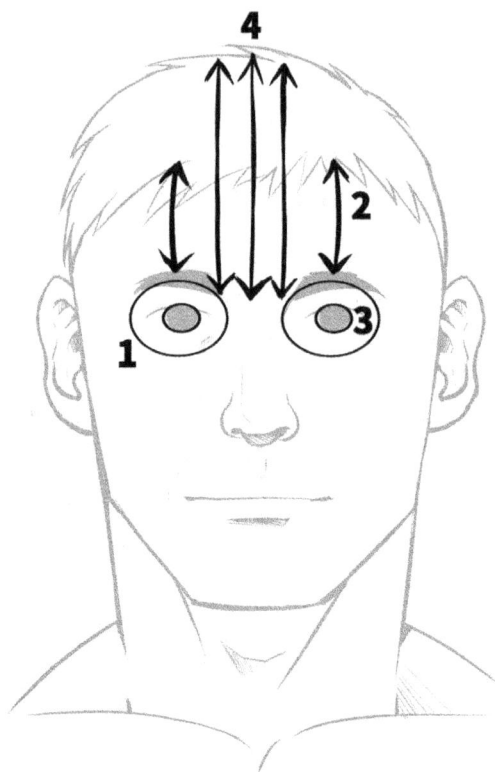

圍繞眼部拍打。

- 圍繞眼眶用溫竹筒身按壓 (108)。
- 在眼眶周圍如果碰到有鬆脆感的地方，用溫竹滾動 (108 或依治療經脈的頻率)。
- 在前額部位沿足少陽膽經滾動溫竹 (120)。
- 拿一張衛生紙或薄布蓋住眼睛，將溫竹打側將筒身輕輕置於眼皮上四拍的時間，然後依次置於瞳孔以上、平行和以下的位置各四拍時間 (108)。
- 沿頭部中線從印堂至百會穴 (DU 20) 滾動溫竹 (104)，並稍微往外沿足太陽膀胱經路徑滾動 (112)，特別專注於鬆軟或感覺不尋常的地方。
- 請病人轉過來俯臥，在腦後勺枕骨部位滾動溫竹 (112)。
- 拍打枕骨上方的腦戶穴 (DU 17) 直到感覺變得溫熱為止 (104)。
- 另外，像操作溫竹迷你療程那樣在頸部和肩部治療，或是拍打背部足太陽膀胱經的整條路徑，也很有幫助。

耳部問題

許多耳部問題的產生是由於氣血循環不順所致。這包括耳內疼痛、耳鳴或聽力損失。循行在耳朵上方的是足少陽膽經，廣闊地來回踠延三次　(120)。手少陽三焦經緊跟著耳輪的輪廓循行 (152)。此外，腎開竅於耳，腎臟與耳也相關 (120)。

- 觸診足少陽膽經在頭部的支線，找尋痛點或有鬆脆感覺處，特別是繞行耳朵的部分，用溫竹輕拍或滾動來治療 (120)。
- 在繞行耳際的手少陽三焦經上按壓或拍打溫竹 (152)。
- 在耳朵正上方用溫竹拍打 (120)，直到該處感覺溫熱。

重複以上三步驟，專注於曲鬢穴 (GB 7) 和完骨穴 (GB 12) 之間的痛點。

上半身和背部

肩部疼痛

肩部疼痛的典型癥象是肩膀周圍肌肉出現深層的緊繃區域，較遠端部位的表層顯現虛弱或不足。例如，從臂臑穴 (LI 14) 至肩髃穴 (LI 15) 可能會偵測到深層的緊繃帶，而偏歷穴 (LI 6) 和溫溜穴 (LI 7) 周圍感覺虛弱。下廉穴 (LI 8) 至手三里穴 (LI 10) 也可能顯現緊繃。

觸診整條手臂，從肩膀直到手腕，記下偵測到虛弱或過盛的區域。讓病人仰臥平躺，用溫竹在相關的經脈上拍打、按壓或滾動。先對虛弱處施行補法，然後再檢查緊繃處。觸診相鄰的經脈，找虛點和實點並加以治療。當你在緊繃或僵硬的部位滾動溫竹時，一開始先輕柔滾動，然後再慢慢增加力道。如果病人仰臥，你可以提起他的手肘，將手搭在另一邊肩膀上，以便露出手臂的後面，方便操作。

讓病人背對你坐著，在大椎穴 (DU 14) 滾動溫竹，依次按照有關經脈的頻率滾動。

操作溫竹迷你療程步驟 1-4 來結束療程，也是很好的做法。另請參考下一章有關採用全像治療模型來進行消除疼痛的治療。

案例

女：四十九歲。症狀：肩頸疼痛。

病人抱怨工作壓力大、挫折感重，導致長期以來肩膀緊繃，頸部經常有陣痛，使她的頸部活動受到限制。我的治療通常是在手太陰肺經施行補法，在足厥陰肝經施行瀉法。此外，她對溫竹迷你療程也有很好的反應，令她非常放鬆。在治療之後，她的肩膀現在基本上已經沒有疼痛，頸部偶而還會感覺一陣陣僵硬。這方面的問題在對陽經交匯穴，如缺盆穴 (ST 12) 和大椎穴 (DU 14)，依相關陽經的頻率拍打後，獲得極好的反應。

手腕疼痛和板機指

照例檢查相關經脈的整條路徑，找虛和實的部位。例如，如果痛點是在手腕處的陽池穴 (TB 4)，檢查並治療整條經脈，上至肩部。接著，檢查相鄰的經脈，手臂正反兩面都包括在內。

對於板機指的症狀，多半在經脈循行路徑上會發現小的硬結。針對這些，用溫竹以敲擊、長壓、按壓或滾動等技法處理。對於比較嚴重的病例，可能要以米粒灸 (half-rice-grain cones) 等直接艾灸法處置。

以溫竹迷你療程做結束，特別專注於上背部，並檢查肩胛下窩 (infrascapular fossa) 和肩胛間的穴位，是否有緊繃點或壓痛點。

背部疼痛

溫竹全身治本療程的結束部分，即溫竹迷你加腿部療程，也可以獨立運用做為治標的療程來處理背痛問題。由於涵蓋了背部和腿部，它可以做局部和遠端治療。讓病人俯臥平躺，沿身體往下操作從肩部直到足踝。

溫竹迷你加腿部療程應操作大約十分鐘，專注於有問題的部位，確認治療虛點要輕柔，實點要深入。以大敲法沿腿部的足太陽膀胱經和足少陽膽經治療，在小腿肚部位內、中、外側清除緊繃點，可採用任何適當的技法。此一程序對減輕背痛很有幫助。讓病人背對你坐著，在大椎穴上依次按相關經脈的頻率滾動溫竹。在治療陽經上的疼痛時，通常以大椎穴結束是很好的方式。

下一章所要介紹的全像治療模型，對於治療疼痛也是很必要的。

熱潮紅

用熱來治療熱潮紅雖然看起來有點自相矛盾，但實際上輕度地運用溫竹迷你療程是有幫助的。熱潮紅常伴隨著肩部緊繃 (katakori) 和足部冰冷等症狀 —— 這是精氣逆流的通常表癥，呈現出上盛下虛。

治療應專注以下幾點：

- 鬆弛肩部和頸部。
- 治療近中線的內足太陽膀胱經，以平衡上、下半身。
- 治療腿部，特別是腳底部位，以便將氣由頭部往下導引。

日式治療中的失眠穴 (shitsumin) 位於腳底後跟的中心和湧泉穴 (KID 1)，都是結束療程時很好用的穴位。用溫竹在這些穴位上豎立、搖動或按壓，在整個腳底板滾動，並在每個腳趾底按壓一下　(120)。在結束療程時，關掉節拍器，將溫竹豎立在湧泉穴 (KID-1) 上，默數幾拍才結束，更增定神療癒的功效。

抑鬱和焦慮

沿脊椎第三至第九節胸椎之間觸按，找尋椎間腔　(intervertebral spaces)　內感覺不尋常的痛點。第三至第九節胸椎之間的五個督脈穴位 (身柱穴 DU 12 – 筋縮穴 DU 8) 在日式針灸中通稱為上背督脈五穴 (Upper Back Governor Vessel Five)[91]，是艾灸大師深谷伊三郎用來做麥粒灸 (okyu) 治療各種神經失調的。它們也被稱為深谷神經穴或深谷焦慮穴。特別是大椎穴，被認為有調理神經系統的作用，常被用在小兒鍼 (Shonishin) 兒科針灸中，治療情緒不穩定的兒童。[92] 擁護深谷派灸法的當代治療師福島哲也 (Tetsuya Fukushima) 記錄說，這些穴位對治療以下症狀具有療效：神經官能症、精神病、抑鬱症、精神分裂症、暈眩、耳鳴、肌張力不全和感冒有關的症狀，如發冷、咳嗽、流鼻水和多痰等。[93]

溫竹可用來代替麥粒灸，偵測哪些椎間腔有痛點並給予治療。在臨床治療中，我觸按檢查第二節至第九節胸椎之間的每一個椎間腔，而不只是上背督脈五穴。接

91　Fukushima, T. (2011) *Johaibu Tokumyaku Goketsu*. Retrieved from http://www.human-world.co.jp/ahaki_world/newsitem/11/0427/110427_2_kanwa.html

92　Birch, S., & Ida, J. (1998) *Japanese Acupuncture: A Clinical Guide*. Brookline: Paradigm Publications, p. 125.

93　Fukushima, T. (2011) *Johaibu Tokumyaku Goketsu*. Retrieved from http://www.human-world.co.jp/ahaki_world/newsitem/11/0427/110427_2_kanwa.html

著將溫竹側放在皮膚上，以兩指或指關節輕敲，直到痛點鬆弛 (104)。如果病人不喜歡敲擊法，可改為滾動溫竹。震動法也很有效果。

在用這種方法治療一個痛點時，特別留意皮膚的溫度，並依一定間隔時間移動溫竹，以免太燙造成病人不舒服。在治療過程中皮膚可能略為發紅，不過痛點的痛感應該很快就會鬆弛。

總是從感覺最不尋常的痛點開始治療，然後反覆觸按檢查。常常當一個痛點發生變化，其他也會跟著改變。此一療程有結構性的助益，在上背部出現緊繃時，值得檢查與此相關的穴位。

失眠

溫竹可以用來治療失眠，甚至可以提供病人在失眠時給自己治療。

治療失眠時，必須記住疲倦的病人需要的是輕微的治療。不論你打算怎麼做，將劑量減半。我們會在第十章探討劑量的問題，不過一個基本的原則是，對睡不好或睡不著的病人要減少劑量。

在做過根本治療之後，可以進行非常短的溫竹迷你療程，集中採用治療熱潮紅的同樣步驟，但縮短時間：

- 鬆弛肩部和頸部。
- 治療近中線的內足太陽膀胱經，以平衡上、下半身。
- 治療腿部，特別是腳底部位，以便將氣由頭部往下導引。

除此之外，觸診第三至第九節胸椎椎間腔內的深谷焦慮穴。如果發現任何痠痛或不尋常感，將溫竹側放，以兩指或關節輕敲，直到痛點或緊繃點鬆弛。

溫竹也可作為一種很有用的家庭醫療工具，自己操作來治療失眠，但最基本的是要訓練病人將這種夜間治療維持很短的療程。晚間是屬於陰性的時辰，而溫竹是一種陽性的工具。當我還在研究發展溫竹療法時，有一晚我給自己過度治療，結果精神百倍，望了一整晚天花板，我記下了教訓，並提醒自己："晚上不要做艾灸！"

其實，晚間做艾灸也可以有幫助，但時間要短。如果你或你的病人輾轉難眠，用溫竹做二至四分鐘非常短的治療立即會有幫助。如果是給自己治療，沿著臉部中線拍打很有功效 (104)。

- 從髮線之內開始 (神庭穴，DU 24) 用溫竹筒身輕按，沿臉部下行直至胸骨上切迹 (sternal notch)，即天突穴 (REN 22)。將此步驟再重複兩次。
- 用溫竹口緣部分繞著眼眶按壓 (108)。
- 將溫竹側擺平放在兩手的神門穴 (HT 7) 上幾秒鐘，直到感覺溫熱。
- 停止療程！

請確定你的病人充分了解在臉部使用溫竹的注意事項和風險，特別是臉部突出的部位，像是眼球或鼻子，要避免這些部位不慎凸進溫竹的開口內，造成燙傷。

如果是幫配偶做治療，那麼快速操作一套溫竹迷你加腿部療程很有幫助，特別專注於小腿肚和足部。最基本要注意的是，維持這些夜間療程輕而短。如果治療太久，對方會精神過旺，這就有違治療的原意，也可能給你帶來麻煩。

食物中毒和腹瀉

這一節所介紹的各種艾灸技法，是根據史提芬・伯奇和井田順子兩人在課堂上所教的，或他們在其著作 *Japanese Acupuncture: A Clinical Guide*[94] 中所收錄的各種治療腹瀉的艾灸技法加以改良，包括使用麥粒灸、艾炷灸和溫針等等。從這裡所列各項可以看出，將其他療法的治療原則，援用到以經脈頻率為基礎的溫竹灸療，是多麼的容易和有效。

在我的臨床經驗中，腹瀉和拉肚子對溫竹治療反應特別好。在中醫的治療理念中，無論是寒、熱、虛、實所導致，或者一個人有長期性的腹瀉問題，都和脾虛有關。[95] 了解這點以及腹瀉導致的精疲力竭，無怪乎用溫竹暖肚子可以帶來莫大的鬆弛感，無論是對急性或慢性的案例皆然。

一開始非常輕柔地觸診腹部，輕撫腹部如同你在撫摸一隻緊張的貓。注意偵測虛和實的跡象，注意冰涼、濕黏和虛弱的地方，以及比較緊繃或比較敏感的地方。當你對各處皮膚的溫度有了一個概括的了解之後，從最冰涼的地方開始輕柔地操作溫竹，讓它暖起來。在腹部使用溫竹時，我一般是用足陽明胃經和足太陰脾經的頻率廣泛地施作，在身體中線則是用足少陰腎經和任脈的頻率。[96]

94　Birch, S., & Ida, J. (1998) *Japanese Acupuncture: A Clinical Guide.* Brookline: Paradigm Publications.

95　Maciocia, G. (1994). *The Practice of Chinese Medicine: The Treatment of Diseases with Acupuncture and Chinese Herbs.* Edinburgh: Churchill Livingstone, p. 462.

96　此一程序可至右方所列 YouTube 鏈接觀看 (https://youtu.be/I4aBQnL2KHc)，或搜尋Ontake Warm Bamboo Treating the Belly

- 用拍打法或按合法按順時鐘方向走上半圓 (朝下的馬蹄形)，幾乎完全不用任何力道 (132)。
- 當你感覺肚子有點鬆弛時，改用滾動法非常輕柔地滾過整個腹部 (132)。
- 繞著肚臍做觸診，注意是否有任何緊繃點。你可以按鐘面來記憶，例如，緊繃點是在十二點鐘、四點鐘和九點鐘方向。接著，將溫竹平放，按適當的頻率輕輕敲擊 (120 或104)。每個緊繃點都應逐一鬆弛，再做觸按時會覺得較為鬆軟。其他可以採用的技法還有按壓法、滾動法或搖動法。
- 將溫竹放在肚臍上豎立或搖動 (104)。如果肚臍眼是凸出的形狀，可能會凸進溫竹的開口，則略過此一步驟。

對急性腹瀉和食物中毒的病例，這類圍繞肚臍的治療法是很常用的，如果腹瀉是慢性或長期的問題，也可以擴大觸診圈的範圍，涵蓋兩側的天樞穴 (ST 25)、下脘穴 (REN 10) 至中脘穴 (REN12) 和氣海穴 (REN 6)。

- 請病人翻身俯臥，檢查下背部脾俞穴 (BL 20)、胃俞穴 (BL 21) 和三焦俞穴 (BL 22) 附近 (與第十一、十二節胸椎，和第一節腰椎平行)，找實點或虛點，以豎立法、按壓法，或滾動法操作溫竹 (112)。
- 在薦骨以按合法操作溫竹 (104)。

如果是食物中毒的病例，可以再加一個非常有用的穴位，這是日式針灸中的內庭下穴 (uranaitei)，位於腳底，直接在中醫經脈系統的內庭穴 (ST 44) 正下方。你可以將第二個腳趾頭內彎，觸到腳底的位置就是這個穴位 (有些人的腳趾不好彎，那麼你就必須以此方式估算其位置)。將溫竹的溫熱口緣或筒身按在這個穴位上一至四小節 (132)。[97]

案例

男：四十六歲。症狀：胰臟炎。

病人在石油和天然氣行業任職，平常生活不甚規律，兩年前曾因胰臟炎不支住院。飲食不健康、飲酒過多、工作壓力都與此有關。出院後他逐漸調整其生活方式，選擇較健康的飲食和生活習慣。當他來看我做針灸治療時，他被胃痛所苦，常拉肚子，糞便黏稠，而且只要吃了不對的東西，薦骨部位就會劇痛。

他是屬於問題嚴重到要失控才看醫生的病人，不是定期調理預防疾病的那類。他斷斷續續地來看診有兩年時間，只有“當針灸靈液用乾了”才來。他過去身體想

---

97   有關小節的定義，請見第五章

來相當強壯，但當他來看我時，已經是瘦骨嶙峋的模樣。因此我給他的治療是根本性的治療，用間中喜雄醫師針對胰臟炎的療法，或用補法治療足厥陰肝經和足少陰腎經。

溫竹療法讓他感覺非常舒服和放鬆，而且很快就讓腹部的不尋常點鬆弛下來 (132，120或104)。用溫竹在薦骨部位滾動消除了該處的疼痛 (104或112)。另外我也操作溫竹迷你療程。這對他的情況很有幫助，因為他體重減少了很多，皮膚光澤和肌肉組織的質感都很虛。

奇怪的是，他對東洋針灸極輕柔的針療覺得有點難以接受，反而對溫竹情有獨鍾，這當中當然有很明顯的因果關係。他說，"我不懂你在做什麼。但當你拿那樣東西在我背上揉的時候，疼痛馬上就消失了。"他的這番實話實說的反應，印證了溫竹能帶來即時的舒緩效果。

便祕

處理便秘的問題包括身體正面和背面的療程。如同治療腹瀉那樣，一開始非常輕柔地觸診腹部，輕撫腹部如同你在撫摸一隻緊張的貓。注意偵測虛和實的跡象，注意冰涼、濕黏和虛弱的地方，以及比較緊繃或比較敏感的地方。當你腦中大概知道最冰涼的地方在哪裡之後，開始輕柔地操作溫竹，讓它暖起來 (132)。等到整個腹部暖起來之後，接著找任何緊繃點用溫竹輕輕敲擊，依順時鐘方向繞著大腸臟腑操作。一旦病人感到很放鬆之後，你可以用長壓法按得更深，隨後輕輕滾動溫竹。長壓法使滯礙處消散，滾動法有助於行氣活血。

另外，也應該沿循脛骨觸診，從足三里穴 (ST36) 至解谿穴 (ST 41)，用溫竹滾動、按壓，將足陽明胃經沿線所發現的任何糾結和隆起處撫平。

在下背部脾俞穴 (BL 20)、胃俞穴 (BL 21) 和三焦俞穴 (BL 22) 附近 (和第十一、十二節胸椎、第一節腰椎平行)，找虛點和實點治療。

濕疹

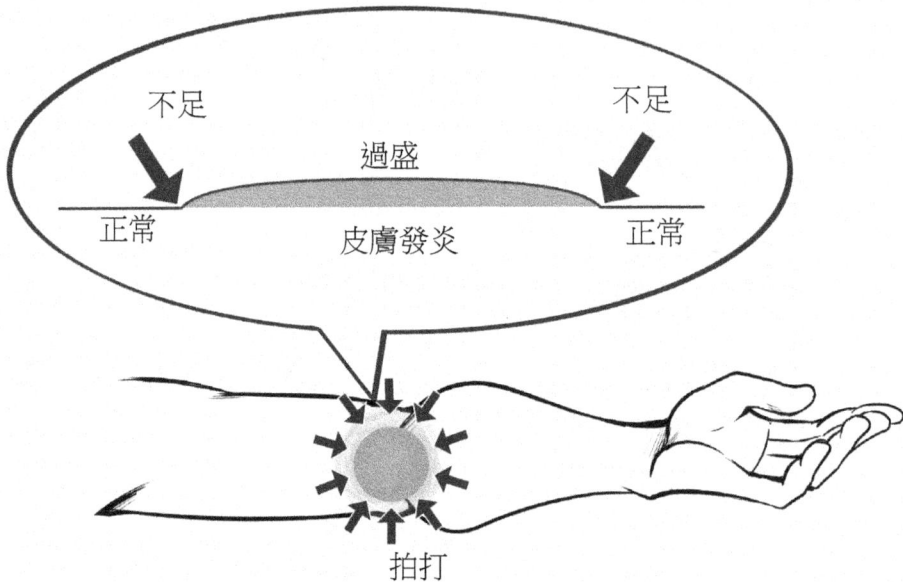

環繞發炎的區域拍打而不要在其上面。

濕疹可被視為一種局部的陰陽失調。紅腫的區塊是實點　(jitsu)，損傷處周圍的皮膚是虛點　(kyo)。在日式針灸中，這種理論在實際治療上的做法是，在損傷處邊緣以針療或艾炷的灸療來補氣。如果是用溫竹，在濕疹發炎區邊緣用按合法操作溫竹，是根據此一原則的極佳而有效的應用。它不僅能達到艾炷灸的效果，而且用起來容易得多。燃燒艾炷治療一個發炎點的時間，用溫竹可以治療很多個，即使在臉部或頭頂也可應用。

補氣穴位，如合谷穴 (LI 4)、曲池穴 (LI 11) 和肩髃穴 (LI 15)，如果是痛點也可以治療。用溫竹滾動或按壓直至痛感減輕 (108)。

案例

女 (產後)：三十七歲。症狀：焦慮、疲倦和全身肌肉僵硬。

我採用治本的療法，在手太陰肺經和足太陰脾經補氣，在足厥陰肝經瀉氣。　治標方面是操作溫竹迷你療程。在經過兩次療程之後，病人感覺好很多。第三次來時，她提到患濕疹在左邊乳頭，紅腫到無法將集乳器 (breast pump) 蓋緊密封來操作。在得到同意之後，我用溫竹沿著發炎區邊緣輕輕拍打　(132)，馬上得到了止癢的療效。那天晚上病人消腫了百分之五十。

女：三十五歲。症狀：異位性皮膚炎。

病人的背部和腹部佈滿皮膚發炎的區塊，她的下巴和左邊臉頰也有小塊發炎。在治本的療程方面，我對足厥陰肝經和足少陰腎經補氣，在足太陰脾經瀉氣。另外，經常用溫竹在背部和腹部發炎處周圍治療。她臉部的發炎很快就清除了，身上的發炎區塊經過每星期的治療越來越小。有時候，由於壓力大，她臉上可能會蹦出一個新的區塊，但運用溫竹隨即可以避免惡化。採用治本療法在肩髃穴 (LI 15) 做麥粒灸，配合溫竹在發炎處做局部治療，病人得以完全康復。

不孕症

不孕症是一種很複雜的病症，必須從根本層面做治療。至於採用溫竹來提供治標的療程，其方式要看在根本層面所做的診斷而定。病因是源自寒、熱、虛或實？如果是由於過盛所引起，是否出現氣、血和體液的滯礙？

照往常一樣，觸診有助於決定如何治療。如果腹部的觸感粗糙和虛弱，可以用按合法或輕拍溫竹以促進精氣流動。最直截了當使用溫竹的方法是，腹部哪裡感覺冰涼就用溫竹來溫暖它，特別是下腹。

此外，溫竹對滯礙和積聚的症狀也有幫助，可以用在腿部的足太陰脾經和足厥陰肝經，以及腹部。如果髂前上棘 (ASIS) 周圍有緊繃點，按每分鐘132下的頻率輕拍直到該處鬆弛為止。

在背部，生育方面的問題常常反映在薦骨部位出現氣虛或氣滯的跡象。氣虛顯現在皮膚觸感冰冷或浮腫，而氣滯或過盛則顯現出緊繃、腫脹和壓痛。在足太陽膀胱經的腎俞穴 (BL 23) 附近，也可能會有緊繃、腫脹處。

日式治療建議在薦骨部位顯現氣虛不足之處，以大艾炷做直接艾灸，在"感覺溫熱" 時移走。溫竹是一種能有效而快速傳遞溫熱的工具，如果按足太陽膀胱經或督脈的頻率加強應用，它也可以用來消解該區域的滯礙。

催生

在這方面，溫竹應該結合其他的方法，但做為一種有用的附帶療法。在中醫針灸中，會加強用針刺激合谷穴 (LI 4)、肩井穴 (GB 21)、三陰交穴 (SP 6)，有時加

上太衝穴 (LIV 3)。[98] 在日式針灸中，則建議在三陰交穴 (SP-6) 上延長時間做麥粒灸。

任何病人前來尋求針灸催生的，通常都可歸類為焦慮性的病人，因為大部分醫生會給病人一個期限，如果到時還生不出來，就表示要用化學藥物催生或更糟的辦法。看到這種情況讓人覺得蠻悲哀，特別是在馬來西亞，很多醫生將懷孕當作一種病症來處理，而不是一種自然的過程。在很多例子中，給予病人的潛在訊息是"妳不是懷孕，妳是在危險狀態下！"但對準媽媽來說，實際的情況是，"我沒有生病，我只是懷孕！"

有時候，提出用化學藥物催生純粹是基於行政考量，而不是醫療的考慮。偶爾會有病人基於其他理由，三十八週就跑來要求提早催生；例如，如果胎兒已經很大，他們擔心等到第四十週或四十一週會很難生。

不管什麼理由，大部分這類病人都感到焦慮和壓力大 —— 常常也會感到疲倦和精疲力竭。正如我們在前面所見，溫竹療法能奇妙地讓人放鬆，因此應該將它結合到針灸催生的程序中，安定病人的心神，並協助張開其下背部和骨盆。

- 讓病人背對你坐著，如果肩井穴 (GB 21) 緊繃，滾動、按壓溫竹使之鬆弛 (120)。
- 用溫竹沿身體兩邊的足太陽膀胱經按壓，由上背部而下至腰椎部位 (112)。
- 用溫竹在薦骨部位滾動，按每分鐘 104 下和 112 下的頻率操作。
- 用溫竹沿身體兩邊的骼骨稜 (iliac crest) 拍打或按壓，由骼後上棘 (PSIS) 至骼前上棘 (ASIS) (120)。
- 用溫竹在腹股溝以每分鐘 132 下的頻率輕輕拍打和按壓。

操作溫竹全身療程手臂和腿的相關部分也有幫助。別趕時間，慢慢進行。這應該能讓病人非常放鬆，因為這類病人對即將來臨的事不由自主地感到焦慮。溫竹療法應能誘導深層的溫暖感，放鬆和張開下腹。配合定期的治療，這有助於激發陣痛分娩。

另外值得一提的是，下一章所介紹的消除疼痛程序對懷孕期間的各種疼痛、產痛和不適，都有神奇的效果 (見所附案例)。

98　　Flaws, B., (1983). *The Path of Pregnancy: Classical Chinese Medical Perspectives on Conception, Pregnancy, Delivery, and Postpartum Care.* Brookline: Paradigm Publications.

孩童保健

孩子們都愛溫竹治療。他們愛節拍器的滴答聲、艾絨的香味和讓人舒服的溫熱。讓他們吹燃溫竹內悶燒的艾絨也可以變成一種遊戲，但注意別讓他們靠竹筒太近，免得他們吹太用力把灰燼吹到眼裡。對孩童的治療時間要大幅縮短，從兩、三分鐘到只要幾秒鐘即可。

溫竹照常可以做為基本治本療程的一項附帶治療。例如，治療嬰兒肚子痛，只要在其腹部按每分鐘132下的頻率滾動溫竹幾秒鐘，或是完全不靠節拍來滾動，都會很有助益。對年紀大點的孩童尿床的問題，可以在其腰椎部位 　(112)，以及任脈和足少陰腎經下段的穴位 (104或120) 滾動溫竹，經證明也很有幫助。嬰兒和幼兒的各種症狀，其根本原因常常是消化方面的問題。許多症狀，甚至像失眠和夜啼，只要在腹部按每分鐘132下的頻率，以滾動法或按合法操作溫竹幾秒鐘，就會有反應。

案例

女：四個月大。症狀：鼻竇問題。

病童的媽媽擔心她有鼻竇。這個初生兒在餵奶時會鼻塞，不斷拒絕母親的乳房，好像她沒辦法呼吸，臉部脹紅，啼哭不止。如果媽媽幫她清鼻子，情況就稍好一點。媽媽帶她去看過兩個小兒科醫生檢查，基本上都說她沒有問題。

她是個性情很安靜的寶寶 (除了餵奶時會啼哭)，而且體重有增加，睡得也好。

初診時，我的治本療程專注於用錠針 (teishin，一種鈍頭的銀針) 治療足太陰脾經上的太白穴 (SP-3)，和用圓針 (enshin，一種圓頭的銅棒) 在該經脈做小兒鍼的經脈按摩。治標療程包括以按合法用溫竹在肚子上操作大約十秒鐘，不用節拍器。我也教媽媽小兒鍼的例行程序和怎樣在肚子上用溫竹，並讓她帶一支圓針、溫竹和艾絨回家操作。

初診後，寶寶的症狀有了明顯的改善。過了第二週之後，她媽媽說她好像成了完全不同的另一個小孩，餵食時不再有任何抗拒或啼哭了。

我們很快地教母親如何充填、點燃和滾動溫竹使用。唯一的顧慮是，母親可能在裝填艾絨時壓得不夠緊實，以致燃燒的灰燼可能會落到小寶寶身上，不過這有違母性，可能是多慮了。另外，也可以教媽媽用竹筒的側身來治療，避免灰燼掉出來，或者教她們隔著寶寶的衣服用溫竹，再多一層保障。

中風

本章最後以一件為時頗久的研究案例來結束，似乎別具意義。這是一個中風病例，其治療結合了針療、灸療和溫竹。許多溫竹療法的應用是在治標的層面，有些是如先前曾提到的，用在全身療程之前。這個病例相當嚴重和複雜，示範了將溫竹用於協助康復治療所具有的威力和適應性。

男：四十六歲。症狀：栓塞性中風。

"李察"是個住在吉隆坡的外國人，在餐旅服務業任職。他在2009年來接受針灸戒菸。戒菸之後，有一陣子沒有再來。在這幾年，他開始飲食過量，膽固醇和血壓都升高，最後在一次游泳時發生了栓塞性中風 (embolic stroke)，住院治療了三週。他出院後一星期找我做針灸治療。這是治療吸菸者好壞參半的例子之一。他們在戒菸後常常體重增加，但大部分病人在戒菸後很少會繼續接受治療。

第一次回來看診時，李察是坐著輪椅來的。他幾乎完全無法活動右手右腳，臉部和眼睛也輕微受到中風影響。他的右手右腳都很冰冷，脈象細、實而沉，且略數。在照護的協助下，他可以搖搖晃晃、一拐一拐地從輪椅移到診療床上，但重心很不穩。

我給他的治本療程是補手太陰肺經和瀉足厥陰肝經的過盛。治標療程是在手陽明大腸經和足陽明胃經進行奇經治療 (kikei)。這種療法是放一塊銅片在合谷穴 (LI 4) 上，放一塊鋅片在陷谷穴 (ST 43) 上，利用這兩種金屬不同的電子價，在兩個穴位間形成微電壓，而以皮膚做為導體進行平衡治療。

此外，我在手臂和腿部所有的陽經上應用溫竹，從手到肩膀，臀部到足部，按照適當的經脈頻率拍打溫竹。他的手立刻變熱了，腳也暖了起來。

四天後再回診時，他能比較好的控制兩腿，活動也比之前大。他的物理治療師馬上注意到了這種改進。從第一次來診療之後，他的雙手一直保持溫暖，腳雖然涼涼的，但不冰冷。脈象也鬆多了。我於是給他做同樣的治本療程。

治標方面繼續進行，沒有做奇經治療，只採用溫竹療法。三天後再來時，他從輪椅到診療床移動時穩定得多。他的活動更加有力，能將手臂從肩膀提起。他的醫生注意到他的手指頭有些痙攣現象 (spasticity)，想給他注射肉毒桿菌 (Botox)。我給他做同樣的治本療程，但做另一套不同的奇經治療。他的痙攣非常輕微，其實沒有理由注射肉毒桿菌，在做鋅銅兩極療法後馬上就消除了。另外，我在手少陽三焦經和手太陰肺經的井穴 (jing-well points) 進行放血 (Shiraku) (三滴)。

我在他手臂上按陰經的頻率 (176 和126) 應用溫竹，腿部則施用於足陽明胃經、足太陰脾經、足太陽膀胱經和足少陰腎經。在用溫竹治療手臂後，他第一次可以動他的食指。儘管有這樣的進展，第二天他還是打了肉毒桿菌。

第四次來看診時，他要求我治療他的眼睛。以前他的左眼一直很好，中風之後，左眼移動看東西不順暢。他正考慮動右眼的矯正手術，右眼有近視但移動看東西正常。我檢查後發現，他的右眼移動正常，左眼只能左右移動，而且沒辦法跟上我的手指頭移動。

我所用的治療包括間中派針灸 (MSA)，使用離子泵導線連接陰經和陽經的上、下交匯穴 (一號標準離子抽送法，NIP 1)。[99] 接著在手臂、腿部和眼睛周圍採用溫竹 (108)。在他下次看診時，他說在治療後兩小時，眼睛的活動性和敏銳性突然間有了很大的轉變。我檢查後發現，很明顯地在跟隨物體移動和協調性方面都有很大的改進。

第六次看診時，李察提到從腋窩到骨盆之間有很大一塊區域仍然感到麻痺 (大部分是在足太陰脾經上)，拇指有點僵硬，手比平常感覺要冷。於是這次我選擇用東洋針灸來做根本治療。

治標療程方面，包括用溫竹滾動，從中府穴 (LU 1) 到孔最穴 (LU 11) (126)，商陽穴 (LI 1) 到迎香穴 (LI 20) (108)，承泣穴 (ST 1) 到內庭穴 (ST 44) (132)，以及隱白穴 (SP 1) 到大包穴 (SP 21) (132)。有些讀者可能已經認出這個序列是子午流注的第一組四條經脈：手太陰肺經、手陽明大腸經、足陽明胃經和足太陰脾經 (有關子午流注的經脈分組，請參見第十一章)。

治療過程輕而快，只花五分鐘就完成所有四條經脈一周。結束時，他感到手腳內都有一股暖流，先前覺得麻痺的區域感覺有大大的增加，拇指的痙攣完全不見了。

李察持續看診一年左右，期間逐漸加大診療間隔的時間。他的進展很快，沒多久就不需要坐輪椅了，改用撐拐，然後是手杖。手臂的復原稍微遲緩，特別是一些簡單的動作，像抓取東西和轉動門把等等，不過他的整體復原狀況甚佳。那年年尾，他搬到了另一個國家，所以我始終不知道最後復原的結果如何。

99　Matsumoto, K., & Birch S. (1988). *Hara Diagnosis: Reflections on the Sea,* Brookline: Paradigm Publications, pp. 389–393.

回想起來，李察是位不平凡的病人，他有著堅強不妥協的意志要讓身體復原，而他的快速進展也大多歸功於此。不過，他和我從第一天起就都覺得，溫竹在他的成功康復故事中佔了舉足輕重的地位。

總結

表面上，本章是探討用溫竹治療症狀的方法，不過每套程序都必須依靠觸診以確認肌肉組織的異常狀況，像是緊繃、冰涼或感覺像有鬆脆結晶物等等。

治標療程通常是放在治療的最後，當病人的身體能量比較有規律時進行，可以融入任何治療系統。有時候它也可以先操作，或與其他療法同時進行。

在一次療程中我們應該治療幾種症狀？每次治療多少？下一章就要來探討治療多少才算夠。

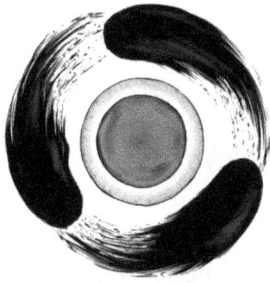

第十章

劑量和適中帶

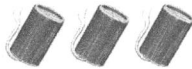

內容提要：
定義、預期和處理過度治療，以及如何確認每個人獨有的治療限度

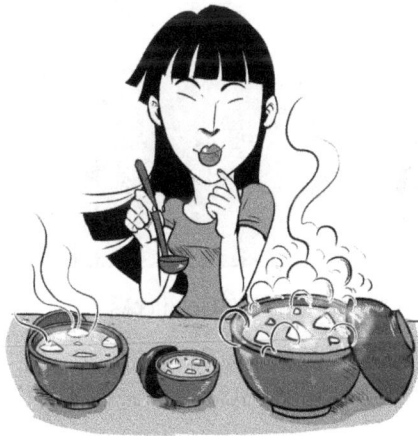

"這碗粥太熱了！"小女孩古迪洛克大聲驚叫。她從大椅子上爬下來，跑到餐桌的下一個位子。接著，她嚐了嚐第二碗粥。

"這碗粥太冷了！"她說。於是她又換了位子去嚐第三碗粥。

這回，這粥既不太熱也不太冷。

"嗯，這碗粥剛剛好，"她愉快地說道。於是她把整碗粥都吃了，一滴也不剩！

英國作家羅伯特・騷塞 (Robert Southey) 在1837年初版的童話故事金髮女孩與三隻熊 (*Goldilocks and the Three Bears*)，描述一個闖空門的小女孩，不請自來地闖進三隻體型大小不一的熊熊家裡。還好熊熊們不在家，於是她毫無忌憚地品嚐牠們的早餐，坐在牠們廚房的椅子上，還爬到牠們的床上睡。這個愛挑剔的小女孩評斷牠們的粥太熱、太冷或剛好；牠們的椅子太大、太小或剛好；牠們的床太硬、太軟或剛好。

"適中帶"(Goldilocks Zone) 一詞源自這個童話故事，意思是針對某一項功能的值，在某一範圍內既不偏高也不偏低，剛好適合此一功能。這個詞甚至在宇宙學中也佔有一席之地，用來描述與恆星的距離既不導致太熱也不太冷，適合像我們人類這樣以碳為基礎的生物生存。

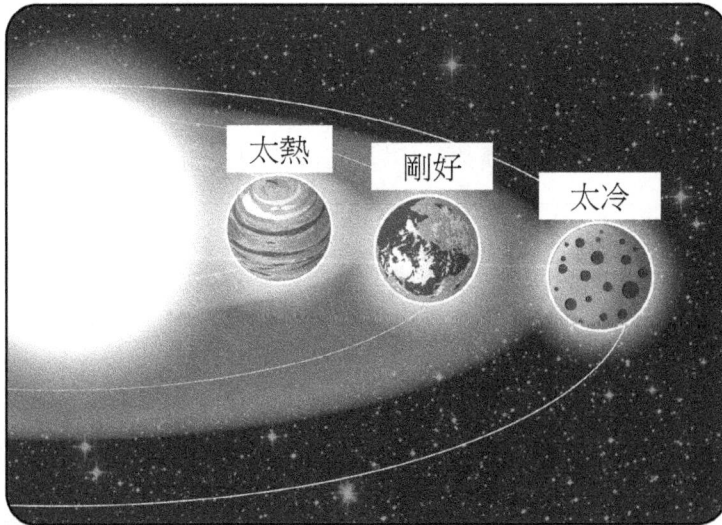

太陽系的適居帶 (Goldilocks Zone)。

那麼，針療和灸療的適中帶又是甚麼呢？什麼是治療太多、治療不夠和治療得剛剛好？

本章要再談談首先由間中醫師提出，而由他的弟子史提芬・伯奇廣為宣傳的劑量問題，以及日本東洋針灸醫學會的老師們的看法和做法。　雖然這本書是有關溫竹，但本章所探討的概念可適用於各種治療的計畫和執行，無論你所從事的針灸或身體理療是屬於什麼派別。

介入最少收效最大

在做治療時，要不斷努力尋求使用越少穴位越好……儘管在必要時可能要增加刺激量，但我們要小心不要超過個人的限度，以免產生不必要的副作用。

—間中喜雄、板谷和子、史提芬·伯奇 [100]

治療有一定的限度，"超過了會有副作用"。這樣的概念對了解針灸劑量來說至關緊要。　在西醫中，藥物劑量和許多標準有關，其中最重要的是年齡和體重。比方說，醫生給孩童的阿斯匹靈處方可能是四分之一顆藥錠，給成人是兩顆，給老年人或體弱病人處方則只有一顆。因此，我們可以將病人分成兩大類：敏感型和強健型。

你要是覺得這兩個類別聽起來耳熟，那是因為我們已經提到過它們在日式治療中的等同概念，也就是虛（*kyo*）和實（*jitsu*）。除了我們在前面章節中所談到的"過盛"的意思之外，*jitsu*的另一個和健康有關的意思是："強健"或"強壯"。一個 jitsu 的人可以　說是"身體強健"，強壯而充滿活力。從臨床醫療的角度來看，意味者強健的病人遠比敏感的病人較能承受針灸。因此，我們必須要先做兩件事：

- 鑑定病人是屬於強健型或敏感型，進而給予不同的治療。
- 辨識好的和壞的治療跡象，以便確定治療已經足夠。

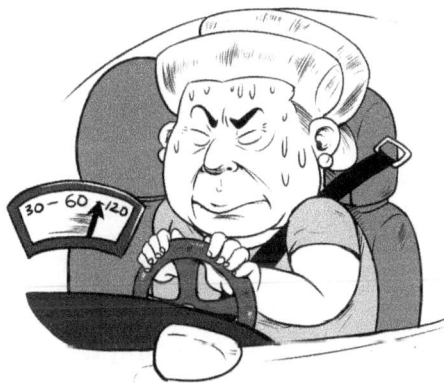

車開太快容易一下衝過你的目的地。

100　Manaka, Y., Itaya, K., & Birch, S. (1995). *Chasing the Dragon's Tail: The Theory and Practice of Acupuncture in the Work of Yoshio Manaka.* Brookline: Paradigm Publications, p. 116.

漸進式臨床途徑的好處

幾年前，我的一位年長的病人向鄰居借車子用，因為車子送修了。她的車子是那種慢吞吞型的自排檔老古董，打"小心翼翼女車主"二手車廣告的實例。她鄰居的車子也是自排，卻是那種馬力強勁、高效敏銳的自排。結果一打著引擎不到半分鐘，她就加速衝過了前院大門，直衝到客廳落地窗前才及時剎住，撞得她幾處瘀傷，扭傷了手腕(在溫竹治療下復原良好)，還大大損傷了她的自尊(難以復原)。

慢車和快車都能給你同樣的結果：載你到要去的地方。同樣地，低度刺激和強度刺激法都是為了增進病人的身體能量。但兩者的一個重大分別是，慢車和低度刺激法讓你比較能控制其過程。沒有這一層控制，你可能會很糟糕地衝過了頭，特別是在治療敏感病人的時候。

"過度治療"可能帶來很多反效果，包括疲倦、噁心、暈眩或加重症狀。已故的東洋針灸醫學會前會長高井章博先生曾直言不諱地說，他相信在他行醫四十多年的生涯中，百分之九十的不良反應都是由於過度治療所致。[101] 間中醫師最早是在 *Chasing the Dragon's Tail* 這本書中解釋了此一概念。

間中喜雄醫師的刺激反應圖

下面的這個圖顯示間中醫師就強烈與溫和療法對比的模型。[102] 圖中有三個水平帶，分別代表不足、足夠和過多劑量的治療。劑量不足不會產生療效。劑量過多會導致不良反應。理想的治療劑量應該是在適中帶內：不多、不少，剛剛好。

---

101 Clinic visit during Toyohari Summer School. (2000). Tokyo.

102 Manaka, Y., Itaya, K., & Birch, S. (1995). *Chasing the Dragon's Tail: The Theory and Practice of Acupuncture in the Work of Yoshio Manaka.* Brookline: Paradigm Publications, p. 119.

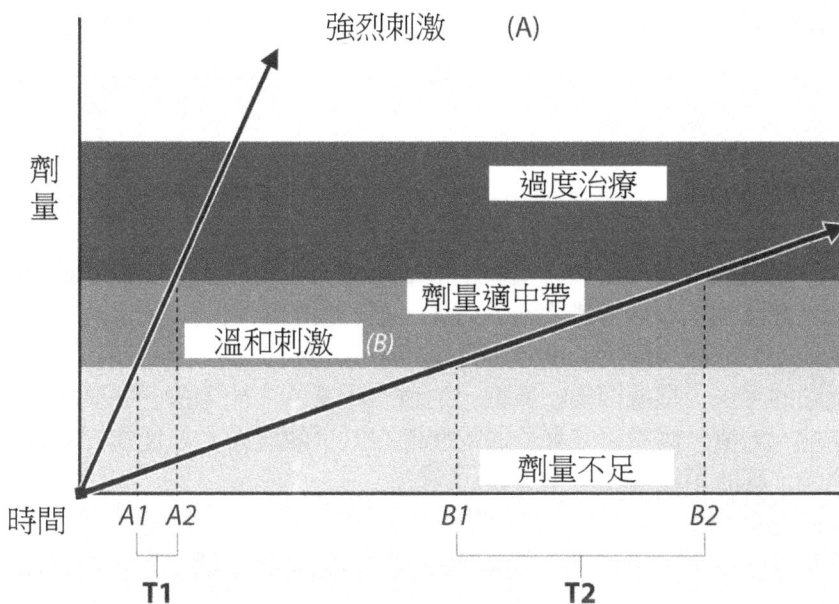

一般病人的劑量適中帶。

療法A 採用強烈的身體刺激，可以很快達到正確的劑量，但也像我的病人開鄰居的快車，很容易衝過頭，造成反效果。如果我們測量劑量到達適中帶的時間 (A1)，到超過適中帶的時間 (A2)，可以看出是很短的 (T1)。

療法 B 採用低強度的刺激，運用一系列謹慎監測下的低劑量介入方式，來達到有效的刺激程度。在這個例子中，如果我們測量同樣的兩個點，B1 和 B2，可以看到期間有很多時間來監測療效的變化 (T2)，以便在適當的時間停止。這樣一來，過度治療病人的可能性就少很多。

不論是東洋針灸或者間中派針灸，其治療方式都包含漸進的步驟。每一步驟都要監測其效果，依所用的方法且有特定的反饋機制。這兩派都致力於研究開發工具和技法，以便施加小量或微量的刺激於經脈系統。

此一做法用於所有病人，但對敏感的病人應該特別謹慎，這包括年長者、年幼者，以及對一般治療程序可能產生強烈反應的任何人。

這種漸進、溫和的治療程序的好處包括：

- 更能控制治療效果
- 增加時間以評估和調整治療
- 減少錯誤治療和過度治療所造成的不良反應
- 低刺激的技法增加病人的舒適和放鬆

鑑定敏感病人

正如前面所述，有些病人比其他人來得敏感。因此，計畫我們的治療和劑量，必須先鑑定出這類病人。有時只從他們的外表就能確定：他們看起來很衰弱、瘦小或很疲倦。

年齡也是一個關鍵因素。我們必須假定很幼小和很年老的人都比較敏感。當然，偶爾我們也會碰到年老但身體強健的病人，但一般的原則是，假定越老的人身體越敏感比較安全。如果說，治療九十九歲有背痛的人，顯然比治療三十歲的人要用更為溫和的手法，根據同樣的原則，治療六十歲的人比治療五十歲的人要更溫和。同樣地，治療一個看起來身子弱或疲倦的五十歲病人，　比起同年齡但看起來健康的人，應該用較溫和的手法。

年齡在敏感性指標中位居首要，其他還有一些跡象，可以讓你警覺某些病人比其他人更敏感：

* 年齡：很年幼或很年老。
* 長期患病。
* 本身就很敏感，這些病人會告訴你：他們 "感覺到" 一些東西。他們可以 "意識到" 一些東西。他們接收到 "指引" 。重心靈層面的一些人屬於極敏感的病人，要盡量減少治療量。
* 花很多功夫在自己身上和調理自身的氣流。這包括有 "治療癖" 的人，和經常不斷參加瑜珈、身體理療、個人成長課程和心靈輔導等活動的人。
* 有藝術氣質、創造性或愛沉思的人。
* 曾經歷過某種心理創傷　(新近或久遠的)。如果在治療前的交談時他們開始哭，這很顯然表明只能做輕度的治療。
* 話說個不停，難讓他們靜下來的人。

怎樣的病人是敏感病人？

東洋針灸醫學會前會長中田光亮先生曾說，健談是敏感性的一個非常明顯的指標。他在一次有關劑量的演講中直截了當地說，"如果一個病人不停地說話，你就要少用幾支針！" [103]

103　Toyohari Summer School. (2010). Tokyo.

為什麼是這樣？我們都碰到過話講不停的病人；有時很難從他們口中得到相關的資訊，儘管他們說了一大堆。有時他們沒聽清楚我們的問題，結果花了好長時間答非所問，或者他們受到刺激情緒激動，說了一大堆不相干的事或提供不相干的細節。

當然，這本身就是一種病理症狀。一個人要是這樣子交談和說話，從最基本的角度來看，肯定存在著陰陽的不平衡，陰和陽不穩定。這是一種浮動多變的狀態，因此必須特別謹慎處理；最糟的情況是精神病。降低劑量是尋求成功治療的第一步。

以健談為例，試圖了解導致敏感的上述所有情況。首先，列表中的項目可能讓你覺得奇怪，為什麼把經歷心靈創傷的人，和練太極或瑜珈照顧自己身心健康的人，列在同樣的治療類別內？理所當然，前一組人心理受創，後一組人很健康，不是嗎？

如果我們仔細想想，這兩組人顯然是有些重疊的；許多人因為過去受創，導致他們尋求照顧自己的身心。然而，不論是靜坐冥想、長期患病，或者話說不停，這些人的共同點是，他們身體的能量系統很敏感，稍微推一下就有反應。這也許是由於其系統處在緊繃的狀態，或是有些部分失衡。

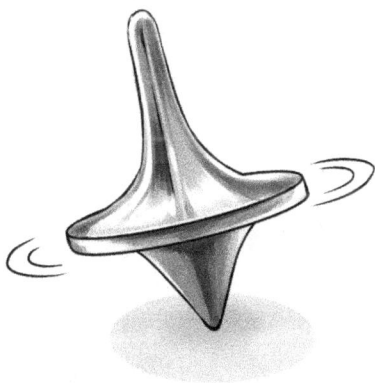

旋轉中的陀螺對輕輕一推也很敏感。

這種狀態描繪起來就像一個陀螺。當它在旋轉時，應該是垂直的，但由於某種原因，可能傾向一邊。一個神經緊繃、十分敏感的人就是如此。要將它推回到垂直的位置必須極為輕柔，否則推太用力，它會倒向另一邊，而你的病人在治療後反而覺得更糟。另一個陀螺的問題可能是搖晃不穩。同樣地，要讓它回復快速只能很小力的輕推。太用力會讓它完全失去重心倒翻。因此，過度治療可以看成將一個人推得太猛，衝出療癒的適中帶，而進入產生反效果的區域。

敏感病人的適中帶

採用間中醫師的治療模型，我們可以從下圖看出敏感病人的表現很不一樣。他們的適中帶有兩種重要的變化。

首先，和正常、強健的病人相比，它在 (垂直的) y軸上的位置比較低。只要用比較少的治療，就能達到足夠的劑量。其次，和強健病人的適中帶相比，它在y軸上比較窄。這就是說，像我那位開猛車的老病人那樣，很容易就會給太多刺激，在更短時間距內就會衝出跑道 (T1)。

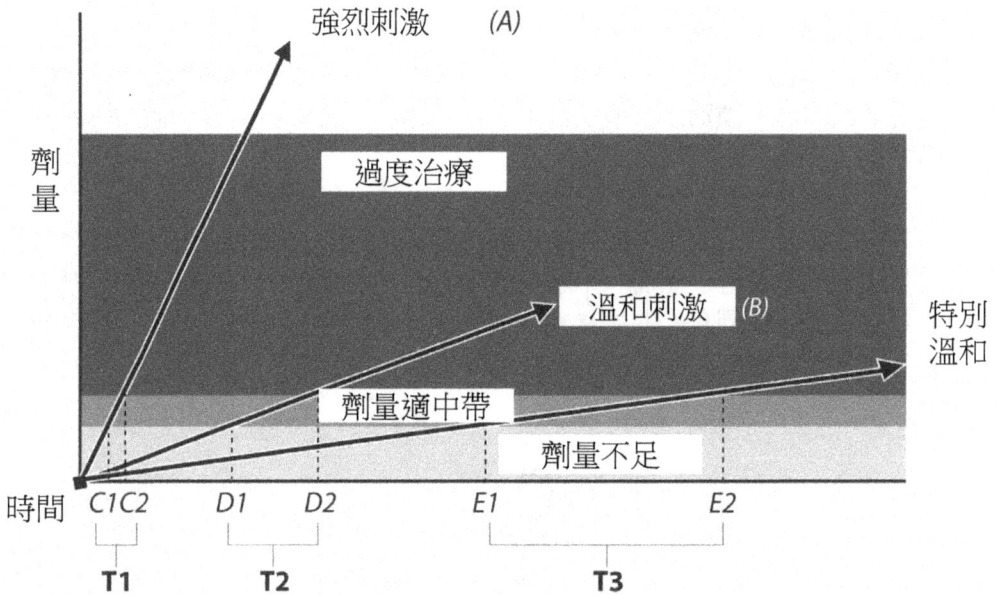

敏感病人的適中帶。

即使是用一般的溫和治療，T2的間距也比較短。　因此，對這類敏感或超敏感的病人，最好是用更溫和、更漸進的療法，也就是說，你應該給他們特別溫和的刺激方法 (T3)。

反饋機制和警告訊號

大部分針灸師採用多種反饋機制來評估其治療的有效性。這些包括：

* 脈象有所改善
* 治療穴位和腹部 (hara) 的壓痛減輕
* 受影響的關節增加活動性
* 皮膚光澤改善

- 症狀減輕
- 病人的反饋和參與

同樣的這些反饋機制，也可以用來做為治療從適中帶跨入過度治療區的指標。

警告的訊號包括：

- 脈象變差，明顯變弱、變浮和變快
- 先前鬆弛的區域又開始緊繃，這包括治療的區域、穴位和腹部
- 皮膚的觸感開始變冷或濕
- 全身流汗
- 病人的狀態從放鬆變為躁動 (你注意到他有好長一段時間沒有動之後，開始把頭從一邊轉到另一邊)
- 抱怨感覺量眩、疲弱或頭昏
- 發生像中醫針灸的量針現象 (needle shock)

針對老年或敏感病人調整劑量

從間中醫師的治療模型中可見，減少治療劑量的最簡單方法是減少治療時間。其次，我們也可以選用較輕柔的技法。例如，下針較淺，用較細的針，減少下針的穴位。

至於艾灸方面，我們可以用較少熱、較少艾炷，採用較大而溫、而非小而熱的艾炷。對於敏感的病人，溫竹可以用很輕柔的方式施行，也可以不用節拍器而直接操作。

最後一點是，最好多花功夫在虛點上而非實點，在補法上而非瀉法。以這些為例，最好採用較輕柔的溫竹技法，如按合法、輕滾和輕拍。

過度治療的臨床處理

如果你注意到上面所列的警訊，認為可能治療太多，那麼你應該馬上拔針，就像處理量針時一樣。

如果病人感覺十分量眩，讓他們仰臥平躺，彎起膝蓋好讓血液回流到頭部。無需節拍器，直接用溫竹、艾條或艾炷，讓大椎穴 (DU 14) 暖起來。在東洋針灸醫學會的訓練中，大椎穴是挽救錯誤治療或過度治療，讓身體復原的主要穴位。如果

病人當時仰臥，你可以採用關元穴 (REN 4)。如果病人的膝蓋彎著，不好接觸到關元穴的話，可以改用足三里穴 (ST 36)。

過度治療的後效

有時候，過度治療會被治療師和病人錯誤地認為是一種有正面意義的療癒危機，通常寬宏大量的病人會這麼說，像是 "我的身體一定是在排毒"，"不痛怎麼會有效果" 或者是 "要先惡化才會變好"。

有時候，病人在治療後真的是在經歷療癒危機的階段，就是症狀惡化然後再康復。

在日式治療中將這稱為瞑眩 (Mengen)。東洋針灸醫學會將瞑眩定義為，在治療後出現倦怠 (fatigue) 或症狀加重，但不超過二十四小時。

如果病人感覺不舒服超過二十四小時，那麼可以假定你的治療超過了 "個人的限度進而產生不必要的副作用"。[104] 其例子包括：

- 倦怠感持續超過二十四小時
- 症狀加重
- 新的症狀 [105]
- 睡眠差

治療後感覺困倦不是壞事，但如果持續超過二十四小時，則可視為過度治療。治療後睡不好也並非少見，如果你的病人下一次來看你時提到這點，這是很明顯和明白的提醒，告訴你該減輕劑量了。

案例

女：六十五歲。症狀：筋疲力竭和熱潮紅。

這位六十五歲的婆婆到馬來西亞來看她剛出世的外孫。過去幾年她老覺得累，也常為熱潮紅所困，特別是晚上。初診時，我用間中派針灸治療，採用通常用來治

104　Manaka, Y., Itaya, K., & Birch, S. (1995). *Chasing the Dragon's Tail: The Theory and Practice of Acupuncture in the Work of Yoshio Manaka.* Brookline: Paradigm Publications, p. 116.

105　Yanagishita, T. (2010). Toyohari Summer School. Tokyo.

療腎虛導致疲憊的離子抽送療法，並在她的手三里穴 (LI 10)、中脘穴 (REN 12) 和足三里穴 (ST 36) 做麥粒灸 (每穴三炷)，最後在背部施用溫竹。

她下個禮拜回診時說，上次治療後她連續兩天全身疲憊無力，睡了很長時間。第一晚，她的熱潮紅比過去更糟。經過連續兩個難過的夜晚之後，她的精神開始恢復，熱潮紅好了很多。

這顯然是過度治療的現象。我高估了她能承受的治療劑量。所幸治療的方向是正確的，因為她後來覺得好多了。在後續的治療中，我大大減少了劑量，將離子抽送的時間減半，麥粒灸改為每穴一炷，溫竹施用的時間減少四分之三。

如果像中田先生這樣的艾灸大師都能坦承，在他的行醫生涯中，病人的大部分不良反應都是出於過度治療，那麼我們在第一次甚至第二次，劑量拿捏得不對，也不用太自責吧。但初診的反應必須用來對後續的治療做校正，如果一錯再錯就說不過去了。現在我對於敏感的病人，都會在他們的病歷表上用紅筆標記一個 *S* 大寫字母，這樣即使他們隔了很久才再來看診，我仍會記得要特別小心處理這個病例。

體健計 (Jitsometer) 概念介紹

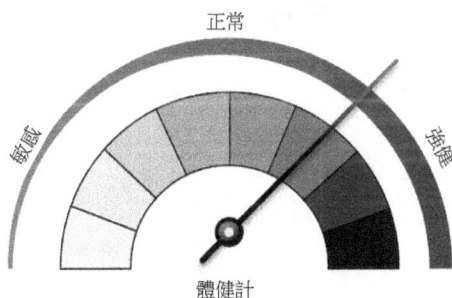

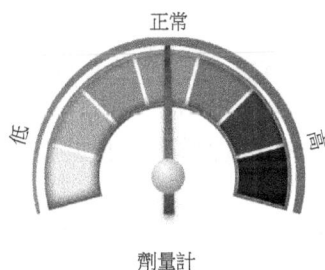

用體健計減輕劑量。

"體健計" (jitsometer) 是做治療之前可以進行的一種思考實驗。如果說 *jitsu* 這個字可以用來描述病人身體能量系統的強度和強健性，那麼體健計就是觀察這個強度的一套思考方法。如果把這個刻度盤的左邊定為零，中間訂為五，右邊定為十，那麼刻度盤上的指針越往右偏，表示病人越強健。指針越往左偏，表示病人越敏感，你應該給較少的治療。

在授課時，我通常採用小里訓練法 (Kozato method)。這是東洋針灸醫學會創建人之一的小里勝之大師所創的一套團體共識學習法。由一位治療師擔任病人，其他幾人共同計畫和執行治療。在用這種方法教授體健計的概念時，我驚異地發現在團體練習中，治療組的組員們對病人的體健計讀數有相當廣泛的一致性。這意味著它是一種訴諸直覺和常識的過程，一旦你腦中有了劑量和適中帶的概念，就能相當容易地定出一個人在這個連續量表上的位置。

劑量計

下一項工具是 "劑量計" (dosimeter)，這是另一個在腦中想像的指針量規，和體健計直接相關。在科學領域，劑量計是用來測量暴露輻射劑量的工具。在這裡，我們用來指一個內在的量規，顯示應該給予病人的針療和艾灸刺激量。如果某人的體健計讀數偏高，可以將劑量計定比這低一個讀數，並按你認為妥當的任何方法，做本和標的治療。如果某人在體健計上的讀數低，那你必須要將劑量計定比這更低一個讀數，並減少治療時間，專注於治本療程，和用較少的刺激。例如，在體健計上的讀數如果是五，則治療強度在劑量計上應該是四。

原則上，許多病人在量規上的位置都會在四到六左右，你可以給他們的劑量大概是三到五。但要注意，病人的體健計讀數如果低於二，則應列為超敏感的病人，治療時要特別謹慎。

當然，以上所述並非真正的科學儀器，而是一種直覺的印象量測。但我發現採用形象化的方式來學習、練習和教授這些概念，極有助益。

尋常和不尋常：例外情況

正如我們所見，可以用腦中假想的體健計，將大部分病人歸類為三組：

- 強健型 (7 – 10)
- 正常型 (4 – 6)
- 敏感型 (0 – 3)

重要的是要了解，他們身體的能量狀態時時在變動。如果一個來看診的病人平常的體健計讀數是七，屬強健型，但他眼淚汪汪地告訴你他的太太離開他了，你絕對有理由立刻將他的讀數下調。同樣地，一個正常型的病人由於旅行有時差，你也應該將他的體健計和劑量計讀數下調。因此，我們可以再加上第四組：超乎尋常的敏感病人。這樣一來，可以將病人分類如下：

- 一般強健型
- 一般正常型
- 一般敏感型
- 超常敏感型

第四個類別的意思是，每個人在量表上都有一個通常的位置讀數，但在某一天，也許會變得比平常更加體弱、更加敏感。原因可能是最近經歷的情感創傷、缺乏睡眠、旅行時差、大病初癒，或是長期工作過度或壓力所致。此一原則也適用於敏感的病人身上。有時候，他們可能會變得特別敏感，這不尋常情況往往是對你技術的最終考驗：如何能給他們有意義的治療劑量，不至於讓他們承受不住。

因此，對於病人的敏感性，千萬不要有想當然爾的想法，一定要用你的體健計測量後才做治療，並且依情況調整你的劑量計。

敏感性低的病人

澳洲的針灸培訓師保羅・莫夫謝西安 (Paul Movsessian) 認為，在談到劑量的問題時，還有最後一類病人要考慮進去。這些病人的敏感性低，但不是好事。[106]　這些病人呈現 *jitsu* 不是因為身體強健有活力，而是因為他們有長期性的血瘀 (blood stasis)。患血瘀的病人通常比較難治，其典型指標是，病人過去動過多次手術，老年病人患有與肝經相關的病症或高血壓，以及病人有像乾癬 (psoriasis) 這類頑強難治的症狀。　比較容易落入這個類別的人，像是體力操勞的勞工、在戶外工作的勞工、水果採收工、過度暴露於日曬下的人 (像典型的農夫或漁民) 和極限運動員。在這些例子中，他們的適中帶可能和敏感病人的恰恰相反，這可能是由於他們的有效治療限度比較高。

治療這類病人，需要用和治療敏感病人非常不同的方式。你不僅要考慮下針的時間較長，用較多穴位，做艾灸時要用較多艾炷，溫竹療程要比較長，你也應該考慮採用比較強的技法，像是將艾炷燒盡的疤痕灸 (*tonnetsukyu*) 或放血 (*shiraku*)。

106　Movsessian, P. (2017). Sensitive Patients. *Keiraku Chiryo – International Toyohari News*, *11*, p. 8.

案例

女：五十五歲。症狀：乳癌復原病人。

這位病人在2013　年發現左乳罹患乳癌。她在2014年來接受針灸，幾個星期後，又被診斷右乳有三陰性乳癌　(triple-negative　cancer)。除此之外，她還對麩質過敏 (gluten　intolerance)，並且動過一連串眼部手術治療視網膜和黃斑剝離。2014年看診時，她正在做化療 (chemotherapy)，來尋求針灸協助減輕期間的疼痛。2017年她再來看我時，是要治療她的視覺 (左眼會看到閃光和雜質)、嚴重的關節痛和睡眠問題。我將這視為一個肝型病例 (liver *sho*，這僅表示足厥陰肝經是最弱的經脈)，以典型的東洋針灸來治療。我花了兩個療程才找到符合她的敏感性的治療劑量，在體健計上的讀數定為三。期間她的過度治療癥象是，在療程中感到極度放鬆，但回家後晚上睡不著。

治本部份，我用的是診所中最細的銀針 (一號銀針) 做觸針治療 (touch-needling)，而且用最少的刺激。採用溫竹主要是針對消除疼痛，按照全像系統中的正鏡像對應原則在足部施作，以緩解她手腕上的關節痛。我並且用大艾炷做直接艾灸，只燒到上面三分之一就移除，因此她不感覺到熱。間或我也用麥粒灸，但很少量。

經過六個月治療，她的所有症狀都大大地減輕。關節痛消失了，睡也睡得好，視覺上的閃光明顯地減少。

最近，她九十歲的老母親到馬來西亞來看她，挑起了一些情緒波動。她來看診時眼淚汪汪，滿是委屈。這表示她對治療比過去更加敏感，現在我把她的體健計讀數定到一。 東洋針灸中的奇經治療 (*kikei*) 可以用來治標，處理症狀。方法是在奇經八脈的主穴和配穴上分別擺上銅片和鋅片，利用這兩種金屬不同的電子價，在兩個穴位間形成微電壓，而以皮膚做為導體進行平衡治療。

但用在這位病人的身上，單只把銅片貼在一個針灸穴位上，就已經刺激到讓她感到噁心。在試過幾個不同穴位都產生同樣強烈的反應之後，我必須放棄這種療法。我給她的治本療法，是使用一支鈍頭的錠針 (*teishin*) 而非一般針灸用針，進行觸針治療，且用最少的刺激。另外在隱白穴 (SP 1) 上燃燒一個艾炷貼。治療結束是用溫竹迷你加腿部療程，為時約三十秒。

一星期後她回診時看來精力充沛，步履輕盈。這種進展可能不完全出於我謹慎減輕的針灸治療，而是因為她的母親兩天前回國了。我把她的體健計讀數調高到二，繼續用非常輕度的劑量來治療。

如何減少溫竹劑量

從間中醫師的劑量變化圖中可看到，減少劑量的其中一個重要方式是縮短治療時間。此一原則適用於任何治療形式或方法，無論是電針　(electro-acupuncture)、一般針療、艾灸、拔罐或溫竹。

溫竹的效應來自三個主要成分：

- 技法 (如拍打、滾動等)
- 艾灸
- 頻率

技法部分

透過調整技法來減少劑量有三種方式：

1. 技法的選用
2. 減少使用的力道
3. 減少使用的時間

例如，有些技法比其他感覺起來要強。敲擊法和大敲法相對地要比較用力，與按合法或豎立法相較，傳送到身體的訊號比較強。因此，只要選用比較輕柔的技法，就能降低劑量。

當你操作時，用較少力道。例如，在操作滾動法時，用你的指尖部位輕輕滾動溫竹，而不要用手掌部位。拍打或敲擊時，按照節拍而不是加倍速。拍打時少用點力。

短暫地拍打或滾動溫竹，然後暫停，檢查病人的脈象變化，才繼續下去。

艾灸部分

我個人認為，艾灸是溫竹療法中最重要的成份。沒有了艾灸這個成份，溫竹就成了有如間中醫師的木槌木針療法。間中醫師認為木針療法幾乎不太可能會有過度治療的情形。[107] 然而，使用溫竹是絕對有可能過度治療的，我在泰國教授這種療法時就有親身體驗。當時所教的溫竹全身療程最多應該不超過二十五分鐘，但我的指導並沒有正確傳達給學生，其中有一位學生在練習時被治療了四十多分鐘，導致了很不舒服的暈針現象 —— 像是不良反應、感覺全身發冷、濕黏和暈眩。自此之後，每次教授溫竹技法，我都堅持練習時不點燃溫竹，讓學生可以體驗和熟悉各項技法，但不用顧慮會過度治療。

艾灸本身就有許多不同和多樣的效應，最明顯的就是溫竹接觸皮膚時所傳達的溫熱。但它還有其他應予考慮的效應，像是艾絨燃燒時的紅外線頻率和薰香。另外，可能還有來自吸入煙燻或煙接觸到皮膚所帶來的藥物效應。

因此，使用溫竹而不點燃艾絨是降低劑量最特出的方法，也是在授課和學習溫竹時最有用的方式，不過如果在治療時採用則效果太有限。從實用的角度考慮，我們可以用筒壁比較厚的竹筒來降低熱度，或是在竹筒中點燃較少艾絨，或是用較快速的拍打來減少與皮膚的接觸。

頻率部分

我們再一次設想，配合節拍器應用溫竹所產生的效應是多層面的。當然，它獨有的節拍式熱療法，代表是一種運用經脈頻率的艾灸。艾灸的溫熱穿越皮膚和軟組織，也可想見透過耳朵，節拍器的頻率聲響被身體所接收。我們知道聲音是相當重要的。有鑑於此，我建議節拍器應選用木魚聲這類自然聲響，而不是電子鐘的嗶嗶聲。

間中醫師展示了不同經脈對不同的頻率有反應。關掉節拍器單獨使用溫竹，可以相當程度地減少治療的劑量，因為我們移除了在本體感覺和聽覺兩個分別層面上的連續刺激。

總結以上的討論，我們可以說溫竹是由三種不對等的成分組成。我認為，按重要性排列，依次是：溫熱、頻率、然後是技法，可由以下憑印象劃分的圓形圖來代表。

107　Manaka, Y., Itaya, K., & Birch, S. (1995). *Chasing the Dragon's Tail: The Theory and Practice of Acupuncture in the Work of Yoshio Manaka*. Brookline: Paradigm Publications, p. 253.

溫竹效應分析

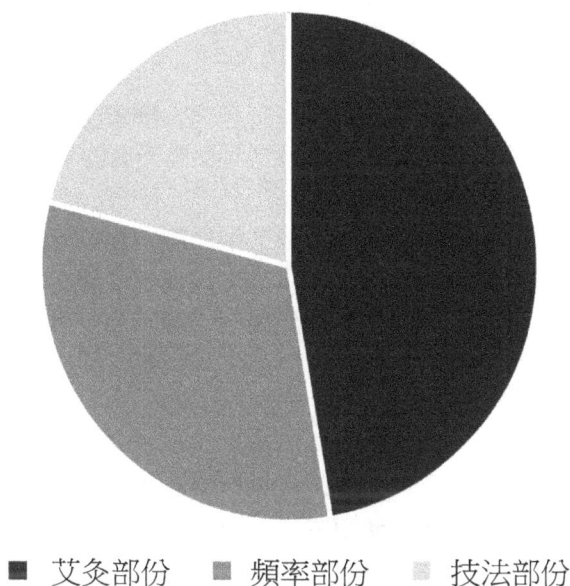

■ 艾灸部份   ■ 頻率部份   ▨ 技法部份

訂定治療計畫並嚴格遵行

身為針療、艾灸和其他經絡療法的治療師，我們有很多種技術和方法可供選擇，來從事標和本的治療。我們也看到間中醫師的比喻說，治標和治本有如車軸的兩輪。因此，當給年老或敏感的病人做治療時，小心計劃你的治療內容是有道理的。

如果你要進行強度的治本療程，那麼治標方面應計畫做少一點。如果打算主要是治標，那麼應確定這符合你對病人敏感性的評估。例如，如果要對敏感型的病人做放血治療，必須要極度小心。

史提芬・伯奇在一次講演中強調，在你下第一支針之前，你就應該已經決定了你計畫做什麼，並且能清晰地顯現在腦中。如果你只是一個方法接著一個方法輪流試，那很容易會出錯。成功的治療要靠和諧的計畫，並結合不同的成分和方法。

高井章博先生也在演講中說，當病人顯現很多種不同症狀時，我們應該只專注在根本的治療上。這是該考慮的一個重點。有些病人來看診時抱怨有一長串的症狀，心想針對每一種症狀有一個穴位來用針治療。這是西方式的思考：吃一種藥治一種病，吃第二種藥治第二種病，然後吃第三種藥來治吃前兩種藥所產生的副作用。東亞傳統醫學的治療理念則是，如果呈現的症狀很多，那麼最好專注於根本層面的治療。

等病人變得比較強壯了，然後你可以逐步改變治療的重點。由治本開始，然後逐漸加進針對一個特定症狀的治標療程。

另一個要考慮的問題是，在治療結束時，有些病人要求更多，要求你處理仍然還在的一些症狀："你可不可以看看我的肩膀？你今天有沒有治療我的膝蓋？"

在我的經驗中，通常是在這個時候為了要取悅他們，我的治療會超出了適中帶變成過度治療。如果手中有溫竹的話，很容易可以達到消除疼痛的功效，於是我會開始追著這些症狀去處理。結果在療程最後的這個階段，就會出現奇怪的反應，於是我又要去處理，就像是開一種藥去抵銷前兩種藥的副作用。

要維持在適中帶內，基本上對於要求多的病人，你必須要堅守界線。許多病人雖然多年來經過其他的治療得不到效果，卻會期望針灸在四十五分鐘內帶來奇效。所以最好向他們解釋，治療要經過兩三天才會達到最大效果，因此他們需要有耐心。如果你解釋過度治療的概念給他們聽，大部分病人通常都會靜下來。

彙整所有事項

在我的診療作業中，使用溫竹很少是做為單一的療法，而多半是做為一種額外的輔助。因此，在計畫一項治療時，溫竹的劑量必須被包括在我所要做的其他所有事項之內來一併考慮。我最早學習針灸時的其中一位老師德國籍培訓師芭芭拉‧柯希包姆(Barbara　Kirschbaum)，曾經用一個很令人愉快的比喻來談治療。她說治療就像在煮一鍋湯，你得時不時地嚐嚐味道，這裡加點鹽，再嚐嚐，那裡再加點調味料。

治療是類似這些味素加起來的結果，但必須注意到劑量，和病人對每種味道的反應。套一句實務用語，就是要不斷把脈，不斷觸診皮膚。偏離適中帶的三個主要警訊是，脈象變得混亂、脈象變得虛浮，或皮膚變得濕黏。在這樣的情況下，在大椎穴 (DU 14)上略為操作溫竹以結束療程，或者直接停止治療。

有關劑量的問題，我們可以廣泛檢討各種技法，探討如何減輕劑量，如下表所列。

表12　減少劑量

療法或技法	說明	減少方式
穴位選擇		‧ 選擇較少穴位。 ‧ 只治療身體一邊。

兩極療法	在皮膚上形成正負兩極，可利用南北磁石、離子泵導線、離子束工具、靜電吸附器、鋅銅片、鋅銅棒或金針和銀針來達成。	· 使用較少配對。 · 縮短兩極療法時間。
用針時間長短	扎針並留置的時間。	· 使用較細的針。 · 下針較淺。 · 減少操弄針導致痠麻感。 · 縮短留置時間。
溫針	將艾絨堆在針的頂端燃燒。	· 採用較細緻的艾絨以降低燃燒溫度。 · 用較小的艾絨堆。 · 用較長的針或下針較淺，使艾絨離皮膚較遠。 · 用較少數量的艾絨堆。
觸針 (sesshokushin)	東洋針灸獨有的針灸技法，治療師將針懸置於皮膚表面而不插入。治療師運用專注力和改變左手手指握針的方式，以引動氣流。	· 用較少穴位。 · 用較少的專注力，左手較少按合行氣。 · 使用較細緻的銀針。 · 使用鈍頭錠針 (teishin) 而非銀針。
直接艾灸	大型或小型艾炷直接置於皮膚上點燃： · Tonnetsukyu：艾炷燃至病人感覺熱燙才移開。 · Chinetsukyu：艾炷燃至病人感覺溫熱就移開，或在這之前就移開。	· 選擇較少穴位。 · 不等到病人感覺熱就移開艾炷。 · 不等病人感覺到有溫度就移開艾炷。
拔罐	將罐置於皮膚上，抽出內部空氣。由於壓力降低，罐內的肌肉組織被吸附隆起。	· 用較少數量的罐子。 · 縮短拔罐時間。 · 用較小吸力。
放血 (Shiraku)	在穴位上快扎並擠出鮮血，以達到治療效果。 濕罐：在治療區塊用淺針快扎數次，接著蓋罐抽氣，使罐內肌肉組織小量出血。	· 對敏感型病人使用要非常謹慎。將穴位數目減至一個，並只擠一至二滴血。 · 對敏感型病人要避免使用濕罐。

溫竹	點燃的溫竹按每分鐘若干下的特定頻率在皮膚表面操作。	・ 縮短治療時間。 ・ 用較輕柔的技法。 ・ 關掉節拍器。

結論

每個治療師都有盡可能幫助人的想法，而大部分的病人也都有盡可能得到越多治療越好的念頭。然而，這都有可能搞砸一個成功的治療，畢竟適可而止比過量要好。

回想高井先生所說，在他的行醫生涯中，十分之九的不良反應都是由於過度治療所致，那麼考慮適中帶的概念似乎是減少治療出錯的最重要舉措。即使腦中有這樣的概念，也要花相當長的時間才能融入你的作業當中。我們從上面的表可以看到，調整劑量是非常細微而多層面的工作，你必須在治療的全程都注意到 —— 就像大廚在煮湯時要不斷地品嚐調味。

東洋針灸醫學會的資深教師村上三千男 (Murakami Michio) 說，在一次療程中，如果要將病人從開始的 A 點帶到終點 Z 點，我們的本能是要讓病人到達終點越快越好。然而，如果在一次療程中只能從 A 到達 F，我們就應該很滿意了。下一次再繼續從 F 開始。

除了二十一世紀的速食文化事事要求即時效果之外，在想要給更多但應該給更少兩者之間，似乎也時時存在著心理的掙扎。每當我有想要做多一點的慾望時，總是回想起村上先生的智慧雋語，於是可以心安理得地下決心限制自己的治療劑量。

總結

本章介紹了達致有效治療的幾個重要概念：

- 每個病人都有一個治療的適中帶，也就是要不多不少 —— 剛剛好。
- 有效治療是要曉得在某一天對某一位病人要治療多少才足夠。

這需要你在內在的體健計中分辨出病人是屬於敏感型或強健型，並依結果調整治療劑量。

到目前為止，我們談過如何用溫竹做標和本的治療，以及如何在療程中減輕治療的劑量。在下一個部分，我們將超越先前所述的溫竹可能範圍，探討它最有意思的應用：結合經脈頻率和全像治療理論，以迅速消除疼痛。

第三部分

邁入全像治療系統

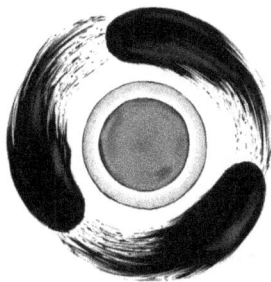

第十一章

溫竹1, 2, 3 — 消除疼痛

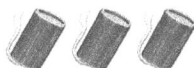

內容提要：
結合多個全像系統模型、緊繃性評估和傳統經脈配對理論，
運用溫竹迅速消除疼痛
介紹譚醫師的治療理論，以及如何結合溫竹進行疼痛的治療

全像系統介紹

太極這個詞被許多正統醫師用在醫藥方面，一些作家將身體描述為包含了無數的 "太極全像圖"(Taiji hologram)……太極的意思是整個身體的所有屬性 —— 或者以現代用語來說，所有資訊 —— 同時存在於其個別部分，反之亦然。因此，透過與有機體整體在結構和功能上的關係，身體的每一部分都可以影響到所有其他部分。

— 麥肯及羅斯 (McCann and Ross)[108]

108 McCann, H., & Ross, H. (2015). *Practical Atlas of Tung's Acupuncture.* Germany: Verlag Muller & Steinicke, p. 15.

人類的一個受精卵包含了創造一個完整個人的所有遺傳資訊。如果我們的一切都來自於一個細胞，那麼一個成人的結構成分，按其形貌可追溯到胚胎細胞的結構。這是間中喜雄醫師八面體模型的關鍵概念。該模型描述人類受精卵在最初的三次分裂時，如何形成了奇經八脈。受精卵一分為二、二分為四，再分為八個細胞，這八個細胞包含了八面體的三個向軸和八個面。這些面向都保留在我們的成人結構中。[109]

從這些概念我們可以開始了解全像的理論：即身體的每一個細小部分都包含了整體的資訊。全像圖的定義是"一個物體的三度空間圖像，其中包含了該物體的資訊，存在於物體本身和其每一部分之中"。[110]

中醫的其中一個根本理念是，人存在於天和地之間的物理空間之中。中醫的假設是，每一個有機體與其環境合一，表與裡合一："這種統一哲學的體現就是天、地、人的和諧一致。"[111] 全像概念和微針針灸系統 (microacupuncture) 進一步闡釋了這種理念，假定身體的每一部分都是整體的一個縮圖。

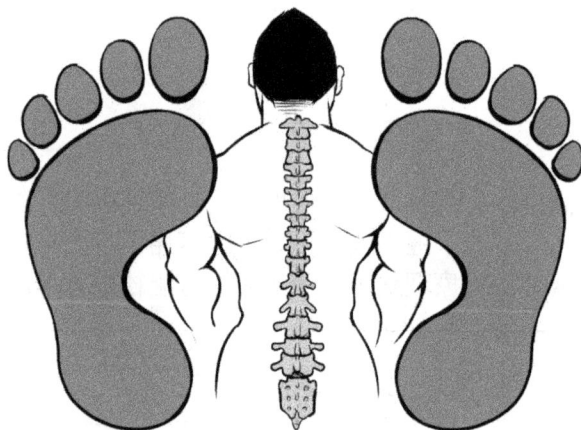

最出名的全像治療系統可能要算足部反射治療：你的腳反映了你的全身。

在所有的微縮或全像系統中，最有名的可能要算是足部反射治療 (reflexology) 了。在亞洲的每個商場和大街上，都可以看到足部反射治療館。儘管準確性參差不齊，館內的理療師都會一邊按著你腳上的痛點，一邊告訴你你身體的哪裡有

109   Manaka, Y., Itaya, K., & Birch, S. (1995). *Chasing the Dragon's Tail: The Theory and Practice of Acupuncture in the Work of Yoshio Manaka*. Brookline: Paradigm Publications.

110   Dale, R. (1999). The Systems, Holograms and Theory of Micro-Acupuncture. *American Journal of Acupuncture, 27*(3-4), 207–42.

111   McCann, H., & Ross, H., (2015). *Practical Atlas of Tung's Acupuncture*. Germany: Verlag Muller & Steinicke, p. 17.

病。在這個治療系統中，腳是身體的一個全像圖：上半身反映在腳趾，下半身反映在腳跟，兩腳內側並排則反映出身體的中線和脊椎。

一般大眾較少知的是，所有針灸學校都教授全像系統。我們每天都想到的最明顯的身體縮影就是我們的舌頭了。舌尖對應到上焦 (身體的上半部)；舌頭中段對應到位於中焦的消化器官；舌根對應到在下焦的排泄器官。天、人、地三者再次反映在三焦的結構上。

另一個只能靠觸診顯現的身體全像圖，就是我們的脈搏。把脈可以按三個位置 (上、中、下方)，再次對應到身體的上、中、下部。

另外兩個我們熟知的全像系統，是募穴和俞穴群組。不像耳部針灸系統中，耳朵是宏觀身體結構的一個縮圖，位於背部的俞穴群是個一對一比例的系統。較上方的俞穴反映和治療身體上部，中段的俞穴反映和治療身體中間部位，較下方的俞穴反映和治療下半身。從身體結構來看，他們代表了臟腑，可以用在診斷和治療兩方面。[112]　由此觀之，俞穴可視為在概念上連接傳統針灸和晚近全像理念的橋樑。[113]

在日式針灸中，以觸診方式進行的腹診 (fukushin) 已成為一項藝術。它採用腹部全像圖所提供的身體資訊。間中醫師將傳統的對應系統進一步發展，在腹部 (hara) 標出奇經八脈的反應路徑，進而建立起他自己的八面體模型。

有些全像系統只用於診斷，如舌頭，但有些可用於治療。第一套發展成熟的微針針灸系統，是1950年代由保羅‧諾吉爾 (Paul Nogier) 發現的耳部全像系統。耳朵包含了一個微型的針灸穴位系統，對全身具有系統性的效果。

在他之後，許多新的全像系統陸續被發現和開發。微針針灸系統的研究擴至足部、臉部、鼻子、手部、手指、頭皮、手腕、足踝、牙齒、嘴唇和人中。其中每一種都展示出宏觀身體結構和局部微型穴位系統之間的同樣關係。

112　Dale, R. (1999). The Systems, Holograms and Theory of Micro-Acupuncture. *American Journal of Acupuncture, 27*(3-4), 207–42.

113　Hecker, H., Steveling, A., & Peuker, E. (2005). *Microsystems Acupuncture: The Complete Guide: Ear-Scalp-Mouth-Hand.* Stuttgart: Thieme, p. XIV.

平衡針法與譚醫師

結合已故譚特夫醫師 (Dr Richard Teh Fu Tan) 的全像治療模型，可使溫竹療法的廣度和範圍大大地擴充。這些模型為應用溫竹迅速消除疼痛，提供了一個額外的架構。

譚醫師在2015年過世之前，是一位成果斐然的中醫師和教師，廣為傳授一套簡易的陰陽平衡針法。他不僅運用不同經脈配對的動態關係來平衡身體，他還採用身體不同部位之間的全像和等相 (isophasal) 關係 (見下方)，來選擇最佳的部位下針。

他的五個經脈配對和全像對應系統，對操作董氏針法 (Master Tung's acupuncture) 的治療師來說，可能感覺似曾相識，因為譚醫師曾廣泛研習董景昌大師的著作。不過，譚醫師的方法主要是受陳照博士 (Dr Chao Chen) 所闡釋的八卦平衡針法的影響，[114] 而且看起來譚醫師的方法，是綜合了這些以及其他理念 —— 試圖將其簡化，以便更容易為西方的針灸讀者所理解。[115]

本章的全像概念是直接取自譚醫師的著作 *Acupuncture 1, 2, 3*，但需要在此一提的是，無論是傳授譚醫師平衡針法或董氏針法的教師，都沒有人用過或認可過溫竹這種工具。以下的內容，是我融合這些理念而開發的一套應用溫竹有效消除疼痛的系統。其中的任何錯誤、誤述或偏離這兩大針灸派別正統說法的部分，完全是我的闡釋：或者由於那是我所發現最佳的溫竹用法，或是出於個人的誤解。

立竿見影 (Acupuncture One, Two, Three)

譚醫師將他的療法稱為平衡針法 (the Balance Method)，最先是在他的書 "立竿見影：*Acupuncture 1, 2, 3*" 當中介紹。[116] 它的概念非常簡單。如果能找出哪條經脈失去平衡，你可以透過治療它的自然配對經脈來進行矯正。例如，假使足太陽膀胱經生病，那麼平衡的經脈可能是足少陰腎經。譚醫師介紹和採用五套經脈配對，他稱之為系統1 - 5。

他的書中還介紹了一套三步驟的治療準則。首先，我們必須確定 "病變" 經脈。如果用溫竹治療，我們採用平衡針法的概念只是為了消除疼痛，因此第一步很簡

114   Chen, C. (1975). *Essence of Acupuncture Therapy as Based on Yi King and Computers*. Taiwan: International Acupuncture Congress.

115   Tan, R. T. (2007). *Acupuncture 1, 2, 3*. San Diego, CA: R. Tan.

116   Ibid.

單：病變的經脈一般來說就是感覺痛的地方。下一步，要找出哪一條配對經脈最能平衡病變的經脈。最後，採用譚醫師的全像對應法來決定下針區域。

由以上的敘述來看，譚醫師的方法似乎沒什麼出奇。大部分針灸師都知道經脈按好幾種方式來配對，這些經脈配對可用於治療。那麼，採用經脈配對有什麼特別呢？譚醫師的治療系統之所以有效，是因為他將全像思考加在這些基本配對之上，這些全像的對應決定了應該在配對經脈的哪裡下針。將這兩個系統結合起來之後，譚醫師創出了一套全新的極有效的療法。

譚醫師的治療準則用於經脈和臟腑問題兩者都非常有效，也可以用於深刺的針灸治療，有時深至骨頭，但通常用於多針的治療。如果痛點轉移，則可能要在另一條新的配對經脈上用更多針。

經過一些簡單的調整，並將譚醫師的理論簡化到只用三對經脈配對，我們可以照同樣的方式應用溫竹來消除疼痛。在我的臨床經驗中，它可以非常迅速地達到同樣的效果，而對接受者來說則是非常舒服的感受。溫竹在使用上非常靈活，治療師很容易就能調整以因應痛點的轉移。

譚醫師的全像治療模型

專門用語

譚醫師所創發的一些專門用語，應該按其非常特定的指涉來使用。

- **鏡像**（Mirroring）是指左臂和右臂、左腿和右腿，以及上肢和下肢彼此之間的關係。
- **影像**（Imaging）是指身體軀幹和上下肢兩者之間的關係，以及頭部和上下肢兩者之間的關係。

這是兩套明顯不同的全像系統，其相關的專門用語不應混淆也不能互換。

正鏡像

間中喜雄醫師創造了"等相"(isophasal) 這個詞，用它來描述身體具有相同特徵 (signature) 或共鳴 (resonance) 的部分。例如，足厥陰肝經上的土穴和其他屬土的穴位等相。耳針微型系統中的腰部和高麗手指鍼 (Korean hand acupuncture) 系統的腰部等相，當然也和人體的腰椎部位等相。球窩關節 (ball and socket joint) 和人體其它的球窩關節等相。

左臂和右臂、右腿和左腿顯然互為鏡像，比較不那麼明顯的，是上肢和下肢的關係。

上肢和下肢是等相關係：它們具有相似和共鳴的結構。例如，肩膀的球窩關節和髖部的球窩關節，其結構是一樣的；上臂的肱骨 (humerus) 是一條單一的長骨，就像大腿的股骨 (femur)；而手肘和膝蓋都有樞紐關節 (hinge joint)。同樣地，前臂和小腿都有兩條長骨，分別連接到手腕的腕骨和足踝的跗骨，然後張開到手部的掌骨和足部的蹠骨，然後連接手指和腳趾。

譚醫師的鏡像概念從未用過間中醫師所創的這個科學詞彙，但充分體現了等相性。因此，可以用肩膀來治療髖部，用手肘來治療膝部，用手腕來治療足踝，反之亦然。同樣地，右臂可用來治療左臂，右腿可用來治療左腿，反之亦然。

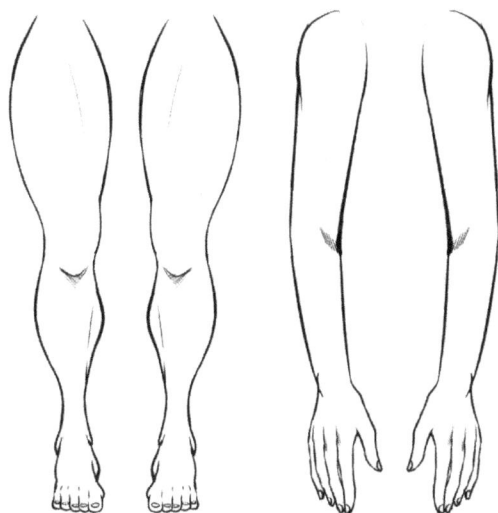

左肢和右肢彼此互為鏡像。

表13. 手臂的左右鏡像

左臂治療右臂部位	右臂治療左臂部位
肩膀	肩膀
上臂	上臂
手肘	手肘
前臂	前臂
手腕	手腕
手部	手部
手指	手指

表14. 腿部的左右鏡像

左腿治療右腿部位	右腿治療左腿部位
髖部	髖部
大腿	大腿
膝蓋	膝蓋
小腿	小腿
足踝	足踝
足部	足部
腳趾	腳趾

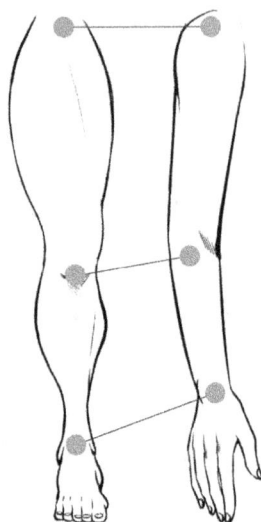

上肢和下肢彼此互為鏡像。

表15. 上肢和下肢的鏡像

上肢	下肢
肩膀	髖部
上臂	大腿
手肘	膝蓋
前臂	小腿
手腕	足踝
手部	足部
手指	腳趾

反鏡像

以上所述的正鏡像不難理解，自1960年代起就已見於中醫的針灸著作中。[117] 比較難理解的是譚醫師的反鏡像 (reverse mirror) 概念。這基本上是一個倒轉的對應系統。

要具體顯示如何按照反鏡像原則用右臂治療左臂，想像將手搭在朋友的肩膀上，用你的手指、拇指和手掌蓋住他的肩膀。這時候你的手腕關節正好落在他的肩關

117　Bensky D., O'Connor, J, (1996). *Acupuncture - A Comprehensive Text,* Shanghai, College of Traditional Medicine Hardcover.

節上，你的前臂挨著他的上臂，中間點是你們的手肘。你的上臂則對到朋友的前臂，你的肩膀挨著他的手腕，你的肩胛骨對到他的手。根據這種倒轉的對應，如果你要治療肩關節的疼痛，那麼你可以在手腕關節處找反應點。

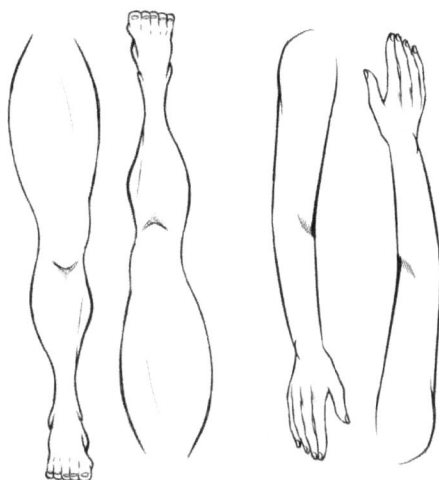

左肢和右肢反鏡像。

表16. 上肢的反鏡像

左臂治療右臂部位	右臂治療左臂部位
肩膀	手和手指
肩關節	手腕關節
上臂	前臂
手肘	手肘
前臂	上臂
手腕關節	肩關節
手和手指	肩膀

表17. 下肢的反鏡像

左腿治療右腿部位	右腿治療左腿部位
髖部	腳和腳趾
髖關節	足踝關節
大腿	小腿
膝蓋	膝蓋
小腿	大腿

足踝	髖關節
腳和腳趾	髖部

你也可以用反鏡像原則將手臂對應到腿部，反之亦然。想像你拿著一個可動玩偶 (Action Man) 或芭比娃娃 (Barbie doll) —— 純粹基於科學研究理由 —— 將它的一條腿拔下來！也許你有一個針灸師學習用的人偶，有標出經脈路徑的那種，你拔掉一條手臂，接著將拔下來的腿靠到肩胛骨上，足踝關節對到肩關節，小腿對到上臂，膝蓋對到手肘，大腿對到前臂，髖關節對到手腕關節，最後，髖部對到手和手指。

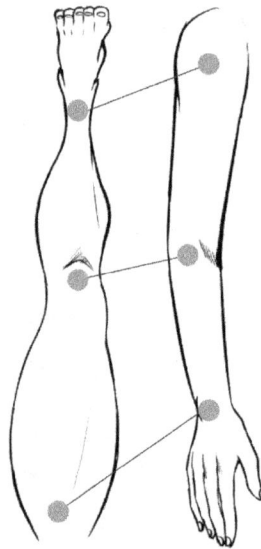

上肢和下肢反鏡像。

表18. 上肢和下肢的反鏡像

上肢	下肢
肩膀	腳趾、足部
肩關節	足踝關節
上臂	小腿
手肘	膝蓋
前臂	大腿
手腕	髖關節
手部	髖部
手指	髖部頂端

有意思的一點是，不管是正鏡像或反鏡像，手肘永遠對應到膝蓋。

正影像

全像理論聲稱，整體的每一個部分都反映和隱含了整體的資訊。我們在前面看到，手臂是腿部的全像圖，反之亦然。而手臂和腿部同時也代表了身體軀幹和頭部的全像。

在這方面，下面兩幅圖的正影像顯示，身體軀幹從頭頂至生殖器，可以對應到上肢，從肩膀頂端直到手指，以及對應到下肢，從髖部頂端直到腳趾。

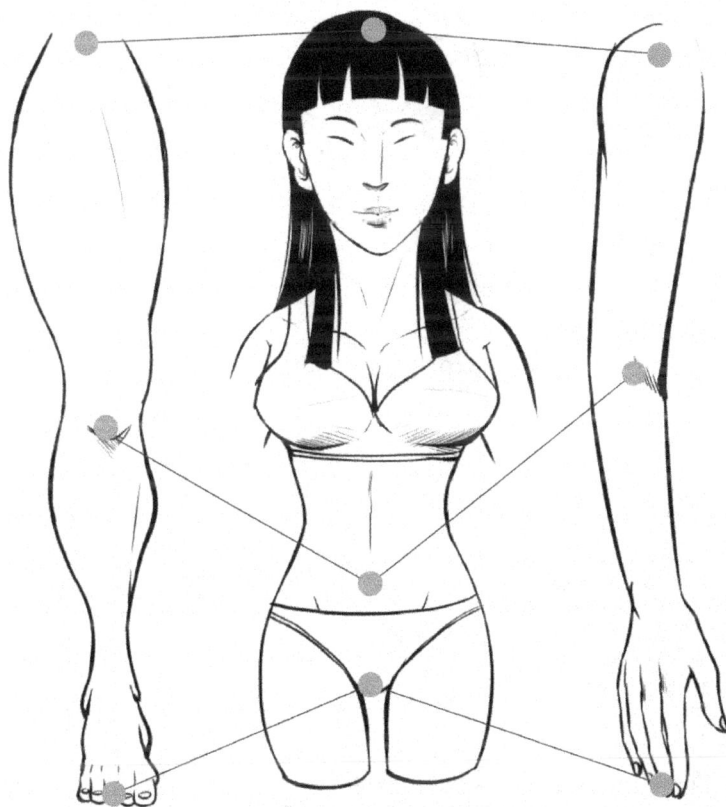

身體軀幹的正影像 (正面)。

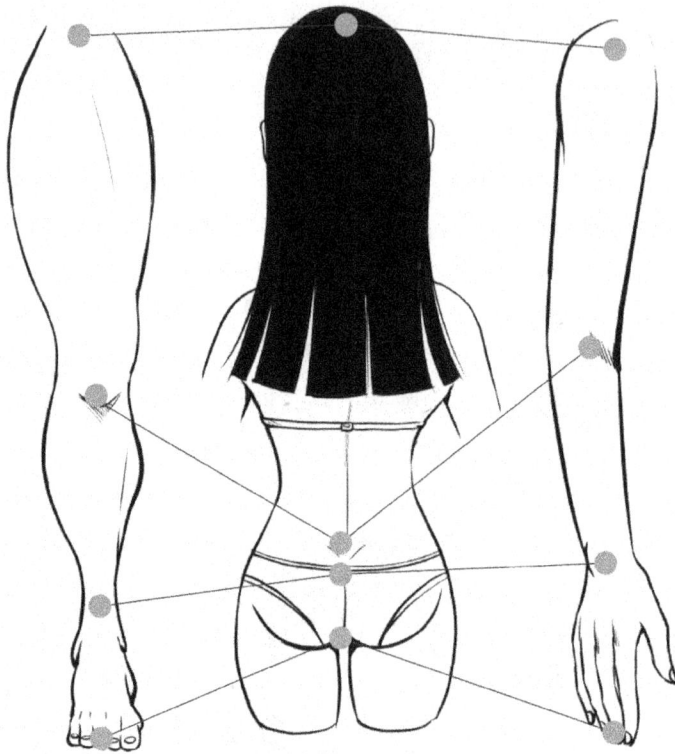

身體軀幹的正影像 (背面)。

表19. 軀幹 (正影像)

影像	上肢	下肢
影響區域	溫竹區	溫竹區
頭頂	肩膀頂端	髖部頂端
頸部、下顎、頭顱底部	肩關節	髖關節
上腹、胸腔、胸部、上背部中段	上臂	大腿
肚臍、腰椎2、腰部	手肘	膝蓋
下腹、下背部	前臂	小腿
腰椎5/薦椎1、生殖器、膀胱、薦骨	手腕關節	足踝關節
生殖器、薦骨下部、尾骨	手部	足部
會凡、肛門	手指	腳趾

上表中的第2 和3行是提供 (溫竹) 刺激的區域，第1行列出可感到療效的部位。如果要治療頭頂部位，則在肩膀頂端或髖部頂端施用溫竹。再一次值得注意的是手

肘和膝蓋部位的重要性，這兩處對應到肚臍和第二節腰椎，而這是身體軀幹的活動樞紐所在。

反影像

如同前述的四肢反鏡像，譚醫師對身體軀幹也界定了反影像。要將此概念形象化，可將前臂往上舉直，讓手的部分向前垂下，想像這好像是個戴了手套的魁儡玩偶，你的手是玩偶的頭，手腕是它的脖子，你動動手，玩偶就活動起來了。[118] 如果你了解我說的這個形象，就讓你的手點點頭！如果你還是不懂，就讓手搖搖頭！

如果你屬於那種身體靈活的治療師，可以將你的腿往上提起，假裝腳是頭，足踝是脖子。你可以看到阿基里斯腱 (Achilles tendon) 和枕骨部位以下的斜方肌 (trapezius) 等相嗎？讓腳點個頭，表示你了解！以下是反影像的對應圖。

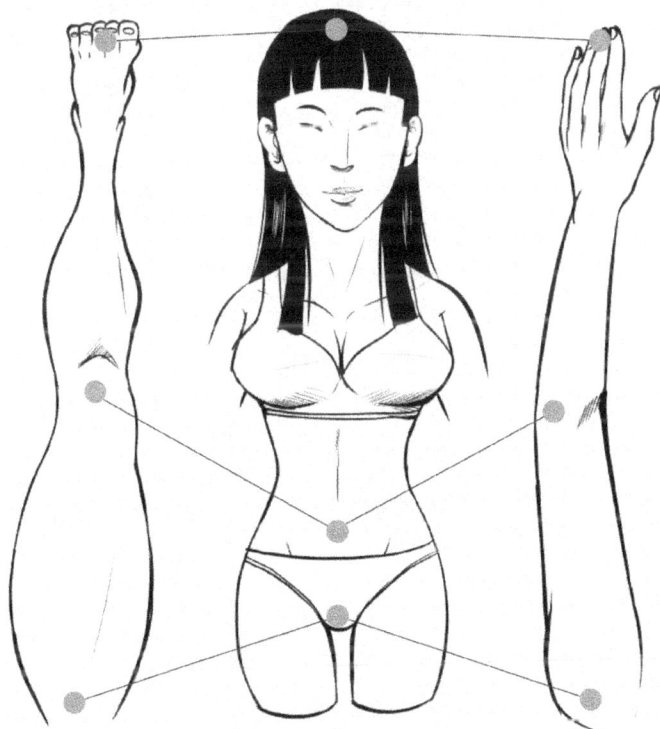

身體軀幹的反影像 (正面)。

118　・這個戴手套玩偶的比喻形象，是在英國教授我譚氏平衡針法的老師Ekaterina (Katia) Fedotova 的主意。

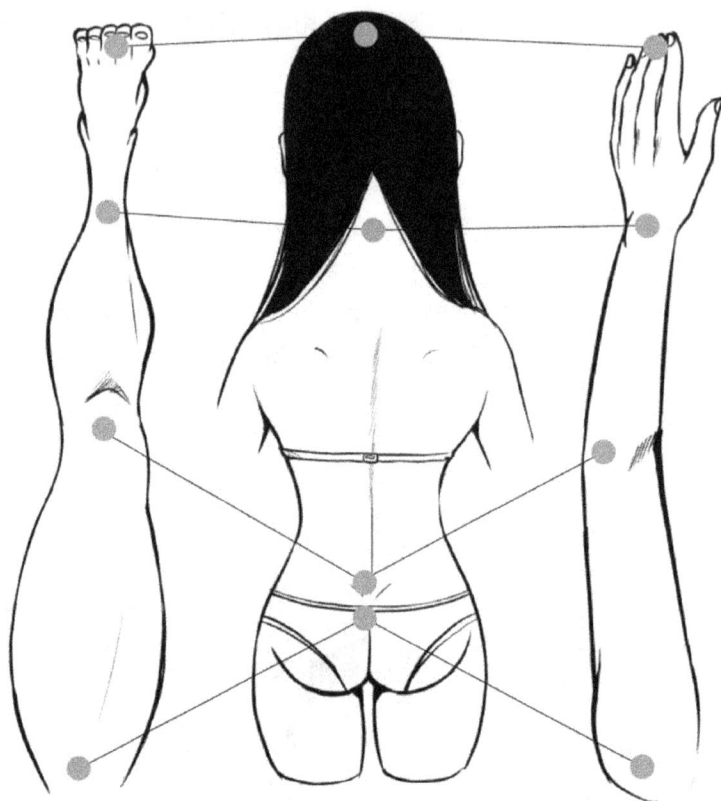

身體軀幹的反影像 (背面)。

表20. 軀幹的反影像

影像	上肢	下肢
影響區域	溫竹區	溫竹區
睪丸、肛門	肩膀頂端	髖部頂端
腰椎5/薦椎1、薦骨、尾骨、生殖器	肩關節	髖關節
下腹、下背部	上臂	大腿
肚臍、腰椎2、腰部	手肘	膝蓋
上腹、胸腔、胸部和上背部中段	前臂	小腿
頸部和頸關節	手腕	足踝
頭部和頭顱底部	手部	足部
頭頂	手指	腳趾

頭部對應

頭部也可以和上下肢對應。同樣地，這可以有正影像和反影像。下圖顯示出手肘、膝蓋和下顎等樞紐關節和頭部的等相關係。

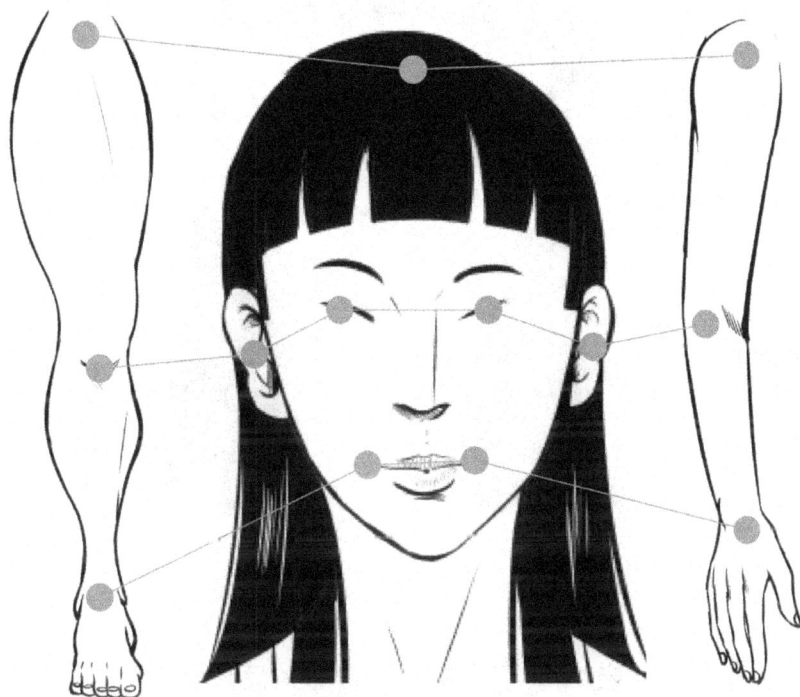

頭部對應上下肢的正影像。

表 21. 頭部對應上肢和下肢的正影像

影像	上肢	下肢
影響區域	溫竹區	溫竹區
頭頂	肩關節	髖關節
前額高度	上臂	大腿
眼、耳、枕骨部	手肘	膝蓋
鼻子高度	前臂	小腿
嘴巴高度	手腕、手部	足踝、足部
下巴高度	手指	腳趾

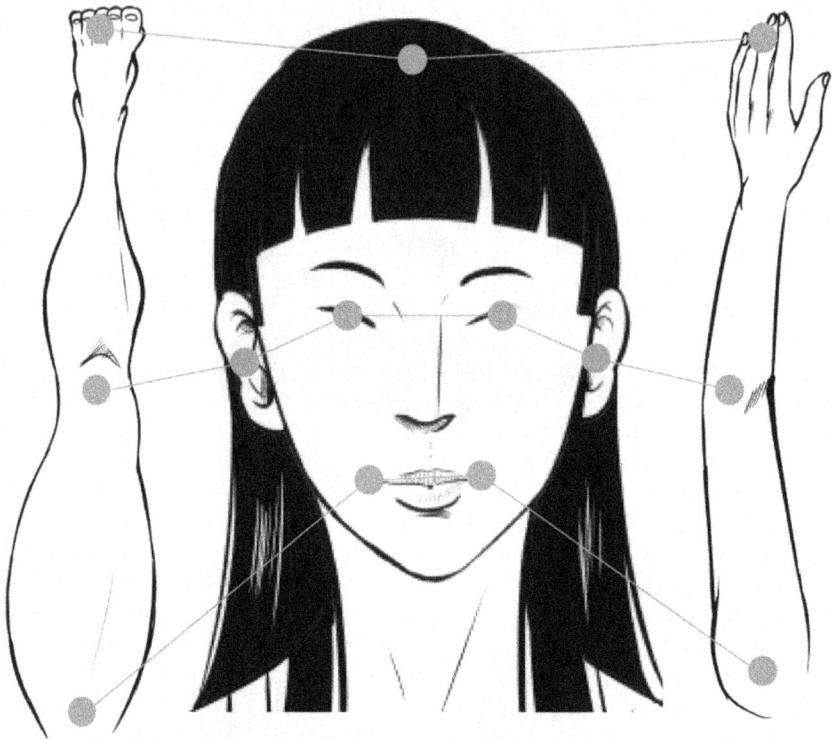

頭部對應上下肢的反影像。

表22. 頭部對應上肢和下肢的反影像

影像	上肢	下肢
影響區域	溫竹區	溫竹區
頭頂	手指	腳趾
頭頂至前額之間	手腕、手部	足踝、足部
前額高度	前臂	小腿
眼、耳、枕骨部	手肘	膝蓋
鼻子高度	上臂	大腿
嘴巴高度	肩膀	髖部
下巴高度	肩關節	髖關節

選擇方向

朝哪個方向操作最好？為什麼選這個方向而不選那個方向？我的看法是，譚醫師採取非常務實的原則："穴位的選擇應根據有效性、效率和方便性"。[119]

他喜歡讓病人以坐姿接受治療，而不是平躺。他也喜歡讓病人著衣接受治療，而不是除去衣服。這表示他會優先選擇手肘和膝蓋以下的穴位。再者，這些穴位離身體中心最遠，因此是動能最高、反應最快的穴位。也就是說，當要治療頭部時，你比較會採用反影像，而在治療下背和薦骨部位時，會比較傾向用正影像。不過，譚醫師也說，"一般而言，正影像和正鏡像關係比反影像和反鏡像較常被採用。"[120]

應用溫竹則是不同的考慮。首先，雖然溫竹最好能直接在皮膚上操作，但也可以隔著衣服來操作，特別是如果病人的衣服質地很薄，因此實際接觸性的考慮就變得不是那麼要緊。其次，溫竹和針療不同，用溫竹可以很容易變換技法和轉換方向，如果一般的正方向效果不好，你可以試試看治療四肢的相反端。

有些身體部位和其他部位等相。例如，在模擬手套玩偶手臂的反影像方向，你會看到手腕的肌腱和脖子的厚層肌肉具有相似性，因此手腕和脖子等相共鳴，這使得此一治療方向較佳。同樣的情況可見於阿基里斯腱，它和頸背以及斜方肌頂端等相。有時候在手腕部位操作來治療頸部有其道理，就是基於此一等相共鳴性。就我而言，主要是根據觸診找反應點來選擇治療方向。採用等相系統越多，越容易預料這些反應點的位置。觸診和觀察應該比理論更能可靠地告訴你該治療哪裡。

配對

所有派別的針灸都運用到經脈配對。間中派針灸和東洋針灸採用三種配對系統：陰陽配對 (internal/external)、六經配對 (six-channel pairs) 和子午配對 (*shigo* pairs)。譚醫師的平衡針法採用五種經脈配對系統，在診斷時，他將這五種平衡經脈的選項整理成一個網格，稱之為系統矩陣 (Systems Matrix)。操作平衡針法的治療師在閱讀本章時，可以試試將溫竹放在五個系統中考慮。但為了簡化和清楚起見，我只採用了其中三個我發現最有用的系統。臨床證明溫竹採用這三個系統非常有效。對某些讀者來說，這些配對系統耳熟能詳，易如反掌；但對其他人來說，按古典針灸的角度來記憶這些概念可能會有幫助。

119　Tan, R. T. (2007). *Acupuncture 1, 2, 3*. San Diego, CA: R. Tan, p. 153.

120　Ibid.

表23. 溫竹療法採用的配對系統

系統	名稱	說明
1	陰陽配對	根據陰陽五行的配對關係，如手太陰肺經和手陽明大腸經配對。
2	六經配對	根據六經 (six channels) 而來的手足配對關係，如手太陰肺經和足太陰脾經配對。
3	子午配對	根據子午流注的配對關係，如足少陰腎經/手陽明大腸經，手少陰心經/足少陽膽經，手太陰肺經/足太陽膀胱經。譚醫師稱此為相對時辰 (Clock Opposite) 關係。

陰陽配對

每一條陰經都有其相對的陽經。陰經循行於四肢正面內側，陽經循行於四肢背面外側。陰經易轉虛 (kyo)，陽經易轉實 (jitsu)。因此，這套配對是最基本的陰陽平衡法則。

手臂三陰經和手臂三陽經配對。足部三陰經和足部三陽經配對。

表24. 陰陽配對經脈

五行	上肢/下肢	陰	陽
金	手臂	手太陰肺經	手陽明大腸經
火	手臂	手厥陰心包經	手少陽三焦經
火	手臂	手少陰心經	手太陽小腸經
土	足部	足太陰脾經	足陽明胃經
木	足部	足厥陰肝經	足少陽膽經
水	足部	足少陰腎經	足太陽膀胱經

這些配對源自五行理論。每一屬性有一對經脈 (火除外，有兩對)。

六經配對

在上述的陰陽配對中，每對經脈不是位於手臂，就是位於足部，例如，肺經和大腸經都通過手臂。與此同時，這六條手臂經脈每一條，按循環身體該部位的陰陽氣流量，也都可以對應到六條足部經脈的其中一條。譚醫師簡短地說 "陽的區域一般是指身體暴露於太陽之下較多的部位……陰的區域一般是指身體暴露於太陽之下較少的部位。[121]

如果你站立，兩手下垂於身體兩側，這些手臂和足部的配對經脈在身體結構方面具有相似性，關係到循環於該處的陰陽氣流量。例如，位於手臂和足部最前面的陽經分別是大腸經和胃經；接著是在手臂和足部中線外側的三焦經和膽經；然後是位於手臂和足部背面後方的小腸經和膀胱經。

要將這些概念形象化，你可以將右手前伸，手掌朝下。接著將左手靠在右手手腕上，左手食指置於尺骨上，這是小腸經上的養老穴 (SI 6)。現在轉動你右手的手腕，讓手掌向上，你會看到左手的食指先後依次滑過手背的三陽經 (小腸經、三焦經、大腸經)，然後滑過手正面的三陰經：肺經、心包經、最後在心經 (手少陰) 上。

你可以在腿部重複同樣的動作，將左手食指擺在左大腿底下，就在大腿後面的委中穴 (BL 40) 上。接著按順時鐘方向沿大腿滑動食指，你的食指會依次通過膀胱經、膽經、胃經、脾經和肝經，最後指到腎經 (足少陰)。這個圓圈像在手臂的順序那樣，連接了足部的每條經脈。

六經理論初見於張仲景 (Zhang Zhong Jing) 的傷寒論 (*Shang Han Lun*)。該書描述熱症自外而內侵入人體的過程。在這個背景下檢視經脈，我們著重於每條經脈在身體的位置，而非其相關臟腑的名稱。例如，肺經定為手太陰 (hand *taiyin*)，膀胱經定為足太陽 (foot *taiyang*)。有些論者甚至更進一步，將成對的經脈視為一條經脈，於是大腸經和胃經被視為一條經脈，即陽明經 (*yangming* channel)。

表25 六經配對經脈

名稱	面向	手	足
太陽	外	小腸經	膀胱經
少陽	中	三焦經	膽經
陽明	內	大腸經	胃經
太陰	外	肺經	脾經
厥陰	中	心包經	肝經
少陰	內	心經	腎經

在應用溫竹治療疼痛方面，這些按位置而建立的配對關係相當重要。

121　Tan, R. T. (2007). *Acupuncture 1, 2, 3.* San Diegoa, CA: R. Tan, p. 1.

子午配對

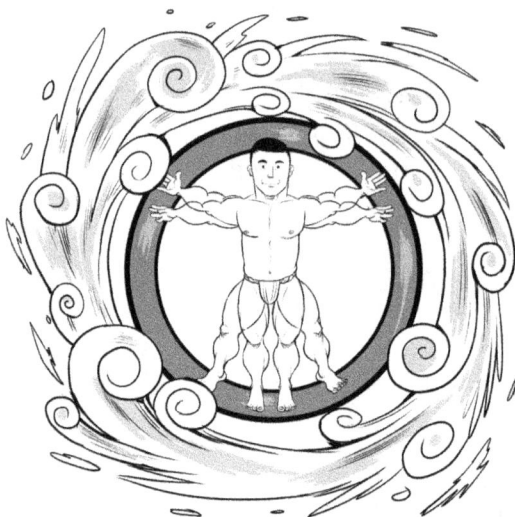

納支法 (Nai Zhi Fa) 描述精氣循環人體二十四小時，運行宛如波浪緩進。

納支法和二十四小時循環

最後一套配對系統來自東亞傳統醫學中，見於許多臨床應用的理論概念，也就是中國的時辰計時 (Chinese Clock)，或稱納支法 (*Nai Zhi Fa*)。它描述精氣緩慢移動通過經脈，有如波浪慢動作地起伏。這重波浪在二十四小時之內通過人體的經脈系統，精氣每兩小時流過十二主經中的其中一條經脈。這種波浪起伏連接了上述兩套系統的配對經脈，自成一法涵蓋了經脈系統 (見下方圓形圖)。每兩小時精氣流過一條經脈，會形成一個高峰。

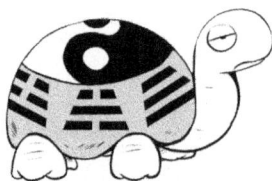

這種起伏非常緩慢，可以假想有如一隻吃飽了的 "精氣龜"，緩慢爬行通過各條經脈，烏龜爬過的經脈是達到高峰的經脈。它從中府穴 (LU 1) 開始這趟二十四小時的旅程，要過兩個小時才能從手臂向下爬行到拇指。接著要再花兩個小時，才能到達鼻子旁邊的迎香穴 (LI 20)。要顯示這些，可以用一隻手指，或甚至更好的是用溫竹，在我們身上沿著它的軌跡追蹤。

滾動溫竹或是用你的食指，沿著手太陰肺經自中府穴 (LU 1) 循行到少商穴 (LU 11)，然後跨到後面陰陽配對下的手陽明大腸經，從商陽穴 (LI 1) 一路循行到迎香穴 (LI 20)，接著跨到足陽明胃經的承泣穴 (ST 1)。從承泣穴順著胃經下行，通過身體軀幹、大腿、小腿而到達厲兌穴 (ST 45)，然後跨越到足太陰脾經的隱白穴 (SP 1)。從隱白穴可沿脾經在腿部上行，直至到達大包穴 (SP 21)。

間中喜雄醫師將這樣的一組四條經脈稱為四經組 (four-channel set)，他很積極地透過運用南北磁石來測試它們之間的關係，並得以證明屬於同一個四經組的經脈，可以很明顯地相互影響。[122] 下一個四經組是心經－小腸經－膀胱經-腎經，同樣地是從胸部循行到手部、到頭部、到足部，再回到胸部。最後一組是心包經－三焦經－膽經－肝經。

時辰 (The Chinese Clock)

中國的時辰計時是將二十四小時劃分兩小時一節，共十二節，可以用不同的方式以圖形表達。在下表中可以看到，每個時辰都和一條經脈相關聯，經過十二小時之後，同樣的時間有另一條經脈相關聯，於是這兩條經脈形成一對。

表 26. 子午配對經脈

時間	經脈	相對經脈
3-5	手太陰肺經	足太陽膀胱經
5-7	手陽明大腸經	足少陰腎經
7-9	足陽明胃經	手厥陰心包經
9-11	足太陰脾經	手少陽三焦經
11-1	手少陰心經	足少陽膽經
1-3	手太陽小腸經	足厥陰肝經

觀察下面的配對圖，可以看到勇往直前的小烏龜，在二十四小時之內必須爬過十二條經脈。牠每兩小時通過一條經脈，因此每八小時通過一個四經組。自然地，總共有三個四經組，涵蓋了全部十二條經脈。

122　Manaka, Y., Itaya, K., & Birch, S. (1995). *Chasing the Dragon's Tail: The Theory and Practice of Acupuncture in the Work of Yoshio Manaka*. Brookline: Paradigm Publications, pp. 60–65.

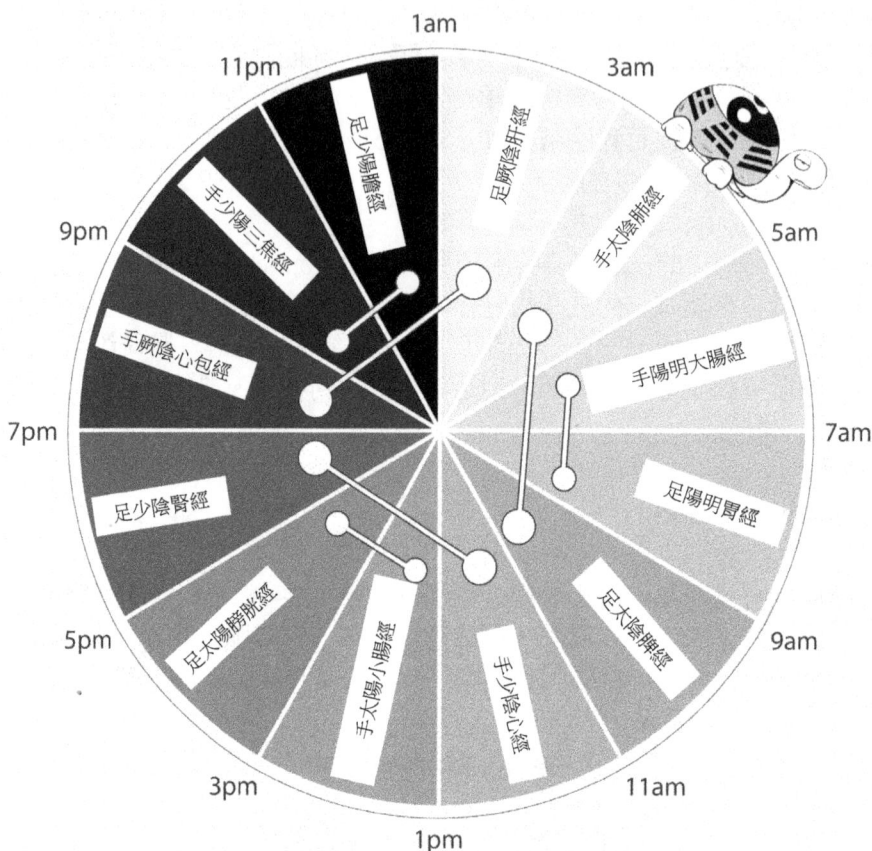

配對圖：長線顯示陰陽配對；短線顯示六經配對；縱軸線顯示子午配對。

上面的配對圖顯示每對經脈都形成一條長軸或直線。就像地球的南北極，每對都形成一條縱軸線。這樣的關係，譚醫師稱之為相對時辰 (clock opposite)，間中醫師稱之為兩極經脈配對 (polar channel pair)。

每條經脈在每十二小時，都會經歷一個高峰和一個低谷。如果起伏波在上午11點和下午1點之間到達手少陰心經，那麼手少陰心經這時的精氣最強。但十二小時之後，起伏波離它最遠，該經脈的精氣流就變得最低，就像一股緩慢移動的海嘯潮，將海水吸離沙灘，最後再推回來。

如果現在考慮同樣的時辰和足少陽膽經的關係，就會看到同樣的起伏波，但正好相反。在下午11點和凌晨1點之間，足少陽膽經的精氣流最強。反過來，十二小時之後在中午時分，起伏波離它最遠，足少陽膽經的精氣流也變得最低。因此，時辰在看來毫無關連的經脈之間建立了一套新的陰陽關係。在下圖中，可以看到手少陰心經和足少陽膽經之間的這種關係。套句美國前第一夫人米雪‧歐巴馬 (Michelle Obama) 的話，"當他們走低，我們走高" (When they go low, we go high)

。這種關係重複出現在六對兩極配對經脈中的每一對，其尖峰和谷底分隔十二小時。

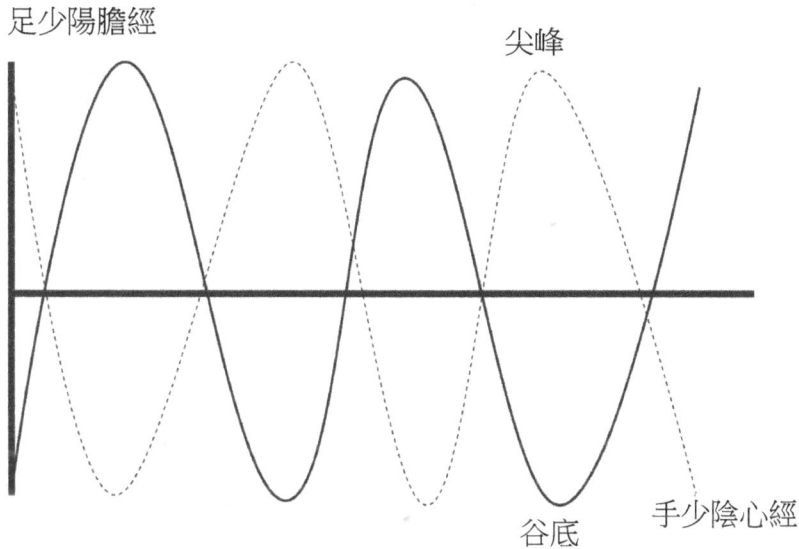

足少陽膽經走低的同時，手少陰心經走高！

當我們比較這三套配對系統，有意思的是，子午配對包含了前兩套系統的成分。陰陽配對的對應經脈要嘛在手部，要嘛在足部。六經配對是將手部的陽經配足部的陽經，手部的陰經配足部的陰經。

相比之下，子午配對是將手部的一條陰經配足部的一條陽經，或是手部的一條陽經配足部的一條陰經。如果你同時還考慮左右關係，那麼這可以是非常動態的治療方法。

許多治療師和派別都探討研究這套理論。間中醫師將兩極經脈配對結合到他的八面體模型，開發出一整套治本的療法。在東洋針灸中，根據子午配對的針刺法用於治標的療程。譚醫師則將子午配對融入他的系統矩陣當中。

溫竹 1, 2, 3

在探討過全像系統和三套經脈配對系統之後，現在可以看看如何將譚醫師的療法融合到溫竹的應用中。譚醫師提出了一套三步驟的治療程序，也是他的著作 *Acupuncture 1, 2, 3* 的書名，並啟發了本章的標題。

譚醫師的三步驟

1. 鑑定病變經脈。
2. 根據五套配對系統來決定平衡的經脈。
3. 根據鏡像和影像原則選取治療的穴位。[123]

溫竹三步驟

在使用溫竹來做消除疼痛的治療時，這些步驟可調整如下：

1. 鑑定病變經脈。
2. 從三套配對系統中選取平衡的經脈。
3. 根據鏡像和影像原則選取治療的區域，並按該區域的頻率操作溫竹。

鑑定病變經脈。

譚醫師採用平衡針法來治療各種內外病症。但在使用溫竹時，只是用來治療疼痛，因此鑑定病變經脈的步驟很直截了當：我們只要知道經脈的路徑，並將它對應到病人感覺疼痛的所在。有時受影響的經脈不只一條，特別是像肩頸疼痛這樣的症狀。對於這些案例，最好要小心觸診找出有反應的痛處，然後將受影響的相關經脈列出並排出優先順序。

從三套配對系統中選取平衡的經脈。

在偵測緊繃情況時，你應該記得根據三套配對系統來平衡病變經脈的三條經脈。儘管緊繃度的觸診只提供大體的資訊，但在開始治療前，應該對病人痛處的病變經脈已有概念。你可以專注於你認為有助於平衡疼痛的那些經脈，觀察、撫觸、按壓以找尋反應點。

根據鏡像和影像原則選取治療的區域。

醫學針灸師約亨・格里蒂奇 (Jochen Gleditsch) 指出，微針針灸系統的針灸穴位有一個開關切換。當身體的某個區域健康時，它在該系統中的相關穴位是關閉的，但如果該區域有病變，相關的穴位就會打開而變得痠痛。[124]

123　Tan, R. T. (2007). *Acupuncture 1, 2, 3.* San Diego, CA: R. Tan.

124　Hecker, H., Steveling, A., & Peuker, E. (2005). *Microsystems Acupuncture: The Complete Guide: Ear-Scalp-Mouth-Hand.* Stuttgart: Thieme, p. XIII.

這事實上和日式治療對經脈穴位的觀點如出一轍。後者認為，除非能確定某個經脈穴位，以東洋針灸的術語來說，"在活躍中"(currently　alive)，也就是正在打開和啟動，否則治療該穴位是徒勞無功的。經絡治療的最主要倡導者首藤傳明 (Denmei Shudo) 曾說，一個穴位必須顯示出反應，才能考慮採用它做治療。大多數在日本的艾灸治療師都是先找出一個有痛感的穴位，然後才用以做為治療穴位。除非確定了某個穴位有反應，否則不會考慮在該穴位進行麥粒灸。[125]

我比較不同意這種開關切換只限於微針針灸系統的穴位，我認為所有的針灸穴位都有這種特性。如果考慮到溫竹體積太大，不可能精確地針對針灸穴位來做治療，而比較可能治療較大的區域，那麼這更是個息息相關的問題。我們能說在全像圖中的一整個區域都是"在活躍中"嗎？我們已經看到，日式治療很注重偵測不尋常的肌肉組織反應，如虛點和實點，那麼如何能確認全像圖中的一個區域是開啟的，且具有療效，進而讓我們能施用溫竹呢？一如既往，答案是觸診，觸診，再觸診！

當在上肢或下肢選取治療區時，第一步是仔細地檢查這些身體部位。你可能會注意到有凹陷或隆起的區域。下一步是做觸診。我們手頭上有幾種全像對應模型和經脈配對系統可以運用，讓觸診的結果引導你，你所感到最虛或最實的地方，通常就是對治療最有效的地方。

在這個步驟中，我們不是在平衡的經脈上針灸，而是按該經脈的頻率施用溫竹，直到其不尋常反應清除 (通常不到一分鐘)。不尋常反應的清除可以是冰涼的區域變暖了，凹陷的區域變得更有光澤，腫脹的區域改變了質感，痠痛感減輕，或是有清脆碎石感的地方不那麼明顯等等。基本上你要找的是，和一開始比起來有了改變，而用溫竹治療，這不會花多少時間。一旦你感到有了變化，和病人確認，痛點是否有轉移，肢體活動程度有無改變，或疼痛程度有無變化。

一般來說，操作溫竹的方向應該配合經脈的流向，但也不是絕對的。治療的主要目的是平衡治療區域的虛點和實點，並清除不尋常的反應。

追蹤痛處

當你想要檢查治療的效果或進展時，比較有用的問題是"疼痛現在在哪裡？"，而不是"疼痛現在如何了？"。這是因為在治療的過程中，疼痛常會轉移位置。譚醫師稱這個過程為"追蹤痛處"。如果疼痛轉移了，你可能得按經脈圖像用溫

125　Mizutani, J. (1988). Practical Moxibustion Therapy. *North American Journal of Oriental Medicine, 6,* p. 16.

竹上下追蹤，又或許它向側面轉移，例如從足太陽膀胱經轉到足少陽膽經，那你就得改選擇新的平衡經脈。你也許還得改用其他溫竹技法。溫竹在本質上就是一種機動性很強的工具，比採用針療遠為靈活和易於反應。

DU 14 大椎穴

大椎穴是所有陽經的交匯穴，因此對處理任何陽經的症狀都很有幫助。在這裡用加倍速度搓揉或震動溫竹，效果都很好。你可以用溫竹"對準"稍左或稍右的地方。我經常在結束治療陽經上的疼痛時，在大椎穴上按適當的頻率震動溫竹。

選邊治療

中醫治療在身體兩邊都用針是非常普遍的做法，但許多日式針灸派別或譚醫師的平衡針法卻並非如此，他們的主要考慮是選擇最好的一邊治療，以便"收益更多"。例如譚醫師就針對其五種配對系統的每一種，發展出一些選邊治療的規則。

陰陽和六經配對

就陰陽配對和六經配對而言，譚醫師的預設規則是只治療痛處所在的相對邊。在我的經驗中，溫竹治療按照此一規則在大部分時間都有良好的效果。在罕有的情況下，如果透過觸診或目視鑑定都明顯發現，和痛處同邊的平衡經脈有較多反應，那麼在此情況下，才有治療身體同側的理由，且應該隨即檢查其結果。

譚醫師不主張在這兩種配對下治療身體兩邊，但對溫竹而言，似乎不需像針灸那麼嚴格。儘管我比較喜歡只治療身體一邊，但在一些罕有的情況下，也有過兩邊都治療的例子，特別是採用陰陽配對時。

子午配對

子午配對是一個更有意思的題目，因為譚醫師的選邊治療原則，和間中派或東洋針灸所發展出的不同。譚醫師教的是，在採用這種配對時應該治療同一邊，但如果身體兩邊都有問題，那就兩邊都治療。

根據東洋針灸的子午配對原則，是要治療痛處相對邊的劇烈疼痛症狀。採用相對邊不僅考慮子午配對關係本身的兩極性，像是陰和陽、手和足，同時也考慮左邊和右邊的兩極性，這使它具有非常機動的治療選擇。間中醫師也開發出一種非常具體的兩極經脈配對治本療法，主要是採用腹部的觸診，在身體左右兩邊之間選擇治療區域，以及在其八面體模型中的其他相對面向，如前面和後面、上半身和下半身，之間選擇治療區域。

因此，在採用這種配對來應用溫竹時，必須考慮到日式治療派別和譚醫師療法之間的明顯差別。我在採用子午配對和這些派別的療法及系統的臨床經驗，有了以下結論：如果採用個別的系統，那麼最好遵循它們個別的規則。比方說，我喜歡按子午配對用金針在身體相對邊操作東洋針灸，但這樣的預設規則如果改操作間中派針灸或平衡針法，就達不到同樣好的效果。譚醫師的選邊治療是將一個微型針灸系統放在經脈系統之上給予刺激。我發現採用這個模型，必須要遵照他的規則比較有效。因此，在應用溫竹消除疼痛時，如果依據子午配對，我建議治療要用身體同一邊或採取預設方式兩邊都用。

儘管如此，確實也有根據觸診結果而做的例外。如果身體的一邊有非常明顯的反應，那麼就有理由治療那一邊。日式針灸很務實，實際觸診結果往往超越理論。透過觸診所得資訊的經驗越多，可能比理論規則更能幫助你決定治療身體的哪一邊。

範例討論

在以下的例子中，要先提醒傳統針灸和溫竹療法有一項重要的差別。針灸是針對穴位進行點的治療，溫竹則是一種區域性的艾灸療法，涵蓋經脈路線或廣泛的區域。溫竹療法的目標是平衡一個區域或一條線上的虛和實。因此，溫竹療法延伸超過譚氏平衡針法選擇的點，而是根據全像圖示沿線治療。

頸部疼痛是很常見的臨床症狀。讓我們看看落在左側足太陽膀胱經上的頸痛問題。如果足太陽膀胱經是病變經脈，那麼應該檢查的平衡經脈有三：足少陰腎經、手太陽小腸經和手太陰肺經。

採用反影像，也就是 (先前提到的) "手套玩偶"，我們看到可用手或足部來治療頭部，用手腕關節和足踝關節來治療頸部和頸關節。因此，我們可以從對應頭部至頸部的區段找尋反應點，大約自太谿穴 (KID 3) 至築賓穴 (KID 9)，養老穴 (SI 6)至支正穴 (SI 7)，和孔最穴 (LU 6) 至太淵穴 (LU 9)。假定在手太陰肺經上找到疼痛和緊繃點，也許列缺穴 (LU 7) 附近有些空洞，孔最穴 (LU 6) 感覺緊繃，那麼應該以每分鐘126下的頻率，沿手臂施用溫竹，可能包括在魚際穴 (LU 10) 和尺澤穴 (LU 5) 之間一路滾動溫竹，以平衡該經脈的虛點和實點。

頭痛也是非常普遍的臨床症狀。有時來看診的病人抱怨頭痛，如果是太陽穴一帶感覺頭痛，那是足少陽膽經，平衡的經脈會是足厥陰肝經、手少陽三焦經和手少陰心經。採用反影像 (手套玩偶)，從大敦穴 (LIV 1) 至蠡溝穴 (LIV 5)、關衝穴 (TB 1) 至外關穴 (TB 5)、靈道穴 (HT 4) 至少衝穴 (HT 9) 之間找反應點。

如果採用正影像，也可以檢查極泉穴 (HT 1) 至少海穴 (HT 3) 或天井穴 (TB 10) 至天髎穴 (TB 15)。這個例子顯示，運用溫竹處理問題達致神奇療效，可選擇的穴位往往出人意料之外。當然，在太衝穴 (LIV 3) 一帶滾動溫竹 (108) 來消除頭痛其理自明，因為太衝穴是眾所周知減輕頭痛的穴位，不牽涉到反影像的問題。但若是在身體同側，從極泉穴 (HT 1) 至少海穴 (HT 3) 滾動溫竹來治療頭痛，那就不是單靠古典針灸理論可以輕易解釋的了。

在傳統典籍中並無記載極泉穴 (HT 1) 可用來醫治太陽穴一帶的頭痛。但根據正影像的模型，肩膀頂端對應到頭頂。由於極泉穴位在肩部，它應該會影響頭部。而手少陰心經和足少陽膽經又按子午對應原則配對，因此治療身體同側的手少陰心經可以消除太陽穴頭痛。

這個模型也讓我們了解到更多對頭部有影響的主要穴位 —— 如列缺穴 (LU 7) 是影響頭部和頸部的大穴。手太陰肺經是足太陽膀胱經的子午配對經脈，而後者的循行路徑通過後頸，它在全像圖上的位置恰好在枕骨部之下。

另一個例子是合谷穴 (LI 4)，這是影響臉部和嘴的大穴。它所在的手陽明大腸經和足陽明胃經為六經配對經脈，而它在全像圖上的位置，是在反影像的手部，對應到頭部下半段。 這些關聯性進一步解釋了古典針灸的一些理念。

案例

如前所述，溫竹應該用來做為治本療程之後的一種治標的程序。在以下大多數的案例中，溫竹是在進行了東洋針灸或間中派針灸的根本治療後才施用。但有些例子由於疼痛劇烈，我在治本療程之前施用溫竹。

女：三十歲。症狀：左右太陽穴處頭痛。

這位身形矯健的年輕女性一直想受孕，但她的經期很不穩定。她愛跑馬拉松，經診斷她屬於肝虛型的病人。她來看診時，兩邊太陽穴附近都感覺頭痛，在一到十的量表中，疼痛的嚴重程度右邊達到七，左邊是五。

經診斷，足少陽膽經是病變經脈。根據反影像 (手套玩偶)，手部對應到頭部，且手少陰心經是足少陽膽經的子午配對。當我用溫竹在身體左側神門穴 (HT 7) 至少衝穴 (HT 9) 滾動時 (126)，左邊的頭痛降到零，右邊降到三。接著我在身體右側神門穴 (HT 7) 至少衝穴 (HT 9) 用溫竹約三十秒，直到她說已無痛感為止。在本案例中，在左邊的子午配對經脈上滾動溫竹清除了左邊的症狀，同時減輕了右邊的症狀。

女：三十歲。症狀：硬皮症。

這位女病人看起來像是被火燒過，她的臉、手臂和腿都覆蓋著厚厚的硬皮，以致她無法將手張開。她全身上下都有關節痛，手指關節的疼痛更是劇烈。在量表中，她報告左手疼痛的劇烈程度是七，右手是四。

她兩手手背的皮膚情況都很嚴重，手部陰面的經脈顯然都在攣縮狀態，我的治療集中在手臂的三陽經。她的右腳比較冰冷，右腳肌腱比左腳明顯得多，顯示氣虛不足的跡象。我採用正鏡像在右腳用溫竹治療大敦穴 (LIV 1) 至太沖穴 (LIV 3)、陷谷穴 (ST 43) 至厲兌穴 (ST 45) 和足臨泣穴 (GB 41) 至足竅陰穴 (GB 44)。足厥陰肝經和手太陽小腸經配對 (子午)，足陽明胃經和手陽明大腸經配對 (六經)，足少陽膽經和手少陽三焦經配對 (六經)。之所以選擇這些經脈，部分原因是由於它們的配對，另方面是因為它們都在腳背，也就是說可以同時治療它們。我用溫竹在這些穴位上輕輕滾動三十秒，她的疼痛指標明顯降低。我繼續滾動溫竹約五分鐘，比平常時間長很多，直到病人表示兩手的疼痛都降到零為止。

在此我們可以再次看到，只治療一側可以影響身體兩側。

女：三十六歲。症狀：懷孕期間背部疼痛。

這位女病人懷孕三十五週，身體右側從 (內外足太陽膀胱經) 肝俞穴 (BL 18) 往外感到疼痛。在她右側的手太陰肺經 (子午配對經脈) 也有一些反應點。

按照反影像，前臂對應到上背部。我在尺澤穴 (LU 5) 至列缺穴 (LU 7) 操作溫竹 (126)。經過三十秒，疼痛轉移到了肩胛以下 (手太陽小腸經)。採用反影像和對側腿部的子午配對經脈，我在蠡溝穴 (LIV 5) 至曲泉穴 (LIV 8) 操作溫竹。她的疼痛有所減輕。我接著治療右半身的同樣區域，然後疼痛就消失了。

結論

透過結合兩種不同的治療模式，譚醫師簡化、匯集和推廣了一套非常有效的針灸系統：一方面藉著多種配對系統來平衡配對的經脈，同時採用全像對應模型來選擇下針的區域。有趣的是，間中醫師同樣地將不同系統並列運用，採用的是另一套全像系統 "平田反應帶" 來集中選取穴位，以離子泵導線治療胰臟炎。

譚氏平衡針法比本章所提供的簡單說明遠為繁複和多層次，譚醫師採用的全像圖也比以上所述的更多。本章的目的並非要重新界定平衡針法，而是試圖在艾灸治療中加入平衡針法的角度，以擴展溫竹療法的可能應用範圍。

正由於針療和艾灸在治療效果上的對比，使得這樣的調適值得考慮。溫竹具有兩方面的物理效應。它產生直接的和輻射的熱，讓人感到舒服，也有助於很快地使肌肉鬆弛。其次，它經由壓縮或伸展來影響身體的軟組織，像是用簡單的滾動技法和敲打，如敲擊法或拍打法。這些訴諸打擊和韻律的技法，配合節拍器按照適當的經脈頻率運用時，能獲得甚至更多的療癒動能。

這是一種全新的療法，極不同於其他任何艾灸技術，亦不同於留針 (retained needling) 和平衡針法的深刺法。再者，溫竹療法很容易調整其治療，稍微改變操作的路徑就能即時追蹤轉移的痛點，遠比針療時改變下針位置要容易的多。

綜上所述，將譚氏平衡針法的理論融入溫竹療法中，為兩者都增加了新的幅度。一方面它讓我們從針療中解放出來，另方面它讓溫竹專注於非常具體而機動的應用。或許正因為這些理由，使得溫竹用來消除疼痛能那麼有效。

總結

全像系統在人體隨處可見，小至耳朵或人中，大至像是譚醫師的手臂和足部正反影像。譚醫師將傳統的經脈配對和全像系統相結合，賦予他的療法機動性的效果。

溫竹1, 2, 3 根據譚醫師的治療三步驟加以調整，加上多一層因素：治療經脈的頻率。預設的選邊治療規則可以根據觸診結果而被推翻。

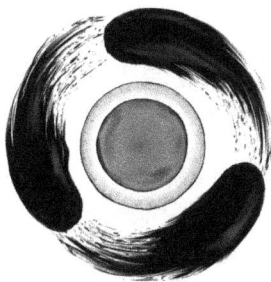

第十二章

八面體的平衡

內容提要：
應用溫竹於間中醫師的八面體模型，身體相對側
和配對經脈，可產生機動和驚人的療效

───────────────

身體失衡所顯現的症狀若是在身體的背面，通常最有效的治療是在身體正面，反之亦然。例如，背部的腰痛可以藉刺激胸部和腹部敏感的穴位來治療……根據此一 "對邊原則" ，對於上半身的症狀，我們應該採用下半身的穴位來治療，反之亦然。

—間中喜雄 [126]

───────────────

126 Manaka, Y., & Urquhart, I. (1972). *The Layman's Guide to Acupuncture*. New York: Weatherhill, p. 121.

八面體模型再介紹

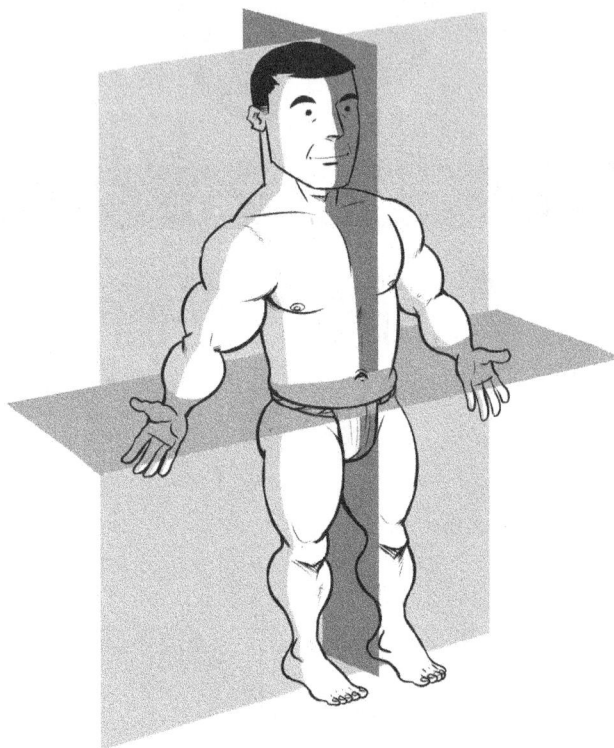

身體的三條軸線可劃分出前後各四個象限。

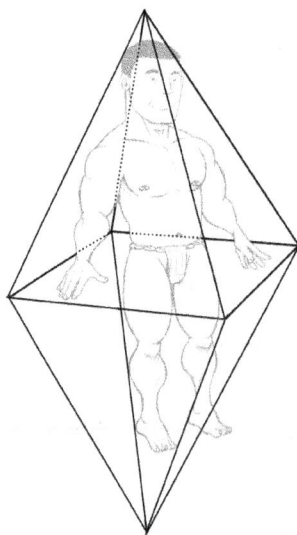

間中醫師從八面體模型發展出一套治本的療法，以調整身體八個象限中的氣流。

間中醫師的八面體模型理論是從人體結構的最基本假設開始：人體可由三條軸線來解析。第一條軸線劃分左、右邊，另一條劃分前、後面，最後一條劃分上半身、下半身。這些軸線提供我們一個三度空間的平台在身體上定位，如左、右；前、後；上、下。間中醫師注意到，如果將這些軸線的末端連接起來，會形成一個八面體的幾何形狀。間中醫師曾詳讀美國知名建築師巴克敏斯特・富勒 (Buckminster Fuller) 的著作，後者觀察到八面體是幾何中最穩定的形狀。

八面體顧名思義有八個面，但在古典針灸所建立的身體結構系統下 (即經絡系統結構)，經脈是以十二為數而組建，像是十二皮部、十二經絡、十二經筋、十二主經和十二經別等等。只有一組經脈是以八為數，即奇經八脈 (*Kikei Hachi Miyaku*)，而這特別引起間中醫師的注意。

奇經八脈有無可能在某種形式下和人體三軸線所形成的八面體相關連？這個假設在*Chasing the Dragon's Tail*一書中有詳盡的探討。該書從科學角度探討和驗證許多針灸理論假設，是一本具有里程碑意義的教科書。

本章則根據間中醫師的八面體模型，以非常簡單的方式對照到人體軀幹上。任脈和督脈分別循行於人體正面和背面中線，將身體軀幹劃分為左、右半身。帶脈水平環行於人體腹部，通過身體前面的肚臍，環繞至身體後面第二節腰椎 (L 2) 的位置，劃分出上、下半身。陽維脈 (Yang Wei Mai) 則循行於身體軀幹側面的中線，劃分出身體軀幹的前、後兩面。[127] 此外，間中醫師採用主穴和配穴的概念，以內關 (P 6)、外關 (TB 5)、公孫 (SP 4)、足臨泣 (GB 41) 等穴位建立起四肢的中線，劃分出四肢的前、後面。

回顧第三章所談到的陰陽概念，當我們從臨床的角度來考慮陰和陽時，是在尋找和諧或失衡的關係，可以將此想像成一台翹翹板，有兩個小孩坐在兩邊。如果他們的體重相當，那麼翹翹板是水平的。如果一邊的小孩體重很重，另一邊的小孩體重很輕，那就會呈現出不平衡，一邊高，一邊低。這是可用以表達身體陰陽相對數量的方式之一。在中醫的教科書中，往往也用一系列的條形圖來表達這些平衡現象的變化。[128] 無論是根據什麼模型，要處理一個問題，我們必須矯正陰陽的不平衡。

在採用間中醫師八面體模型操作溫竹時，要考慮到最重要的是，這八個面是在一種動態的平衡中。這就像將四台翹翹板鎖在一起，彼此相連，任何移動都會互相影響。上平衡下，左平衡右，前平衡後，反之亦然。

127　Matsumoto, K., & Birch, S. (1986). *Extraordinary Vessels.* Brookline: Paradigm Publications.

128　Maciocia, G. (1989). *The Foundations of Chinese Medicine: A Comprehensive Text for Acupuncturists and Herbalists.* Edinburgh: Churchill Livingstone, p. 13.

間中醫師在授課時，"經常使用一件複合吊飾 (complex mobile) 來闡明在臨床應用上的多面向性"。[129] 同樣地，他的弟子史提芬・伯奇有時會用鐵絲衣架或小磁石做成八面體模型，來說明當八面體其中一個面受到外力時，所產生的整個結構的變異。

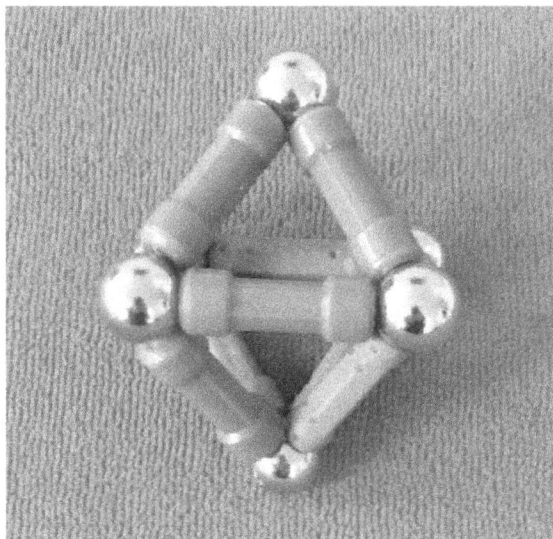

磁石八面體 (Marian Fixler 提供)。

間中醫師認為，八個區域中的經脈當中的氣流，是矯正身體症狀和治療疾病的關鍵。這聽起來相當複雜。確實如此，間中醫師透過大量的科學研究才歸納出八面體理論，和他所稱的X訊號系統。在臨床上應用溫竹遠比這套理論簡單。以下看看採用間中醫師的八面體來消除疼痛的實際做法。

從理論到實務

如果將人體軀幹劃分為前面和後面各四個象限，可以將它們命名如下：前右上 (AUR)、前左上 (AUL)、前右下 (ALR)、前左下 (ALL)、後右上 (PUR)、後左上 (PUL)、後右下 (PLR) 和後左下 (PLL)。

和譚醫師一樣，間中醫師的治療模型非常注重平衡，他採用各種不同的方式和療法，根據所有的陰陽準則，從上下、前後、左右等各面來平衡其八面體。

---

129   Birch, S., & Felt, R. (1999). *Understanding Acupuncture.* Edinburgh: Churchill Livingstone, p. 139.

在應用於溫竹時，這變得非常簡單：所需要考慮的只是用上平衡下，用左平衡右，用前面平衡後面，反之亦然。這些原則並非間中醫師所獨創，在許多針灸派別中都很普遍，可以上溯至黃帝內經。

這些理念和溫竹的簡化應用，促成一套選擇針灸穴位和治療區域的不同程序，基於象限的平衡。有時這表示在一整個象限或一對象限中拍打溫竹，以鬆弛其相對的區域。另外也可能表示選擇相對象限中的一對經脈來拍打。以這種方式操作於穴位和經脈所達致的動態效應，和傳統方式比較起來，凸顯出溫竹治療所能產生的驚人療效。

象限1, 2, 3

再次向譚醫師致敬的同時，這套溫竹例行程序遵循他的三步驟治療準則，大致採用和前一章同樣的配對系統 (陰陽、六經和子午配對)。有時完全不用配對，而只是在整個象限廣泛地拍打溫竹，就能達到足夠的效果。如此應用時，第四章所討論的通用頻率原則適用於此。

1. 鑑定被影響的象限。
2. 運用身體的三軸線選取對邊的象限。
3. 檢查該象限的整體觸感。根據以上的配對原則，依循通過該區的配對經脈路徑，找尋有反應的敏感處。

如果問題顯現在背部的左下象限，那麼應該在前面的右上象限找尋反應點來治療。在實際操作時，需要考慮的配對沒有那麼多，因為並非在三組配對中的所有經脈都通過對邊的象限。

舉一個例子，假定左邊薦骨部位和臀部感覺疼痛，這是位於後左下 (PLL) 象限，影響到的是足太陽膀胱經或足少陽膽經。因此，我們應該檢查前右上 (AUR) 象限的光澤和觸感，並特別專注於足少陰腎經或手太陰肺經 (配足太陽膀胱經)，和手少陰心經 (配足少陽膽經)。

這套系統對身體軀幹上的問題特別管用，儘管象限理論也涵蓋了上下肢。不過，在臨床應用中，我比較喜歡將這套系統用於消除軀幹的疼痛，因為在手足四肢部位，譚醫師的鏡像系統已提供了極佳的應用工具。

以下各圖像顯示不同象限之間的平衡關係。

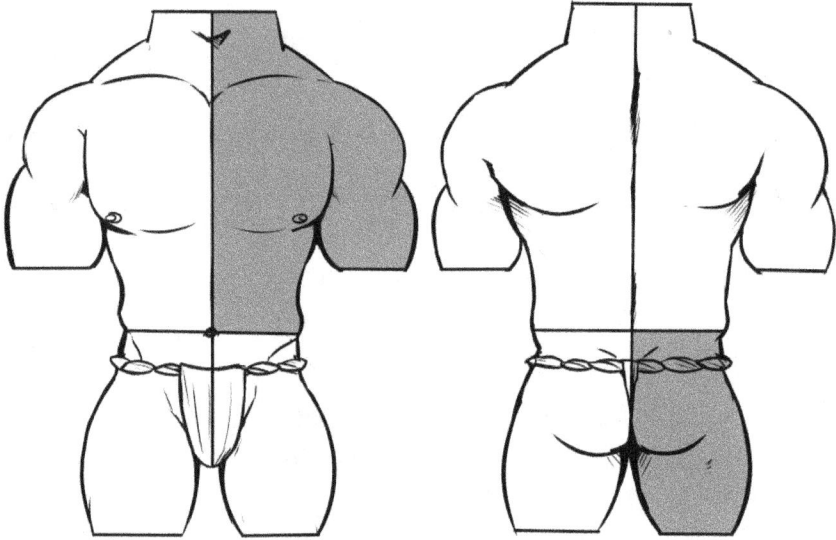

1. 前左上/後右下。

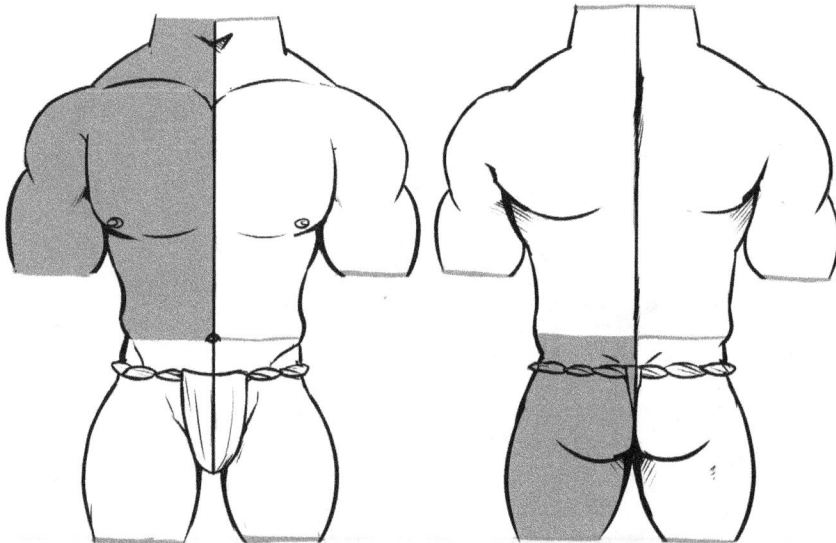

2. 前右上/後左下。

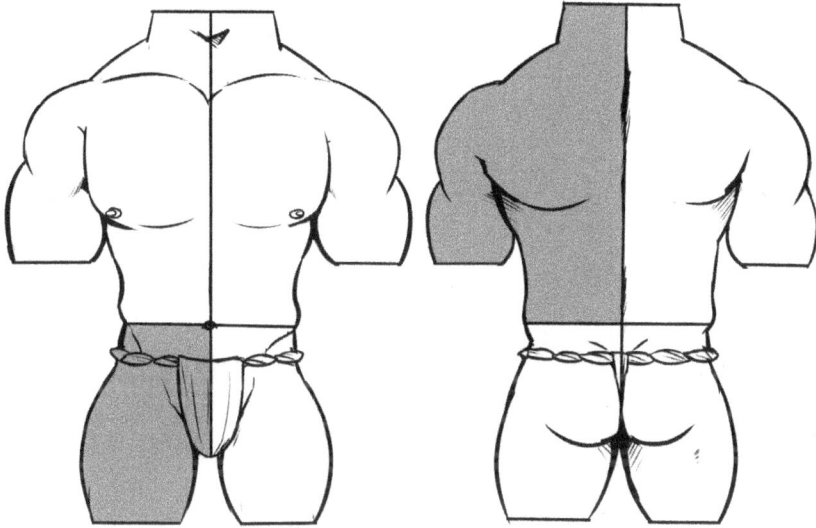

3. 前右下/後左上。

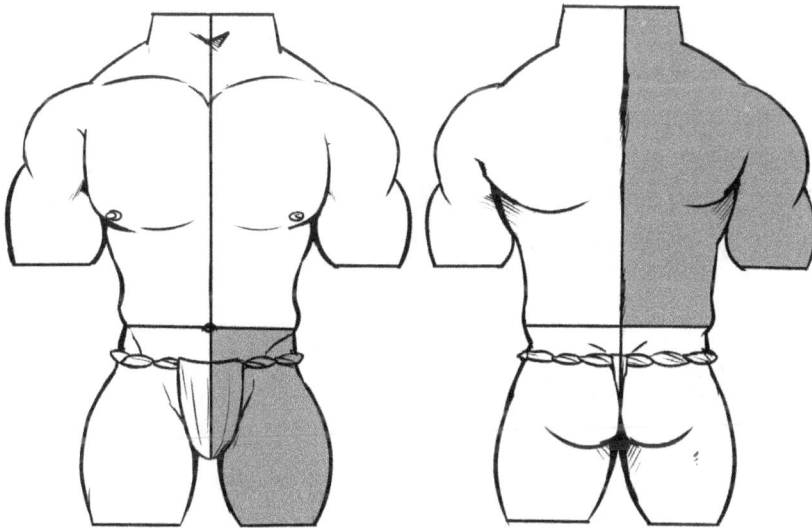

4. 前左下/後右上。

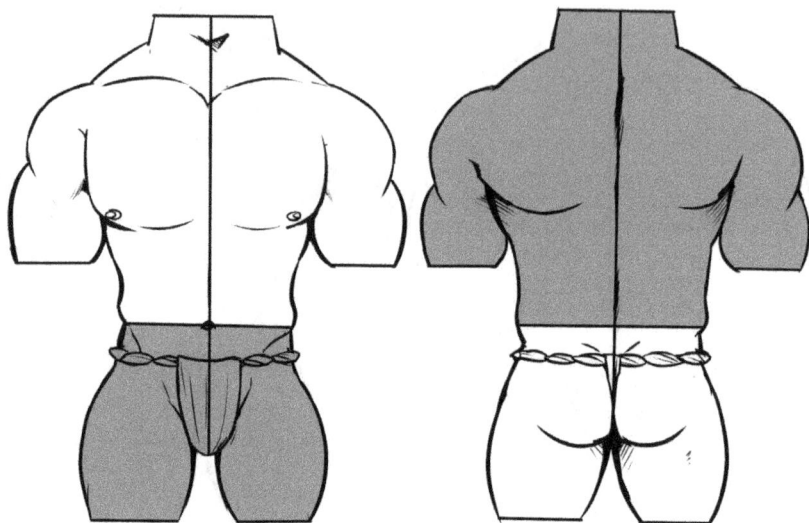

5. 前左下 + 前右下 / 後右上 + 後左上。

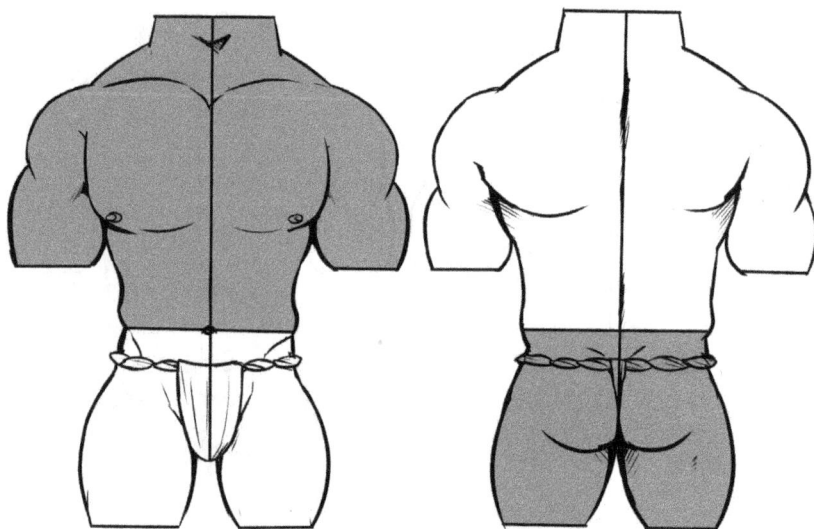

6. 前左上 + 前右上 / 後右下 + 後左下。

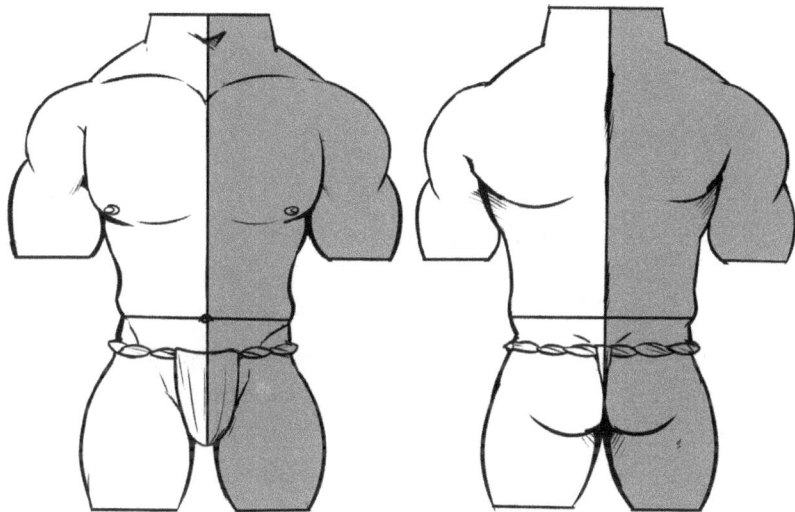

7. 前左上＋前左下／後右下＋後右上。

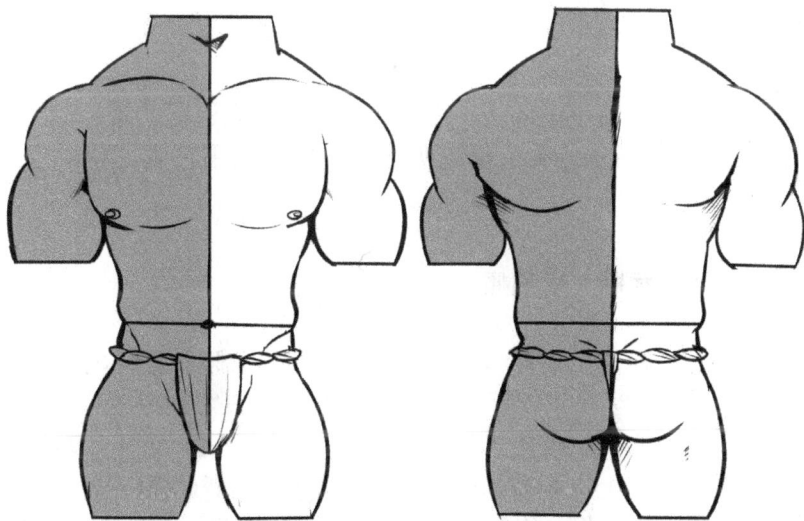

8. 前右下＋前右上／後左上＋後左下。

有時候，疼痛是在身體的中線上，或許是中線稍微偏側一點，在這種情況下，也許很難去區分左右邊，那麼可以照常在相對面的象限施用溫竹，但施用在中線上。如果疼痛稍微靠側邊，那麼拍打時也稍微離中線的相對側邊操作。

案例

年長男性。症狀：繼發性骨癌。

這位年長體弱的病人感覺左邊薦骼關節 (left iliosacral joint) 有劇烈疼痛，此外坐骨神經痛一直延伸下至左腿。疼痛處落在後左下 (PLL) 象限的足太陽膀胱經上。如果根據對邊原則，平衡的象限是前右上 (AUR)。如果採用同樣的規則選取平衡經脈，如前一章所述的譚醫師系統，那麼在該區配對足太陽膀胱經的是足少陰腎經或手太陰肺經，因為手太陽小腸經沒有通過身體前面的這個象限。

右半身中府穴 (LU 1)、雲門穴 (LU 2) 和俞府穴 (KID 27) 一帶皮膚觸感很乾和虛，需要以手太陰肺經和足少陰腎經的頻率 (126 和120) 用溫竹拍打，接著以按合法操作溫竹。病人先前無法伸直腿部，在施作幾秒鐘之後，開始感到疼痛減輕，再過了幾分鐘，病人放鬆而睡著了。對此個案，我首先給予這樣的治標療程，等病人感覺放鬆之後，接著進行根本的治療。每次看診的療程都讓他的疼痛大大減輕，且持續好幾天。

這位病人是我首次用溫竹平衡前後、上下、左右象限來進行治療的個案。此後，這種治療概念在許多臨床個案中都證明管用，特別是用在處理軀幹部位的疼痛時。

女：三十多近四十。症狀：喉嚨痛。

溫竹施用於腹部，針對足少陰腎經、足陽明胃經和足太陰脾經　（分別為120，132和132拍)，單是治療下半身以平衡上半身的痛點，讓病人的疼痛略為減輕。這樣的效果一般，可能是因為只採用了一個極性，只平衡身體前面上半身和前面下半身兩個象限。單只應用上下半身的極性，不足以產生大的改變。於是我讓病人坐起來，用溫竹沿其脊椎拍打，從第二節腰椎 (L-2) 至第四節薦椎 (S-4) (104)，接著使勁滾動溫竹。像這樣加上了前後面的極性之後，病人的喉嚨痛立刻就消除了。

女：二十七歲。症狀：喉嚨痛。

這位病人工作過度，壓力大。在魚際穴 (LU 10) 艾灸和做根本治療讓病人的疼痛減輕，但未完全消除，且左邊比右邊的疼痛較為劇烈。我在病人脊椎兩側都有找到反應點，位於薦骨上方從第一節腰椎至第五節腰椎/第一節薦椎處 (L-1 ～ L-5/S-1)，採用拍打法和滾動法在身體中線 (104) 和足太陽膀胱經 (112) 操作溫竹，特別加強身體右邊，不到一分鐘喉嚨痛就完全消除。

對於喉嚨痛的症狀，治療薦骨部位已成為我必選的程序。有一回在日本授課時，擔任示範模特兒的學生有喉嚨痛。由於現場有五十位學生，我不想讓她在大庭廣眾之下露出薦骨部位，於是隔著褲子給她做治療，讓熱慢慢滲透，然後隨著她痛處的轉移改治療另一邊。她的喉嚨痛很嚴重，在一至十的量表中達到七的強度，經過差不多五分鐘的治療示範，也只降到三。

我對此結果有點失望，因為我試圖展示溫竹治療喉嚨痛的療效，而在那之前，每次都是圓滿成功的記錄。當時我將治療效果不彰歸咎於隔著衣服操作，以致她較不容易感覺到熱。半小時後，她在中場休息時來找我，說她的喉嚨痛完全好了。我對溫竹的療癒過程應更了解而具信心，較輕的劑量只需較長的時間，仍然會促發變化。

無論如何，我對溫竹如何體現東亞傳統醫學理論的這些中心理念，仍然感到驚嘆。治療下半身確實能平衡上半身，治療身體後面確實能平衡前面。在後面介紹腰頸效應(*kubi koshi*) 時，我們會進一步談到這個簡單的概念。

女：三十歲。症狀：上背部疼痛。

這位病人有長期性上背部疼痛，來看診時上背部兩邊都十分緊繃。上背部包含身體後面上半身左右兩個象限。她的肚子觸感冰涼，因此以足陽明胃經的頻率，用溫竹暖她的腹部，也就是前面下半身的象限。我沒有想要依循經脈配對，只是用溫竹在腹部整個區域拍打、按合和輕輕滾動，直到肚子均勻地暖起來。這時候，她的背痛已完全消除。整個療程完全不需要用到經脈配對，因為溫暖腹部 (前下象限) 鬆弛了上背部 (後上象限)。

這個案例很有意思。她腹部的穴位並沒有反應上背疼痛的訊息。我的老師史提芬・伯奇有一次上課時說，他可以 "編個故事" 來回答問題，告訴我們為什麼發生某個現象。他的意思是說，我們沒法真正知道身體機制的運作實際是怎麼回事，但可以用假設來說明，以了解某種情況。

以這個案例來說，我們當然可以建立一條理論，說選用任脈下段的穴位，像是關元穴 (REN 4)，可以使腹部溫熱，將逆流到頭部的精氣下導，來達到平衡的效果。然而這就遺漏了要點，就是人體的八面體平衡機制其實很簡單：如果上背緊繃而肚子冰涼，就暖暖肚子！

女：三十歲。症狀：背部中段疼痛。

這位女病人背部中間靠脊椎兩側疼痛，痛處從第九節胸椎 (T-9) 直到第十二節胸椎 (T-12)。我沿足少陰腎經從肓俞穴 (KID 16) 至幽門穴 (KID 21) 以溫竹拍打 (120)，疼痛隨即改善，但似乎轉移到脊椎較下段。我追蹤痛點，繼續以溫竹拍打，接著以溫竹口緣按壓位於胸部的足少陰腎經路徑，乳房以下的地方。這時病人的痛感消失了。

同一位病人在幾個月後再來看診，這次是背部中段的脊椎，在第七節胸椎 (T-7) 至第十節胸椎 (T-10) 之間有痛感。於是我在身體前面中線鳩尾穴 (REN 15) 至中脘穴 (REN 12) 之間使用溫竹 (104)，輕輕拍打才四節 (十六拍)，她的疼痛就減輕然後消失。

我們再一次可以看到象限平衡非常簡單，所使用的穴位在傳統療法中都和背痛無關。然而，從象限的角度分析則言之成理。督脈循行身體後面中線，左右兩側由足太陽膀胱經護衛。任脈循行身體前面中線，護衛於兩側的是足少陰腎經。從這樣的圖像來看就很明顯，補足少陰腎經的這些穴位可以治療背部的緊繃。

如果說陰陽互補平衡，那麼在選擇經脈和穴位時，應該優先探討陰和陽、上和下、左和右、前和後這些相對的極性。簡而觀之，間中醫師的八面體模型是一具協助我們探尋和運用這些極性的有用濾器，讓我們能集中觸診，很快地縮小範圍，找到需要治療的區域。

Naso Muno 和腰頸效應

用以上案例中的方式來試驗間中醫師的八面體模型，啟發了我測試人體其他上下垂直關係的想法。在探討這些理念之前，應先離題介紹東洋針灸中的一個重要概念，即所謂的 *naso muno*。

Naso Muno

東洋針灸醫學會的療法是以五行經絡治療 (*Keiraku Chiryo*) 模型為基礎。不過，該組織最初是為盲人針灸師而成立，儘管後來它開放給非盲人針灸師加入，甚至接受外國會員。如果沒有這種政策的改變，本書是不可能寫成的！追溯此一淵源，和一直以來盲人針灸師佔了該組織會員大多數的狀況，促使其發展成一個非常倚賴觸診為基礎的針灸流派，以及一些獨特的臨床方法和技術，即使從日本的標準來看也是如此。

Naso muno 是東洋針灸中的一項專門的療法。根據其理論，缺盆穴 (ST 12) 和氣衝穴 (ST 30) 一帶連接著其他經脈：缺盆穴是所有陽經的交會處 (除了足太陽膀胱經) ，它被認為是腿部所有陽經深入體內的入口。氣衝穴則被認為是它們現出身體表面的出口。[130] 不過，儘管有這些豐富的連接，這兩個穴位在臨床上並未特別受到重用。中醫教科書在提到缺盆穴的作用時相當簡練 (大部分與咳嗽有關)，在這個穴位上用針也被認為有點風險，因為它離上肺葉很近。

東洋針灸醫學會的創辦人福島弘道最早在這一帶和鄰近的身體部位觸診，他偕同其他盲人針灸師同事據此逐步發展出一套複雜的量表，以診斷和治療他們所偵測到的各種反應。這些反應從輕撫感覺浮腫，到深入揉搓的反應，到肌肉觸感堅硬和緊繃等等，林林總總。針對這些反應，除了一般針灸用針治療之外，還採用其獨到的、不插入皮膚的用針技術，稱為觸針 (sesshokushin)。這種治療方式是介於治標和治本兩者之間，被視為一種輔助性的治療。

naso 區的界定是缺盆穴 (ST 12)、整個頸部、鎖骨上窩，一直延伸到後頸。muno 區包括氣衝穴 (ST 30)、髂前上棘 (ASIS)、腹股溝、薦骨和臀部。治療 naso 區的反應點有助於頭部到肚臍之間的任何失衡。治療 muno 區的反應點有助於肚臍以下的任何失衡。例如，naso治療可做為針對頭痛到失眠到手指關節炎等任何病症的輔助治療，而muno治療可作為針對背部疼痛到不孕到腳部冰冷等各種症狀的輔助治療。

130　Deadman, P., Al-Khafaji, M., & Baker, K. (1998). *A Manual of Acupuncture.* East Sussex, England: Journal of Chinese Medicine Publications.

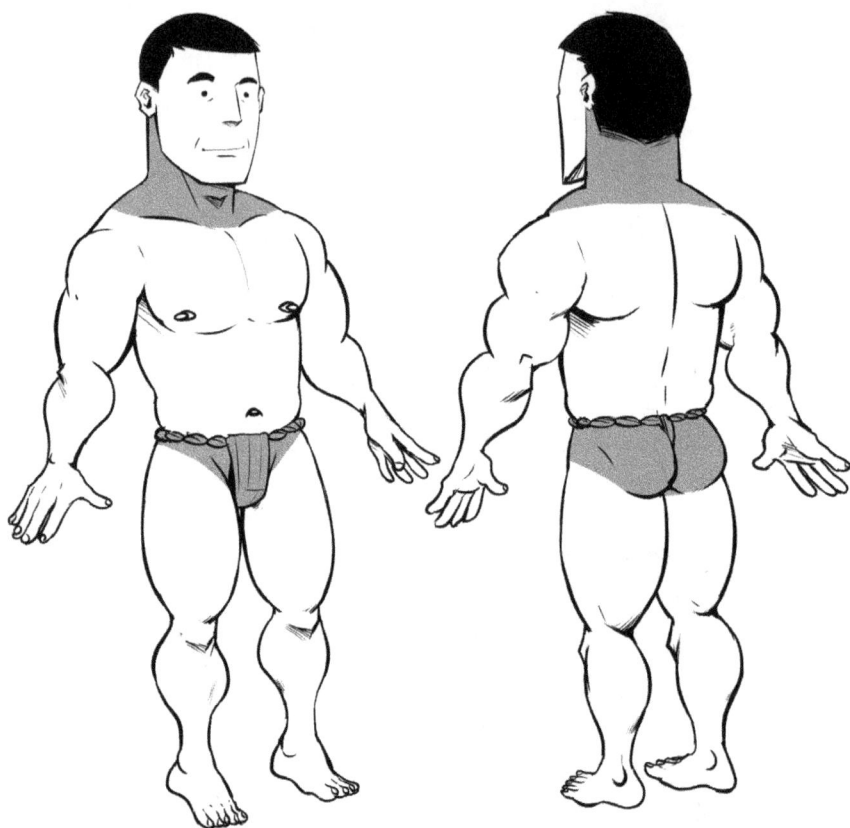

東洋針灸的 *naso muno* 理論將缺盆穴 (ST 12) 和氣衝穴 (ST 30) 所
影響的區域延伸到頸部和腰部的專門治療區。

Naso muno 採用非常專門的治療方式，需要高度的觸診敏銳性和辨識力，以及將
傳統用針技巧極為精煉，並使用觸針技術。這啟發了我們對溫竹的又一項用途開
發，在前面談到溫竹全身療程時已略為觸及。

使用溫竹可以治療這些身體部位，而不須具備高水準的觸診或用針技巧。光是用
溫竹在頸側以每分鐘120下的頻率滾動，就能讓人感到十分放鬆，並對上肢和胸
部的問題帶來系統性的療效。由於缺盆穴 (ST 12) 是交匯穴，可以採用不同的陽
經頻率拍打溫竹，以影響陽經循行路徑上的任何所在。值得一提的是，在缺盆穴
上以足太陽膀胱經的頻率拍打溫竹，仍會對膀胱經產生影響，即使它未通過缺盆
穴。這至少顯示了一項與古典針灸理論相左的可能性，就是足太陽膀胱經確實以
某種方式和這個穴位相互影響。

在氣衝穴 (ST 30) 和腹股溝部位，以每分鐘132下為主的頻率拍打溫竹，似乎足以
紓解反應點和產生系統性的結構轉變，特別是對子宮、下背部、髖部、膝蓋和足

部的影響。這個區域也是對應足少陽膽經的間中募穴 (Manaka *mu* point) 所在，也許可以解釋為什麼每分鐘120下的頻率也管用。

在東洋針灸的治療中，*naso muno* 是在治本療程之後，治標療程之前採用。在應用溫竹的治療中，可以在治本療程中同時觸診頸部和腰部，然後在*naso muno*階段清除所偵測到的反應點。

腰頸效應假設 *(Kubi Koshi Hypothesis)*

在日語中 *kubi* 的意思是"頸"，*koshi* 的意思是"腰"。在臨床上應用象限理論和 *naso muno* 需要很頻繁的觸診，偵測再偵測在治療過程中所發生的變化。過去幾年，我的助理竹本光希 (Koki Takemoto)、井澤亮 (Ryo Izawa) 和我開始觀察*naso*區和*muno* 區之間，有無哪些東洋針灸文獻中沒有討論到的關連。

在病人俯臥時，我們觸診他的頸部兩側，找尋像浮腫和緊繃這樣的反應點。當這樣的現象發生時，我們也注意到在他髖部側邊，會有明顯的條狀緊繃帶，自帶脈穴 (GB 26) 而上。如果頸部的緊繃處偏向後頸，我們注意到在薦骨部位一帶和足太陽膀胱經的下段，會有一些浮腫的區域。在這些下半身區域以適當的頻率拍打溫竹，可以重複地觀察到頸部的緊繃有明顯消減，而且頸部和上肢的症狀有所減輕。

在前章的全像理論看到，整體的每一部分反映並隱含了整體的資訊。在繼續這項研究的過程中，我們注意到更多的關連，比方說，在薦骨部位滾動溫竹可以減輕喉嚨痛。看起來似乎我們正逐漸發現另一套鏡像原理。這個研究過程有如考古學，讓我們慢慢地掀開層層筋膜，看到身體部位如何連接和互動。至今為止我們所拼湊出的圖像如下：

- 在薦骨部位堅實地滾動溫竹可減輕喉嚨痛 (104)。
- 在尾骨部位滾動溫竹有時會影響舌頭的感覺 (104)。
- 在薦骨部位側邊滾動溫竹影響前頸和後頸(112)。
- 在腰部滾動溫竹，從帶脈穴 (GB 26) 至肋骨下緣 (120) 可鬆弛頸部側面，有時鬆弛相對邊。
- 用溫竹拍打足少陰腎經在肚臍以下處可鬆弛後頸的反應點 (120)。
- 用溫竹拍打任脈下段的穴位可減輕頸部中線處的緊繃 (104)。
- 用溫竹拍打足少陰腎經在上腹部的穴位可減輕背部中段足太陽膀胱經上的緊繃(120)。
- 用溫竹拍打足少陰腎經在鎖骨以下的穴位可減輕下背部足太陽膀胱經上的疼痛 (120)。

以上這些觀察結合了象限關連性的假設和 *naso muno* 的理念。簡而言之，*naso* 和 *muno* 兩區互為影響，但以上的臨床觀察似乎更為複雜，特別是涉及到左右和前後的極性。頭蓋骨連接頸椎和骨盆連接腰椎，兩者之間是否有鏡像關係呢？

要回答這個問題，想像你的病人俯臥平躺。如果你將一面鏡子擺在他的背部中段，鏡面朝向他的頭部，你會看到他實際的頭部及上半身和一個反映的影像，連接在鏡子所在之處。現在想像鏡中反映的頭和身軀不是俯臥而是正面仰臥。這就提供了我們一幅腰頸效應假設 (*kubi koshi*) 的圖像。

根據這個模型，可以推論足少陰腎經和任脈上的穴位，從肚臍上的神闕穴 (REN 8) 至恥骨聯合 (pubic symphysis) 處的曲骨穴 (REN 2)，反映督脈和頸部後方足太陽膀胱經的穴位，從第七節頸椎 (C-7) 至枕骨部位。這使得整個腰部和骨盆成為頭蓋骨下段至頸部的倒映鏡像，而神闕穴 (REN 8) 成為大椎穴 (DU 14) 的鏡像。

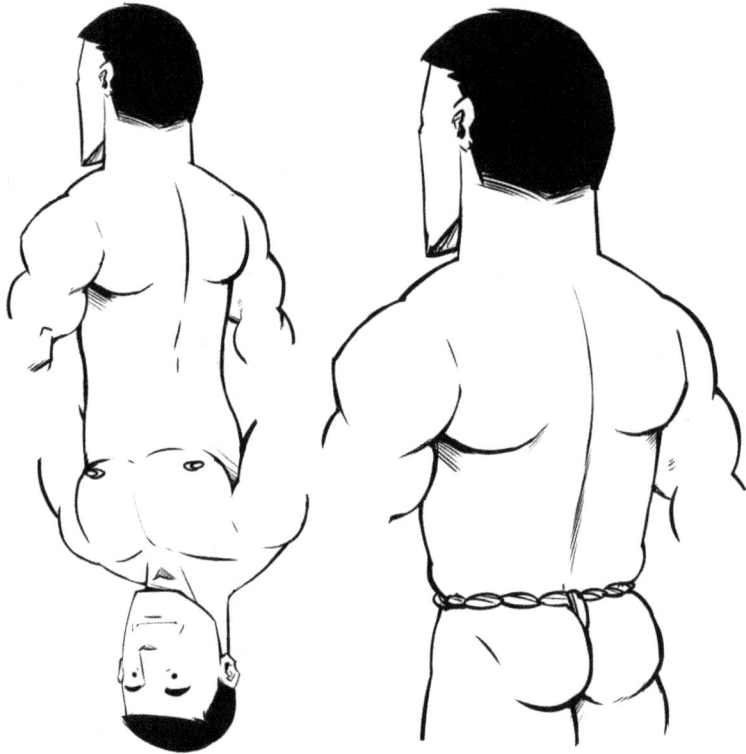

腰頸效應假設的全像圖示。

對此，在日文的文獻中有一個先例：平田反應帶 (Hirata zones)。根據平田反應帶，從第三節胸椎 (T-3) 的高度上至枕骨部位，是身體的一個反鏡像，而身體軀幹部分是一個正鏡像。因此，下背部和上頸部之間存在某種動態的關連，是有道理的 (見第十三章)。

腰頸效應測試

在我寫到腰頸效應的部分時，記起間中喜雄醫師的口頭禪 "不要相信我說的話！" 腰頸效應的反應變化相當容易複製，你很容易可以在你的下一位病人身上驗證。

1. 讓這個示範者俯臥平躺，站在他頭部的一端，觸診他的頸部兩側。你可能會注意到左右兩邊的觸感有所不同。特別專注找尋僵硬或緊繃的地方。一邊是否比另一邊較為緊繃？頸側的肌肉在表層以下的質感如何？你可能會找到一些虛點(kyo) 和實點 (jitsu)。
2. 觸診腰部兩側，從肋骨緣至骼嵴 (iliac crest) 頂端。你也許會找到一些緊繃帶，在側邊的表層或更深層處。
3. 用溫竹在身體一邊的這些緊繃帶上操作 (120) 直到感覺它們鬆弛為止。接著再檢查頸部。
4. 在身體的另一邊重複以上的溫竹治療，然後再檢查一下頸部。

結論

以這種方法在腰部進行治療，是處理頸部和頭部問題的一種很有用的方法。開始腰頸治療的好時機，是在做例行的偵測緊繃狀況 (見第五章) 的第二部分時，這時病人是俯臥平躺的。花一兩分鐘時間觸診他的頸部和腰部，找尋彼此互為鏡像的不尋常肌肉組織。

經過一段時間之後，腰頸效應已成為溫竹治療的一個重要部分，特別是當觸診頸部時發現到有些地方的肌肉極為僵硬和沒有彈性，幾乎感覺有如骨頭，這種現象按東洋針灸的診斷是慢性而難治的問題。

總結

在本章中我們學到，間中醫師複雜的八面體模型可以簡化為八個簡單的溫竹拍打區，前後各四個象限。由於溫竹主要是用來治療線和面，而不是點，因此在一個象限出現的症狀，可以由溫熱相對象限的皮膚來治療。

Naso muno 是一種運用腰頸關聯性的專門療法，源自於人體兩個穴位之間有趣的能量互動性。這兩個穴位是缺盆穴和氣衝穴。腰頸效應 (*Kubi koshi*) 結合*naso muno* 的概念和象限理論，發掘到頸部和腰部之間有趣的關連性，可以運用於溫竹的治療。

第四部份

溫竹新境界

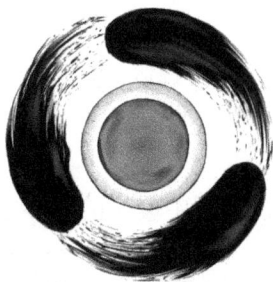

第十三章

融合溫竹療法與間中醫師治療四步驟

內容提要：
列舉溫竹結合間中醫師治療四步驟準則中每一步驟的方法 (該準則是
為間中派針灸師操作而設)
介紹平田反應帶，有助於正在學習間中派針灸的治療師

間中派針灸 (MSA) —— 治療四步驟準則

雖然間中喜雄醫師在1989年過世，但間中派針灸並未因而停滯不前。研習其技術的治療師遍布歐洲、美洲、澳洲及亞洲，特別是在印尼，其理念得以廣泛地付諸實踐，無論是做為獨立而完整的治療系統，或是融入其他流派的技法中。結合間中派針灸來應用溫竹，是令人興奮的理念上的新融合，帶給臨床實務更多的創新。溫竹可以應用在間中醫師所定義的治療四步驟中的任何一項。

間中醫師的人體八面體模型如同他的其他創作那樣，並非抽象的理論概念，而是根據密集的實務應用所建立起來的臨床模型。他將陰和陽的基本概念應用於治療之上，包羅廣泛而結構嚴謹，治療四步驟準則涵蓋了本和標兩個層面的治療，並以矯正結構性異常為其目標。

前兩個步驟為治本的療程，後兩個步驟處理結構性的問題和治標的程序。間中醫師闡釋此一治療途徑為"找尋身體中最重大的矛盾來處理"。[131]

表27. 間中醫師的四步驟

步驟1	診斷並治療腹部失衡的型態 (身體陰面)。	通常採用兩極性治療工具，如離子泵導線、靜電導棒(electrostatic adsorbers) 或間中醫師發明的離子束導控器 (ion-beam device)，放在奇經八脈的主穴和配穴上，或兩極配對經脈的補穴和瀉穴上。
步驟2	診斷並治療與腹部所發現者相關的背部失衡型態 (身體陽面)。	最常採用溫針 (kyutoshin) 在和步驟1治療相關的背俞穴上，但也可以改用留針 (chishin) 或甚至麥粒灸 (okyu)。
步驟3	透過操體法 (Sotai) 中的反抗拒伸展運動 (counter-resistance stretching) 矯正結構性失衡。	通常在伸展的同時施用麥粒灸。
步驟4	運用各種方式處理症狀，如艾灸、延長留針、拔罐、放血、皮內針、間中醫師木槌木針敲擊和/或平田反應帶療法。	在此一階段，可以採用任何治療方式，只要不過度治療病人。有關平田反應帶療法，請參考本章末尾的概述。

我們可以將這個四步驟準則想成是一件有四個鉤子的衣帽架。每個鉤子上掛著一個背包，裡面各有一種衣物：內衣褲、襯衫、褲子和夾克。每天，我們翻找每個背包，拿出其中的一件東西，然後愉快地穿著好出門。選什麼衣物不重要，只要它們符合兩個標準：必須包括以上的每個種類，而且必須彼此合襯。

131　Matsumoto, K., & Birch S. (1988). *Hara Diagnosis: Reflections on the Sea*, Brookline: Paradigm Publications.

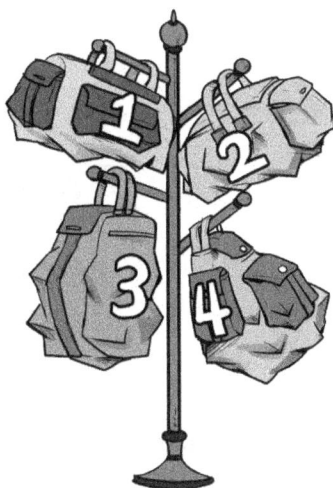

四步驟準則提供我們四個背包以作選擇，每一個都具有清楚的目標。

間中醫師的四步驟準則也是一樣。我們的治療背包裡有一大堆的技術 ── 針療、拔罐、艾灸、耳針、放血等等 ── 都可以用來醫治病人。間中醫師只是將治療的程序簡化成四個明確陳述了目標的類別。在每個步驟中，可以採用任何你想要的方法，只要它們能達成目標。在本章中，我們將探討如何將溫竹融入步驟1－4。

步驟 1 ── 鬆弛身體的陰面

步驟1的目標是鬆弛我們在腹部，也就是身體的陰面，所找到的壓痛點。間中醫師在第一步驟中的主要方法是他運用奇經八脈的療法。奇經八脈在身體形成一個八面體的結構，甚至可溯至胚胎成形時期。治療的重點是恢復這八個象限之間的均衡，進而在整體經脈系統中創造平衡。間中醫師開發了五項基本的治療模式，後來經過東洋針灸醫學會授課教師的增補，如在歐洲的史提芬·伯奇，和在美國的布蘭達·羅威 (Brenda Loew)，建立了八至十項經常採用的模式。

表27. 基本模式

模式	主穴和配穴
陰蹻/任脈	列缺，照海 (LU 7, KID 6)
衝脈/陰維脈	內關，公孫 (P 6, SP 4)
陽維/帶脈	外關，足臨泣 (TB 5, GB 41)
陽蹻/督脈	後谿，申脈 (SI 3, BL 62)
交叉症候群	內關，公孫 ＋ 外關，足臨泣 (P 6, SP 4 ＋ TB 5, GB 41)

陰脈綜合症 (Mixed Yin)	列缺，照海 + 內關，公孫 (LU 7, KID 6 + P 6, SP 4)
K3L	列缺，照海 + 合谷，太衝 (LU 7, KID 6 + LI 4, LIV 3)
任脈/帶脈 (布蘭達模式)	列缺，照海 + 外關，足臨泣 (LU 7, KID 6 + TB 5, GB 41)
四關	合谷，太衝 (LI 4, LIV 3)

除了這些基本模式之外，還有一些根據腹診反應歸納的模式也可應用。此外，間中醫師也根據兩極經脈配對原則，以兩極性的治療工具來治療兩條經脈上的補穴和瀉穴。

表28 兩極經脈配對治療穴位

	補穴	瀉穴		補穴	瀉穴
手太陰肺經	太淵 LU 9+	尺澤 LU 5	足太陽膀胱經	至陰 BL 67+	束骨 BL 65
手陽明大腸經	曲池 LI 11+	二間 LI 2	足少陰腎經	復溜 KID 7+	湧泉 KID 1
足陽明胃經	解谿 ST 41+	厲兌 ST 45	手厥陰心包經	中衝 P 9+	大陵 P 7
足太陰脾經	大都 SP2+	商丘 SP5	手少陽三焦經	中渚 TB 3+	天井 TB 10
手少陰心經	少衝 HT 9+	神門 HT 7	足少陽膽經	俠谿 GB 43+	陽輔 GB 38
手太陽小腸經	後谿 SI 3+	小海 SI 8	足厥陰肝經	曲泉 LIV 8+	行間 LIV 2

步驟 1 階段溫竹操作

溫竹可以應用以達到以下目的：

- 當接上離子泵導線後，可用溫竹來鬆弛腹部頑強的反應點
- 當接上離子泵導線後，可用溫竹來治療症狀
- 當在步驟1採用離子抽送法不合適時，可用溫竹來進行不依據病性的治本療程

溫竹對頑強反應點的處理

當使用離子泵導線時，腹部大體上得到改善，但有些反應點仍然十分頑強沒有改變。間中醫師列舉了三個這樣的情況，並針對每一個情況提出可以使用的治療穴位。

溫竹可提供另一種方式來鬆弛這些頑強的反應點。基本原則是沿著主穴和配穴所在的經脈，按照適當的頻率拍打。如在第八章中所見，採用主、配穴的經脈也會影響到八面體本身，而使奇經八脈產生另一種不同的"風味"。

表29. 間中醫師對頑強反應點的處理穴位及溫竹的不同做法

頑強反應點	間中醫師建議的遠端穴位	溫竹遠端治療方案
肓俞穴 (KID 16)	復溜穴KID 7 (同側)	拍打太谿穴 (KID 3) 至陰谷穴 (KID 10) (120)
肋下	曲泉穴LIV 8 (同側)	在曲泉穴 (LIV 8) 滾動 (108) 或 注意不要碰到在內關穴 (P 6) 的針，拍打曲澤穴 (P 3) 至大陵穴 (P 7) (176) 和商丘穴 (SP 5) 至陰陵泉穴 (SP 9) (132)
髂前上棘 (ASIS)	三陰交穴SP 6 (同側)	拍打商丘穴 (SP 5) 至陰陵泉穴 (SP 9) (132)

間中醫師所建議的這三個穴位都在腿部。這是因為在連接了離子泵導線時，上半身的穴位可能會導致精氣逆流的反應。這不是穴位本身造成，而是因為在離子循環圈中有金屬介入所致。溫竹是木質，不會導致同樣的反應。我經常在連接導線後，例行地在上半身的穴位使用溫竹。

這項治療相關經脈的原則可以用來處理任何頑強的反應點，而不只是間中醫師所列舉的三種情況。因此，任何基本模式或任何兩極經脈配對都可以採用這種方式治療。例如，如果治療的是手陽明大腸經/足少陰腎經的配對模式，那麼就沿著大腸經和腎經拍打溫竹 (108 和120拍)。如果要在這兩條兩極配對經脈的穴位上用針，最好能用通氣膠帶 (micropore) 將針貼好，以免在用溫竹拍打時因震動而脫落。

這種簡單方法經證明對鬆弛頑強反應點很有效，啟發我發展出溫竹八式 (BB-8) 全身療程。相關資訊請見第八章。

日籍針灸師兼作家和培訓師松本歧子 (Kiiko Matsumoto) 觀察到，如果在手臂和腿部發現 "感覺像橡膠" (gummy) 的區域而用針治療，可以鬆弛腹部的緊繃。受到此一觀察的啟發，我建立了以下另外兩項用溫竹有效消除腹部頑強反應點的方案。

表30. 松本歧子的反應點處理和溫竹的不同做法

頑強反應點	松本歧子建議的遠端穴位	溫竹遠端治療方案
左側天樞穴 (ST 25) 至大巨穴 (ST-27) (瘀血區)	左側中封穴 (LIV 4)，左側尺澤穴 (LU 5)	在這兩個穴位上下處分別以每分鐘108和126拍的頻率滾動溫竹。
右側天樞穴 (ST 25) 至大巨穴 (ST-27) (免疫區)	松本歧子附加穴 (Triple Intestine 10) (註：與手三里穴平行但位於手少陽三焦經上的新穴位)	在與手三里穴 (LI 10) 平行的高度觸診找尋反應點，滾動溫竹治療 (108)，並向身體內側延伸，至手少陽三焦經 (152)。

治標程序

如果使用離子泵導線和針，療程通常大約十分鐘。這提供我們一個十分鐘的空檔，可以進行其他補充治療，無論是像上面所述的在治本的層面，或是治標的治療。間中醫師的四步驟不需一項接一項進行，可以同時進行。因此，在步驟1的同時用溫竹進行治標療程或消除疼痛的治療，是完全可以接受的。例如，如果醫治一位有泌尿方面問題而呈現陽蹻/任脈 (YQR) 模式的病人，大可趁這段時間使用溫竹在其任脈下段的穴位操作，以增補下焦 (lower burner)。

如果治療的病人左下背部位疼痛 (後左下象限)，呈現交叉症候群模式，可以在其前右上象限使用溫竹 (見第十一章)。如果病人有腹瀉或便祕的症狀，可以在其肚臍周圍使用溫竹 (見第九章)。

不依據病性的本治法 (NPBRT)

有時在第一步驟中，間中醫師選擇不用離子抽送療法，而改用全身性的灸療。在某些情況下，特別是如果診斷出的病情甚具挑戰性時，不妨用溫竹做全身性的治本療程，像是溫竹全身療程或溫竹八式。兩者都可在第八章中查閱。

步驟1是病人對你治療方法的第一步接觸。他們通常這時會有一點緊張或焦慮，也許是因為第一次接受這種治療，或者因為趕著準時來看診所致。在候診室等候時，也許他們還用手機處理著工作或家庭的事，也許身體或情緒上還感到疼痛。因此，步驟1這個階段應該將他們從一開始的緊張狀態，帶到一種比較放鬆的情況，以便他們的身體能接受治療的訊息。

史提芬·伯奇在授課時曾說，他有時候比較愛用離子泵導線和針來治療，而不用一些比較快速的兩極治療器具，像是靜電導棒 (electrostatic adsorber)。這是因為用針的療程比較長，能把病人"釘住"十分鐘不動，讓他們放鬆。因此，我們在間中醫師步驟1的目標中可以加上：

鬆弛身體的陰面，並幫助病人放鬆。

溫竹可以協助很快做到這點。

步驟2 —— 鬆弛身體的陽面

如果步驟1的目標是鬆弛身體的陰面和幫助病人放鬆，步驟2的目標是鬆弛身體的陽面，主要是背部。典型間中派針灸的步驟2，是在背部各俞穴尋找和腹部診斷相關的反應點。例如，陽維配帶脈的治療模式是將離子泵導線連接主穴外關穴 (TB 5) 和配穴足臨泣穴 (GB 41)，相對應的步驟2治療是選擇膽俞穴 (BL 19) 和三焦俞穴 (BL 22)，即足少陽膽經和手少陽三焦經的俞穴。間中醫師通常採用溫針 (kyutoshin) 來治療，但如果病人瘦弱，不適合該技法所需的深度針刺，他會改用淺針 (chishin) 配合加熱燈 (heat lamp) 來治療。

溫竹在此一步驟中大有用處。首先，將溫竹迷你療程 (Bamboo Mini) 用於步驟2很簡單。與其檢查和步驟1的治療相關的俞穴去尋找反應點，你可以直接用溫竹迷你療程去處理足太陽膀胱經從大杼穴 (BL 11) 至白環俞穴 (BL 30)，以及督脈沿線的所有反應點。因此，可以用溫竹非常簡單的治療所有俞穴，而達成步驟2的目標。

間中醫師的反應穴位

間中醫師還建議另一種方式來鬆弛身體的陽面，就是檢查和治療所有陽經上的反應點。由於檢查所有陽經的穴位十分費時，間中醫師於是提供一系列他通常發現會有反應的穴位，以節省時間。在步驟2中只要針灸這些穴位當中一至三個，就能產生很好的效果。[132]

表31 間中醫師的反應穴

手陽明大腸經	合谷，手三里，曲池，肩髃，巨骨，扶突，禾髎，迎香
足陽明胃經	巨髎，頰車，下關，頭維，人迎，氣舍，缺盆
手太陽小腸經	後谿，支正，肩貞，天宗，肩外俞，顴髎，聽宮
足太陽膀胱經	攢竹，通天，玉枕，天柱，大杼，風門
手少陽三焦經	外關，三陽絡，臑會，肩髎，翳風，角孫，耳門
足少陽膽經	聽會，曲鬢，完骨，陽白，風池，肩井
督脈	靈台，身柱，大椎，瘂門，百會，上星

我們已經看到，使用溫竹可以很快地治療整條經脈。在溫竹全身療程中，治療手臂三陽經是一個很快的程序。在治療手臂時，可以特別專注於上表所列的間中醫師建議穴位。至於腿部，足太陽膀胱經和足少陽膽經的治療可作為溫竹迷你療程的一部分。只要按照其個別頻率沿這兩條經脈拍打溫竹，就能鬆弛身體的陽面，達成步驟2的目標。

以艾灸法伸展經脈

間中醫師提到另一項稱為經脈伸展 (channel stretches) 的療法，也稱為艾灸伸展法(stretch moxa)。這可以用在步驟2以鬆弛陽經或在步驟4減輕症狀。*Chasing the Dragon's Tail*一書對此有詳細討論如下：

適用於步驟二治療的第三種治療形式，是在有反應的經脈穴位上使用火針 (fire needle) 或艾灸，同時讓病人伸展適當的經脈並呼氣。這對鬆弛手太陰肺經、手陽明大腸經、手少陽三焦經和手太陽小腸經上的緊繃和滯礙很有效。這四條經脈經常涉及肩頸部位僵硬的問題……

這對消除肩頸問題的症狀和減輕這些部位的功能性緊繃和滯礙，都有好處。它本身可以做為整個步驟 2 的治療，或者也可以配合溫針 (*kyutoshin*)，在背部相關的俞穴上使用。它也可以用在較後的步驟 4 治療，來減輕肩、頸和其他背部的症狀。顯然，間中醫師對於在步驟2使用溫針並不堅

132　Manaka, Y., Itaya, K., & Birch, S. (1995). *Chasing the Dragon's Tail: The Theory and Practice of Acupuncture in the Work of Yoshio Manaka*. Brookline: Paradigm Publications, p. 188.

持。對他來說，目標永遠是最重要的，而不是達成目標的方法。在背包中的任何合適工具都可以用。因此，經脈伸展可以作為整個步驟2的治療，當然，溫竹會是火針或艾灸的最佳替代品。[133]

在這種情況下使用溫竹，和間中醫師採用火針或麥粒灸，最主要的不同是病人感受熱的方式。使用麥粒灸時，病人在最初幾秒鐘感覺不到什麼，接著在我們捏熄艾炷時感到一點點灼熱的"刺痛"。使用火針的情形也一樣。病人感覺不到什麼，直到灼熱的針尖接觸到皮膚的一剎那。這兩種技術都會帶來很短暫的不舒服感，刺激肌肉收縮或抽搐，然後才鬆弛和伸展。

如果要用溫竹來造成類似的剎那不舒服感，必須翻轉先前所學使用溫竹的概念。通常如果採用像豎立法這樣的技巧，我們要注意別讓溫竹留在一個位置太久，以免病人感覺太燙不舒服。但在做艾灸伸展 (和步驟3的操體法) 時，要反過來做，要讓溫竹重新點燃，好讓艾栓保持灼熱，然後將它垂直放在穴位上，直到病人表示感覺太燙為止。

不用擔心！即使是剛點燃的灼熱溫竹，一開始讓人感覺到的仍然是舒服的溫熱，除非不小心燒到了竹筒的口緣和筒身。當我們將溫竹點燃的一端置放幾秒鐘之後，熱度慢慢累積直到感覺太燙。這時病人感到不舒服的瞬間，我們鬆開伸展的肢體同時將竹筒移開。

不過，在操作這套溫竹程序時，和病人的相互溝通與做一般經脈伸展時恰恰相反。一般在做經脈伸展時，我們捏熄艾炷，並告訴病人停止伸展放鬆。但在這裡，我們先指導病人，在感覺溫竹太燙時喊"放！"，同時停止伸展放鬆。在他給了這個訊號之後，我們才同時移開溫竹。換句話說，在一般典型的伸展中，我們控制熱源和放鬆的瞬間。在溫竹的經脈伸展時，病人控制熱源和放鬆的瞬間。

經脈伸展在手太陽小腸經的應用

在*Chasing the Dragon's Tail*一書中，間中醫師對手太陰肺經、手陽明大腸經、手少陽三焦經和手太陽小腸經的經脈伸展做了說明。[134] 以下我們提供一個圖示，以說明如何用溫竹做手太陽小腸經的經脈伸展。[135] 這些操作能在肩頸部位帶來即時和重大的變化，明顯增加該部位的活動幅度。

133　Ibid., p. 191.

134　Ibid., pp. 191–193.

135　Adapted from Channel Stretch handout written together with my colleague and co-trainer Marian Fixler.

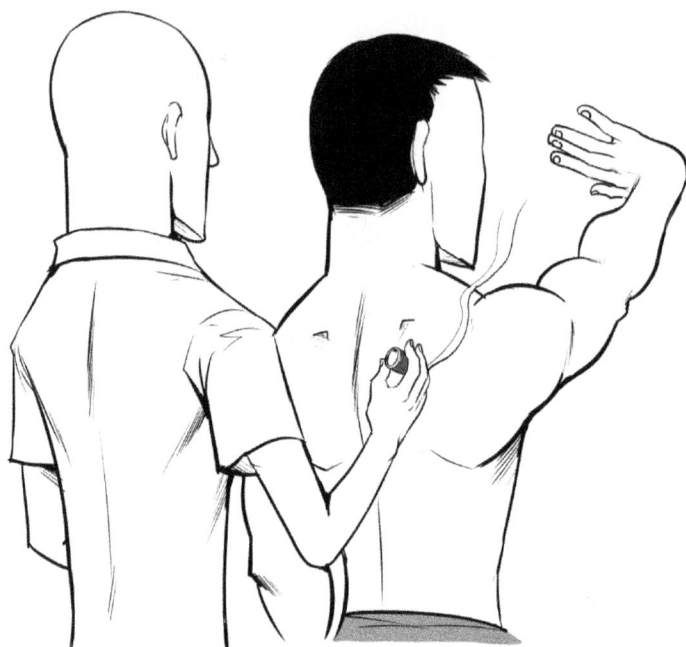

溫竹應用於經脈伸展 (手太陽小腸經)。

在操作之前需要先跟病人解釋整個程序。記得最好總要先做一兩輪不點燃溫竹的演練,讓他們清楚你要他們做什麼,然後才開始。

1. 要求病人將一隻手臂前伸,手腕向身體內側方向旋轉九十度,手掌向外手背對著自己。檢查以下幾個穴位是否有痛點:肩貞穴 (SI 9)、臑俞穴 (SI 10) 和天宗穴 (SI 11)。
2. 在偵測到疼痛程度最高的痛點後,手持溫竹將手靠在該穴位附近,溫竹遠離皮膚。
3. 要求病人深呼吸吸氣,同時伸展經脈如上圖所示。接著要他摒住呼吸,同時將溫竹點燃的一端置於穴位上。
4. 一旦他感覺太熱不舒服,通常三至五秒鐘之後,就喊 "放!" 和大力呼氣,並將手臂放鬆垂下,同時你應該迅速將溫竹移除。
5. 重複此一程序三次,每次過後都重新觸診痛點,看疼痛程度有無變化。

變化方案

間中醫師開發出一套經脈伸展的變化方案,採用木槌木針來操作。你可以用溫竹模擬這個方式,將溫竹平擺,用手指關節敲擊。溫竹的溫熱能增加敲擊的衝擊效應。

當平擺時,溫竹感覺不那麼熱,通常可以一直敲擊到最多八下。如果竹筒筒身變得很薄,像是用了很久的話,就可能會熱到感覺不舒服,那還是應該要求病人喊"放！"因此，在後面的步驟4中，你必須靈活處理，準備兩種方案，如下面所列的 (a.) 或 (b.)。

1. 要求病人將一隻手臂前伸，手腕向身體內側方向旋轉九十度，手掌向外手背對著自己。檢查以下幾個穴位是否有痛點：肩貞穴 (SI 9)、臑俞穴 (SI 10) 和天宗穴 (SI 11)。
2. 在偵測到疼痛程度最高的痛點後，將溫竹平擺在該穴位上，要求病人將手臂伸展多一點，並深呼吸吸氣。
3. 要求病人摒住氣並繼續伸展。與此同時，以該穴位的頻率開始敲擊溫竹。
4. 按照下列出現的情況的其中之一執行：
   a. 當病人喊"放！"時，要他呼氣並放鬆手臂垂下，並立即移開溫竹。
   b. 繼續敲擊至最多八下，最後一下特別用力然後停止，同時要病人呼氣並放鬆手臂垂下。
5. 重複此一程序三次，每次過後都重新觸診痛點，看疼痛程度有無變化。

膽小鬼遊戲 (Playing Chicken)

最近我用經脈伸展法治療　位頸部疼痛劇烈的病人，伸展手太陽小腸經和手少陽三焦經。採用上面所介紹的前一種方案操作溫竹。有趣的是，他健康的一邊對熱很敏感，有問題的一邊則很遲鈍。正因為如此，這次療程變成一場膽小鬼遊戲 (game of chicken)，比誰先讓步！

由於他並未示意感到任何熱，過一陣子後我覺得將溫竹擺在他的皮膚上夠久了，於是主動將溫竹移開，並要他呼氣和放鬆讓手臂下垂。

這是常識，但值得強調一下，在任何情況下，都不應該將點燃的溫竹擺在病人的皮膚上過久，以致造成灼傷。無論病人是否遲鈍或是要表現他的忍耐力，當你覺得時間夠了或是大家似乎在比誰先怕時，永遠要先喊停。

他對該療程的反應值得在此分享。儘管他有好幾處頸椎有嚴重椎間盤突出的問題，療程過後他覺得疼痛大大減輕，離開時情緒高昂。

步驟 3 —— 治療結構上的失衡

間中醫師說步驟3是選擇性的程序，通常並不包含在一般的療程中，除非病人顯現出明顯的結構性不平衡。這類的不平衡可能是左右兩邊臀部緊繃度不同，或是脊椎一邊的肌肉比另一邊發達等等。

操體法

間中醫師對一系列操體技巧加以研究、改進，並結合到其治療方法中。操體法最初是由日人橋本敬三 (Keizo Hashimoto，1897－1993) 所創，利用反抗拒力的肢體伸展 (counter-resistance stretches) 來鬆弛身體活動的限制。[136] 間中醫師找出改良方法，在反抗拒力的伸展過程中，加上熱的應用，調適成一種新的療法。他有時使用火針，但通常使用麥粒灸來加熱。他並提到以這些方式產生瞬間的熱刺痛感，大大增進了操體技巧的效果。

間中醫師結合艾灸的操體例行程序，在 *Chasing the Dragon's Tail* 一書中有詳盡的介紹。[137] 他還談到如何讓兩位治療師同時操作操體法，一位執行肢體伸展和抗拒，另一位則以木槌木針，按適當的頻率敲擊穴位以進行治療。

另一種變化方案是讓治療師一手按節拍器的拍子搖動木針，另一手伸展肢體。間中醫師的這個先例已經結合了熱、壓力、敲擊或搖動和按照適當的經脈頻率等等，來進行步驟3的程序，我們不難推斷如何應用溫竹來發展新的變化方案。

如上述經脈伸展所見，溫竹和火針、麥粒灸最大的差別，是病人感受熱的時間。在使用麥粒灸時，病人在最初幾秒鐘感覺不到什麼，接著在捏熄艾炷同時要求病人放鬆時，感到一點點灼熱的"刺痛"。在用溫竹時，將溫竹靠在皮膚上，病人馬上就感覺到一股舒服的溫熱，當將溫竹點燃的一端留置幾秒鐘之後，熱逐漸累積直到太燙，這時我們同時放鬆肢體抗拒和移開溫竹。這個程序與一般操體法和艾灸併用的程序恰恰相反。不是滅熄艾炷並告訴病人放鬆，而是要先教病人在覺得太燙時喊"放！"，然後移開溫竹並鬆開抗拒的肢體，讓它垂下。

操作程序

間中派針灸最常用的操體伸展技巧是俯臥屈腿 (Prone Leg Flexion)，通常在間中派針灸課程的第一個周末會教。我們以此一技巧為例，展示如何融入溫竹的應用。[138]　採用操體法的一般法則是，記得總要在不點燃溫竹的情況下做一兩輪演練，然後才正式開始。

136　Hashimoto, K., & Kawakami, Y. (1983). *Sotai: Balance and Health Through Natural Movement.* Tokyo: Japan Publications Inc.

137　Manaka, Y., Itaya, K., & Birch, S. (1995). *Chasing the Dragon's Tail: The Theory and Practice of Acupuncture in the Work of Yoshio Manaka.* Brookline: Paradigm Publications, pp. 196–203.

138　Adapted from a Sotai handout written together with my colleague and co-trainer, Marian Fixler.

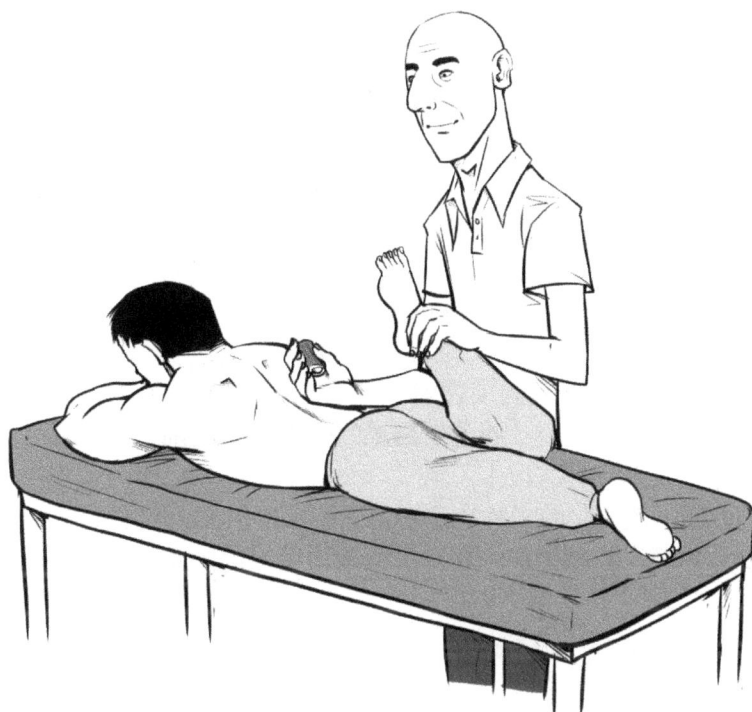

1.一手持溫竹在肝俞穴 (BL 18) 附近，另一手持病人足踝，
　將腿彎曲至剛過抗拒點 (point of resistance)。

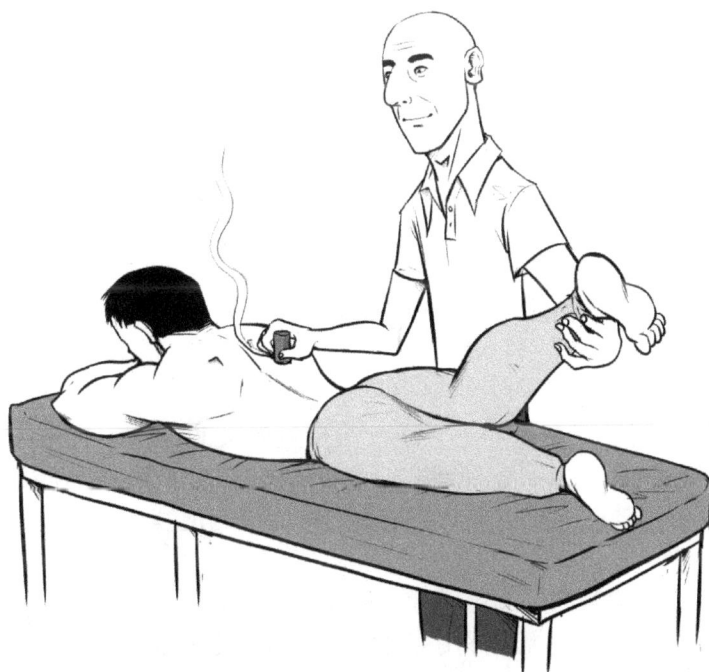

2. 將溫竹點燃的一端置於該穴位上，並要求病人伸腿抗拒你扳腿彎
　曲的力道。當病人示意放手時，停止用力，放鬆病人的腿。

1. 自我偵測 (Doshin)：檢查病人肌肉質感，肢體活動的幅度限制和對稱性。讓病人俯臥，將其兩腿扳彎向臀部伸展。
2. 評估哪一邊比較靈活。一開始應在靈活的一邊執行操體動作。通常在較健康的一邊做兩輪操體動作，然後換到活動較受限制的一邊再做一次。
3. 在肝俞穴 (BL 18) 周圍觸診找緊繃點。接著手持溫竹在該處附近，像要準備拍打那樣，但讓點燃的一端保持遠離皮膚。然後要求病人深呼吸吸氣，同時將其腿扳彎至抗拒點，接著再稍微向其臀部伸展一點，但不要造成他不舒服。接下來，將腿慢慢伸直回來，並要求病人在你將腿扳離抗拒點時呼氣。
4. 正當其腿部完全伸直回來之前，讓病人出力將腿後推，抗拒你用手再扳彎的力道。與此同時，將溫竹點燃的一端置於肝俞穴上 (BL 18)，並要病人在感覺太燙時喊"放！"。
5. 當病人喊"放！"時，移開溫竹並鬆開反抗拒力，讓腿垂下使病人放鬆。
6. 再度評估病人肢體動作的靈活度和對稱性，以判斷你的治療效果。

註：此一程序不需配合節拍器操作。

變化方案

間中醫師擅長一手持木針操作的用法。在這套變化方案中，間中醫師將木針置於穴位上，跟隨節拍器的拍子搖動。同樣地，在應用溫竹時，可以按適當的頻率滾動、搖動、按壓或在穴位上震動溫竹，用另一手控制肢體的伸展。採用這種變化方案，我們無意以溫竹造成任何瞬間的不舒服感，而是要利用其溫熱和節拍使穴位鬆弛。

平田反應帶療法

在討論步驟4之前，應該簡單介紹一個間中醫師經常採用的治療系統：平田反應帶療法 (HZT)。

平田反應帶是一個日式全像治療系統，很少見於英語文獻。它是由平田內藏吉 (Kurakichi Hirata，1901－1945) 所建立。平田內藏吉在1930年代就讀於日本京都帝國大學時，開發了他個人以加熱針療工具進行治療的這套系統。

間中醫師是平田反應帶療法的倡導者，他在平田內藏吉去世四十年後，發表了他個人對此療法的著作。他經常採用這種療法，特別是用在其治療四步驟準則的步驟4中，作為一項附屬的療程。

平田先生視皮膚為人體和自然界接觸的介面。這是疾病侵入、人體產生反應的所在。正因為如此，他強調皮膚層面的診斷和治療，並且開發出一套方法，以一種加熱的工具刺激皮膚做治療。

平田先生的理論相當簡單。他開發了一套具醫療性質的全像圖系統，包含十二個水平帶狀區 (見下圖)。這十二個帶狀區對應到六個不同的身體部位，分別是頭部、臉部、頸部、軀幹、手臂和腿部。每一個部位的反應帶和其他部位的同一反應帶是等相的 (isophasal)。例如，一個人患了腎病，可能他的眼睛下方、手腕和膝蓋的腎反應帶會有反應。他認為，透過刺激每個腎反應帶，也就是腎臟在皮膚表面的表徵，可以改善腎臟本身的症狀和功能。

雖然十二個反應帶大體上對應了十二主經，但三焦經和心包經沒有對應到。取而代之的是支氣管和生殖器官。此外，膽反應帶和脾反應帶還分別反映和治療胰臟的外分泌和內分泌功能。以下為十二反應帶：

1. 支氣管
2. 肺
3. 心
4. 肝
5. 膽和胰臟外分泌
6. 脾和胰臟內分泌
7. 胃
8. 腎
9. 大腸
10. 小腸
11. 膀胱
12. 生殖器官

平田反應帶的理論基礎是，每個身體部位都是整個身體的全像圖。因此，每個部位會以同樣方式，反映同樣的生理和病理過程。例如，肝臟的失衡會反映在每個身體部位的肝反應帶上。

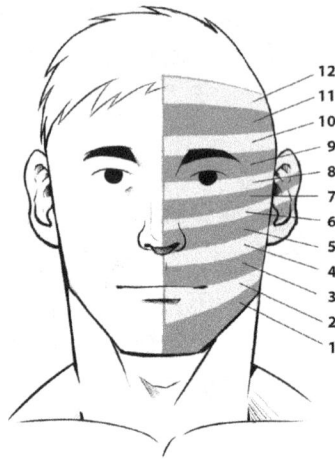

在臉部的十二個平田反應帶。

治療應用

平田反應帶療法包括使用一種加熱的鈍頭治療棒去刺激反應帶。早期採用的是一具錐形的金屬器具，裡面裝填石綿，浸泡乙醇酒精，稱之為"心療器"(*shinryoki*)。為了實踐推廣自我治療的使命，平田先生在他的第一本暢銷書中，隨書附贈此一器具。多年以後，間中醫師發明了一種通電加熱的滾動治療工具，稱為針療滾輪 (*tenshin kyu*)。現代的平田反應帶治療師則使用一種比較複雜的電子熱療棒，稱為"平田君"(*Hirata-kun*，一種加熱的手柄治療棒，末端為滾輪頭)。[139]　這些加熱工具是用在適當的反應帶敲擊或滾動，直到該區的皮膚發紅。

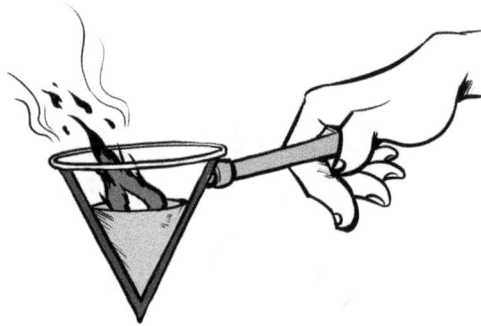

平田內藏吉最初發明的加熱針療器具，稱為心療器 (*shinryoki*)。

139　*Hirata-shiki Nesshin Ryoho Setsumeisho (Hirata-style Warm Needle Therapy Instruction Booklet.* Tokyo: Kokusai Nihon Onnetsu Ryoho Kenkyukai (International Japanese Thermotherapy) Association), p. 9.

這些器具有的已經找不到，有的則太貴讓人望而卻步，像是平田君電療棒。不過，過去兩年我用溫竹來替代，作為熱療工具十分理想，這讓我決定將平田反應帶療法融合到我所用的間中喜雄醫師的療法中，並開始漫長而詳盡的檢視如何以溫竹應用。所有過程都已記錄，將成為我第二本書的內容，專門探討平田反應帶和溫竹的應用。

我對這個計畫感到十分興奮，忍不住要在此略為提及！它為平田先生和間中醫師的遺產注入新的活力，也大大擴展了溫竹的應用範圍。

至於如何結合，平田反應帶療法可用溫竹操作，作為附屬的療程，在間中醫師四步驟中的任何一階段進行。史提芬‧伯奇在 *Chasing the Dragon's Tail* 和 *Hara Diagnosis—Reflections on the Sea* 等書中，對應用反應帶提供了一些指導。

步驟4 —— 什麼都行

本書探討了溫竹在步驟1階段的應用，但其實在步驟4溫竹才真正表現了獨立的功效。在前面的章節中已看到，溫竹可以不同方式做治標的治療，像是很單純地"在痛的地方施用，讓人覺得舒服"，或加以調整來操作已確立的艾灸程序，如深谷伊三郎的灸法，以及依據繁複的遠端全像模型來操作，如譚醫師和平田內藏吉的治療模型。

你可以在步驟1或步驟2的階段同時使用溫竹進行步驟4的治療，或者把它留到最後來做以結束療程。溫竹是一種極為靈活的治療工具，應用在步驟4時，怎麼用都行。

總結

溫竹可以應用在間中醫師四步驟治療程序中的每一階段，在步驟1和2中，治療頑強的反應點。在步驟3中，協助結構性的調整。在步驟4中，前面章節提到過的任何操作都可應用。這樣做等於是為間中派針灸增添了新的層面，通常以溫竹替代針療，可使整個治療體驗更輕柔而細膩。

我希望讀者從以上的介紹中了解到，將溫竹結合進你的針灸系統中是簡單不過的事，無論你的流派為何。

下一章，也就是本書的最後一章，我們將放眼未來，從本書讀者和溫竹的角度來看未來的發展。

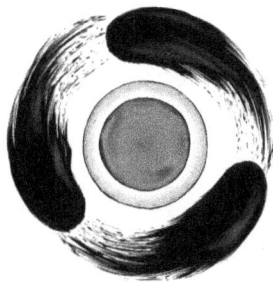

第十四章

追隨間中醫師的足跡

內容提要：
本章提供治療師一些簡單的建議，以及當今世
界各地應用溫竹治療的 "人名錄"

溫竹療法

本書介紹了應用於針灸的其中一種最新工具。竹筒的使用可能已有半世紀之久，
但本書所介紹的溫竹應用技法，卻開發不到十年。

溫竹只在皮膚層面進行治療，這是平田內藏吉先生認為環境和我們身體內部最重
要的接觸介面。在天地人的三才圖中，天和地的影響是透過皮膚進入到身體。這
隱含了溫竹治療威力的訊息。溫竹治療不專注於針灸穴位，而主要針對身體的部
位、區域和經脈沿線。

雖然應用於廣大的區域，但溫竹也可以很容易針對特定的症狀、經脈或臟腑系統
來治療，它能產生大範圍的效應，治療全身系統。雖然過去它主要是作為一種治
標的工具，但也可以用來做根本層面的治療或增補治本的療程。

溫竹不同於大部分艾灸工具，它可以用來敲擊、滾動或做深層的摩擦和按壓。在使用上非常靈活，可以配合間中醫師的經脈頻率，在不同層面操作。

結合全像治療系統，如譚醫師、間中醫師和平田先生所使用的系統，使溫竹的應用擴增了新的廣度和範圍，比如可以治療疼痛和功能性的失調，作為治標療程的一部分。

溫竹將如此廣泛多樣的技法和概念網羅起來，因此它是古今結合的一個上好例子。艾灸本身流傳久遠，溫竹則是應用它的一種新方式，就像是一個新的品牌。隨著這本書的完成，它應能完全銜接到西方近代的針灸發展中。我感覺自己像是個自豪的園丁，樂見自己栽種的嫩苗發芽成長，繁殖增生。竹子對亞洲文明是如此熟悉，百年來發展出各種不同的用途，如今我們又增添了一項。

未來肯定會有更多開發溫竹的新想法和應用。套一句英國前首相溫斯頓‧邱吉爾的名言，這不是溫竹故事的結束，甚至不是結束的開端，但它也許是開端的結束。對這樣一件簡單的工具來說 —— 僅只是一小段竹筒充填艾絨 —— 未來是無盡的可能。

其他對溫竹的應用

十年前，只有屈指可數的日本治療師在用一種稱為短竹的工具。由於不同的治療師為文分享，加上社交媒體的即時傳播，使得它在短時間內就越來越受歡迎，不僅在日本本土，也傳到了西方。我曾在多個國家教授溫竹療法，包括英國、西班牙、克羅地亞、日本、馬來西亞、印尼、泰國、以色列和巴西等國，並和在美國、澳洲、紐西蘭、法國、德國和智利的治療師交換心得。

在日本，艾灸大師山下詢先生的遺產根深蒂固，許多他的學生成為老師，在課堂上和透過YouTube頻道，將他的治療理念傳播開來。他的竹筒灸現已納入東洋鍼灸專門學校 (Toyo Shinkyu Senmon Gakkoh) 的課程。這是日本東京最重要的針灸學校之一，顯然，世界各地很多人都正採用這種工具。

以下列舉其他一些運用溫竹且開發出其個別療法的治療師，提供參考。我相信還有更多令人振奮的發展，是我尚未知曉也未能在此網羅的。

本多進 (Susumu Honda)

在東京執業的治療師本多進將溫竹的原始設計加以改良，在它的一端加上一個鉛環以增加其重量，此一改良品稱為 Ontake Pro。鉛環使得整個竹筒的重量達到100

公克，增加的重量使它的觸感比較堅實，拍打比較平穩而有力。本多先生免費提供 Ontake Pro 給病人在家使用。"這讓使用者不用擔心拍打的力道，而能自然產生肩膀按摩 (kata tataki) 那種拍打的順暢和韻律。"[140]

Ontake Pro 可以應用本書所介紹的各種療法，特別是需要韻律性敲擊的那些。不過，由於竹筒的一端加了鉛環，所以筒身形狀不對稱，也就不太容易操作滾動法。

新間英雄 (Hideo Shinma)

知名艾灸大師深谷伊三郎 (Isaburo Fukaya，1901 – 1974) 的兒子新間英雄是一位熟練的古典吉他演奏者，已屆八十歲高齡。他致力於寫作和教學，與針灸師福島哲也先生共同保存並發揚他父親的遺產。他出版的小冊子 Take Zutsu Onkyu 是記錄 "竹筒灸" 的最早著作之一。[141]

他使用溫竹的方式是做為治標的局部治療 —— 例如，在薦骨和臀部操作以治療坐骨神經痛。他也調適採用了許多深谷灸的原則，找尋不尋常的肌肉組織，像是硬塊，採用溫竹而非疤痕灸 (tonnetsukyu) 來加以治療。

新間先生愛抽菸斗，他在書中還談到用他最喜歡的菸斗來替代溫竹去搓揉 (只是不清楚菸斗裡是裝了菸絲還是艾絨！)。點燃的菸斗是極佳的導熱工具，特別是用來在皮膚上搓揉，因為菸斗的的表面都研磨得很光滑。

菲利浦・考迪 (Felip Caudet)

菲利浦・考迪是在西班牙加泰隆尼亞執業的物理治療師兼艾灸治療師。他積極倡導深谷灸，經常前往日本跟隨福島哲也先生和新間英雄先生學習。他開發了均整灸 (kinseikyu) 療法，是一種透過評估身體姿勢，偵測筋膜鏈的硬塊，並運用艾灸進行矯正的治療方法。

在評估身體姿勢之後，均整灸的治療包括二個步驟：首先做麥粒灸 (okyu)，接著用溫竹沿肌肉鏈治療，最後伸展筋膜。均整灸所用的竹筒比較長，名符其實地稱為超大型溫竹 (見第二章)。

140　Honda, S. (2017). Ontake and Iron Stick Moxibustion. *NAJOM, 24*(69).

141　Shinma, H. (2012). *Take Zutsu Onkyu*. Tokyo: Kyuho Rinsho Kenkyukai.

均整灸運用本書所介紹的不同溫竹技法，如拍打、滾動或震動等。溫竹療法是用作麥粒灸之後的增補治療。

小貫英人 (Hideto Onuki)

小貫英人是在東京執業的針灸師，他在東洋鍼灸專門學校的短期課程中首次接觸到竹環灸 (takenowa kyu)，學習用來做為簡單的施熱工具，進行局部治療。他是知名的柔式治療 (Yawarakai Shiki Chiryo) 導師戶ヶ崎正男 (Masao Togasaki) 的弟子，研習透過皮膚觸診，將針灸穴位按其反應區分為四類。

小貫先生將溫竹融入這種治療形式，以很細緻的方式運用，來平衡在皮膚和軟組織等不同層面所發現的虛點 (kyo) 和實點 (jitsu)。目前他主要將溫竹用做局部治療，而非針對系統性的療效。在治療皮膚和肌肉組織的硬塊時，他用溫竹溫熱和軟化這些硬塊，根據觸感和深度調整力道。如果皮膚感覺鬆垮虛腫，則緩慢地使用溫竹並逐漸加熱。對發炎和疼痛的症狀，他採用一種搓揉的技法來消除疼痛。小貫先生在其治療中採用艾灸、針療或溫竹，依情況需要而定。他認為溫竹特別適合用於兒童和敏感的病人身上。

高野美加 (Mika Takano)

高野美加是一位採用獨特療法的艾灸治療師，專長的領域是女性保健和協助婦女受孕。她執業於東京附近的千葉縣，主要使用溫竹和艾炷貼 (platform moxa) 來治療，治療目標在於調理身體表面，其手法很受到調理的概念所影響，如水谷潤治先生所說的 "整平基礎" (ground levelling) 的治本療法，這在本書第三章中有所探討。[142]

儘管接受針灸的養成訓練，高野美加選擇不使用把脈、腹診、傳統經絡理論或教科書教的針灸穴位。這表示她的治療主要靠很敏銳的皮膚觸診，以便在身體各部位和穴位診斷出不尋常的組織，並加以治療。她使用溫竹進行調理 —— 基本上是平衡身體表面的虛點和實點 —— 然後在腹部使用艾炷貼。開始治療時先用溫竹，一方面讓病人放鬆，同時使整體肌肉組織鬆弛。她的治療分兩階段，先仰臥，後俯臥，強調用觸診來找出需要治療的部位和穴位。有時這些診斷出的穴位是一般的針灸穴位，或者是深谷灸建議的穴位。她的溫竹治療通常在腳底結束，停止精氣能量流至頭部。

---

142   Mizutani, J. (2018, May 30). Interview by Oran Kivity with Stephen Birch, Junji Mizutani, and Brenda Loew. Retrieved from https://youtu.be/aoN3bwXmacY

高野美加自製溫竹，比標準的尺寸略小。在裝填艾絨時，她壓成較短的艾栓，以產生較少熱，類似新間英雄的做法。由於只提供艾灸治療，她創辦了一間"艾灸所"，使命是重振傳統的艾灸形式，作為一種家庭醫療和大眾醫療的途徑。

如何將溫竹結合到臨床治療中？

這個問題的答案並不複雜。不管學任何技巧，都是由實踐開始。讀書學習是一回事，但溫竹和其結合經脈頻率的應用十分仰賴實作，要靠動手做才能真正學會。本書從治本、治標和作為增補治療等層面，檢討了溫竹的各種應用。由個人的經驗和理解出發，你可能對其中某些應用比對其他更感到共鳴，那麼就應該從這些地方著手做起。選擇你最容易掌握的地方開始，等感到上手了，再轉到那些剛開始時似乎較具挑戰性的用法上。找同事和朋友練習。如果有問題，可以參加臉書上的溫竹粉絲專頁提出，以便在社群中取得解答。

坦白地說，我愛極了溫竹！它不僅徹底改變了我的治療作業，更重要的是病人都喜歡它，這正是它能成功融入我的治療當中的重大原因 —— 當然，它也是一件甚具療效的臨床工具。此外，溫竹輕、小、便宜、易用。無論你採用什麼理論或屬於哪一派針灸，都可以很容易引進溫竹來運用，而不需改變太多現有的作業方式。

守－破－離 (*Shu-Ha-Ri*) —— 追隨大師的足跡

在Chasing the Dragon's Tail 一書中，我們看到Shu-Ha-Ri 的筆劃圖像。它體現了反映在日本文化許多方面的佛教"道" (michi) 的概念。簡單來說，shu（守）的意思是保護、保存和忠實地模擬我們所接受的教導。Ha（破）的意思是分拆，從實際面來說，就是在自己平常生活中練習所學的藝能和技法，發掘你忠實所學的技術中的限制和特殊應用。Ri (離) 是離開或分開 —— 在這一階段，讓個人的經驗、直覺和個人特質真正引導自己的道路。

間中醫師對於Shu-Ha-Ri教導的遵循，也許就像所有特立獨行者那樣……最後，我們可以說，間中醫師及其遺產不僅屬於日本，而屬於全世界，他在真正融合醫術發展的過程中所扮演的角色，有待完整研究和記載。

— 傑弗利・丹恩 (Jeffrey Dann)[143]

143　Dann, J. (2009). Editorial. *NAJOM, 16*(47).

Chasing the Dragon's Tail 是間中醫師具有指標意義的英語著作，在他去世後不久於1989年出版。之後，他的弟子史提芬・伯奇曾在其他書和出版品中，發表有關間中醫師的短文，但基本上過去三十年來，沒有任何有關間中醫師治療方法的著作出版。他仍然被認為是位影響深遠的針灸師，但他的大部分著述都被遺忘 —— 即使在日本也是如此 —— 現今的學生也不被鼓勵去研究他或他的療法。

我沒有這樣的榮幸見到這位獨特的思想家和偉大的人物，但我覺得他在很多重要方面都影響了我，不只是將"好奇的病毒"傳給了我的老師史奇芬・伯奇進而傳承下來。多年來，我按照被教授的方式來操作間中派針灸，但在接觸到溫竹後，我發現了能拓展所學限制的機會。尤有甚者，這個奇妙的工具讓我有機會為平田內藏吉先生的遺產注入新的生命，那是西方世界從未知曉的療法。

作為研習間中醫師療法的學生，我願意相信他會樂見其治療理念擴展到這些新的方向。更加肯定的是，他一定會興趣盎然地把玩溫竹這樣簡單的熱療工具。我絲毫不懷疑他會想到各種各樣的新點子來改良和應用溫竹，遠超過我至今開發的範圍。由於溫竹本身已自行發展出其獨到的療法，我希望透過這本書，讓其他人也能開發間中醫師的理念至不同的方向，掌握和跟隨間中醫師的足跡。

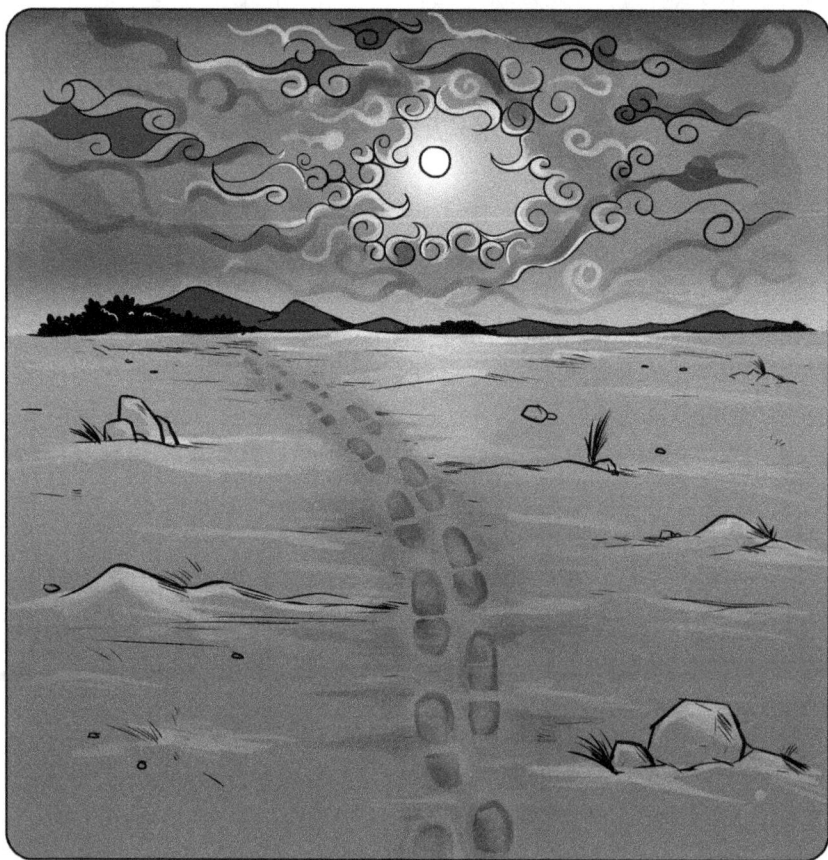

追隨間中喜雄大師的足跡。

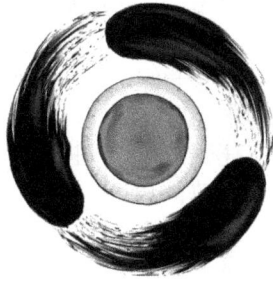

附錄：資源表

供應商

<table>
<tr><td colspan="3" align="center">溫竹相關材料供應來源</td></tr>
<tr>
<td>溫竹</td>
<td>標準型、迷你型和超大型溫竹都可從我的個人網站和亞馬遜網站採購。我們的溫竹存貨是用台灣當地竹子製造，按本書所述的規格設計，由作者執行品質控管。</td>
<td>www.orankivity.com
由台灣出貨

www.amazon.com/shops/theontakeshop

由台灣出貨
www.amazon.ca/shops/theontakeshop

由台灣出貨

如果要在亞馬遜網站選購，請輸入以下個別名稱以搜尋商品 (英語)：
• "Ontake Warm Bamboo"
• "mini-ontake"
• "superontake"</td>
</tr>
<tr>
<td>溫竹，
明星牌艾絨
(Myojo)
若草牌艾絨
(Wakakusa)</td>
<td>標準型、迷你型和超大型溫竹都可在東京針灸用品供應商三景商店的網站選購。三景商店的溫竹庫存是用日本當地竹子製造，由店主榎本浩先生手工製作。榎本浩先生除日語外可說寫英語和西班牙語。</td>
<td>http://oq83.jp/indexEN.php

電子信箱： overseas@oq83.jp
由日本出貨
大部分西方國家的針灸用品供應商庫存的艾絨是若草牌艾絨。</td>
</tr>
<tr>
<td></td>
<td>英國供應商Balance Healthcare 庫存馬來西亞製的溫竹，其網站如右。</td>
<td>https://www.jcm.co.uk/balance-healthcare-ltd-new-online-shop/
由英國出貨</td>
</tr>
</table>

美國製溫竹	Andrew Payne 是一位技巧熟練的木工和治療師,居住在美國。他所製作的溫竹都以手工雕刻,極具藝術性,但不便宜。有興趣者可參考右列網站。	https://willowtreewellnesspvd.com/ 由美國出貨
瓷製溫竹 (Claytake)	Bao Shenti 在法國製作十分精美的瓷質溫竹。它們很容易消毒,也能高溫高壓蒸氣消毒。這些瓷製溫竹是按標準型溫竹的尺寸製作,使用上亦相同。	https://baoshenti.com/ 由歐洲出貨
中國生產 青綠艾絨	這種艾絨很普遍,會讓你很想試用。但是中國製艾絨的等級不適合用於溫竹,因為很粗糙且雜質多,點燃後細粒可能會掉落,灼傷病人。	請使用中級的日本製艾絨,如明星牌或若草牌艾絨 (見上方)。

節拍器

市面上有很多節拍器APP。重要的是要能儲存播放清單,這樣才能很容易地從一個頻率跳到另一個頻率,並且選擇自然聲響。免費的APP都不提供這些功能,因此應該購買其中一套付費節拍器APP。在Google Play 和App Store 可以找到所有這些用品。

Tempo Pro,Frozen Ape 出品	可靠,付費版本提供不同聲響組合和播放清單功能。IOS 版本有內建的音量大小調節器,Google APP 沒有。
Metronome,Onyx Apps 出品	付費升級功能包括聲響組合和播放清單。
Metronome +,Dynamic App Design LLC 出品	付費版本有許多鈴聲和哨音,也許遠多於經脈頻率灸療所需。
Soundbrenner	極佳的免費APP,但註冊程序相當繁複。

噴射式打火機

噴射式打火機在任何販賣香菸、菸斗、菸草的商店或賣抽菸用具的雜貨店都可找到，或在Amazon 或eBay網購。

紫外線消毒器

一般型	在大部分身體護理或護髮美容的網上商城可找到。
VRay 紫外線消毒器 https://www.facebook.com/vrayoverseas/	這款產品由一位溫竹課程的學生推薦，似乎比其他大部分產品高性能和有效率。如果無法從該鏈接找到，可直接在線上搜尋 "VRay UV Steriliser"。本產品為韓國製。
Lumin UV Steriliser https://www.3blumin.com/	這款產品由我的一位同事推薦，看起來製造精良而有效率。

網上資源

www.orankivity.com	本書作者的個人網站，提供以下資訊： 著作 線上培訓、指導和諮詢服務 個人線上教學課程 書籍自助出版培訓 線上商店 部落格
https://web.facebook.com/groups/ontake/	這是專門討論溫竹的臉書群組。你可在此提出問題和想法，在此與溫竹社群交換心得。
www.youtube.com/theontakechannel	本書的絕大部分材料都在此發表，並定期加入新材料。
www.youtube.com/sayoshitv	這是作者和多位日式針灸界專家所做的訪問。
WWW.NETOFKNOWLEDGE.COM	Net of Knowledge已推出第一套網上溫竹付費培訓課程 (英語課程)，此為網站鏈接。

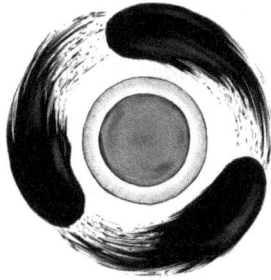

參考文獻

Auteroche, B. (1992). *Acupuncture and Moxibustion: A Guide to Clinical Practice*. Edinburgh: Churchill Livingstone.

Baek, S. (1990). *Classical Moxibustion Skills in Contemporary Clinical Practice*. Boulder, CO: Blue Poppy Press.

Bensky D., O'Connor, J, (1996). *Acupuncture - A Comprehensive Text*, Shanghai, College of Traditional Medicine Hardcover

Birch, S. (2009). Dr Manaka Yoshio's Insights and Contributions to the Field of TEAM. *NAJOM Special Issue: In Memory of Dr Manaka Yoshio, 16*(47), p.18.

Birch, S. (2018, May 30). Interview by Oran Kivity with Stephen Birch, Junji Mizutani, and Brenda Loew. Retrieved from https://youtu.be/aoN3bwXmacY

Birch, S. (2016). *Shonishin Japanese Pediatric Acupuncture*. Stuttgart: Thieme.

Birch, S., & Felt, R. (1999). *Understanding Acupuncture*. Edinburgh: Churchill Livingstone.

Birch, S., & Ida, J. (1998) *Japanese Acupuncture: A Clinical Guide*. Brookline: Paradigm Publications.

Chant, B., Madison, J., Coop, P., & Dieberg, G. (2017). Beliefs and values in Japanese acupuncture: an ethnography of Japanese trained acupuncture practitioners in Japan. *Integrative Medicine Research*, *6*(3), 260–268. http://doi.org/10.1016/j.imr.2017.07.001

Chen, C. (1975). *Essence of Acupuncture Therapy as Based on Yi King and Computers*. Taiwan: International Acupuncture Congress.

Dale, R. (1999). The Systems, Holograms and Theory of Micro-Acupuncture *American Journal of Acupuncture, 27*(3-4), 207–42.

Dann, J. (2009). Editorial. *NAJOM, 16*(47).

Deadman, P., Al-Khafaji, M., & Baker, K., (1998). *A Manual of Acupuncture*. East Sussex, England: Journal of Chinese Medicine Publications,

Enomoto, H. (2010, April 13). (Personal correspondence).

Flaws, B., (1983). *The Path of Pregnancy: Classical Chinese Medical Perspectives on Conception, Pregnancy, Delivery, and Postpartum Care*. Brookline: Paradigm Publications.

Fukushima, K. (1991). *Meridian Therapy*. Tokyo: Toyo Hari Medical Association.

Fukushima, T. (2011) *Johaibu Tokumyaku Goketsu*. Retrieved from http://www.human-world.co.jp/ahaki_world/newsitem/11/0427/110427_2_kanwa.html

Hashimoto, K., & Kawakami, Y. (1983). *Sotai: Balance and Health Through Natural Movement*. Tokyo: Japan Publications Inc.

Hecker, H., Steveling, A., & Peuker, E. (2005). *Microsystems Acupuncture: The Complete Guide: Ear-Scalp-Mouth-Hand*. Stuttgart: Thieme,

Honda, S. (2017). Ontake and Iron Stick Moxibustion. *NAJOM*, *24*(69).

Hirata-shiki Nesshin Ryoho Setsumeisho (Hirata-style Warm Needle Therapy Instruction Booklet. Tokyo: Kokusai Nihon Onnetsu Ryoho Kenkyukai (International Japanese Thermotherapy).

Ikeda, M., *Zukai Shinkyu Igaku Nyumon*, quoted in Shudo, D. (1990). *Japanese Classical Acupuncture: Introduction to Meridian Therapy*. Seattle: Eastland Press.

Kivity, O., (2018). Japanese Acupuncture and Moxibustion—What's So Unique? *European Journal of Oriental Medicine, 9*(2).

Kivity, O. (Ed.). (2007). Kikei Nuggets, *Keiraku Chiryo – International Toyohari News*, p.39.

Maciocia, G. (1989). *The Foundations of Chinese Medicine: A Comprehensive Text for Acupuncturists and Herbalists*. Edinburgh: Churchill Livingstone.

Maciocia, G. (1994). *The Practice of Chinese Medicine: The Treatment of Diseases with Acupuncture and Chinese Herbs*. Edinburgh: Churchill Livingstone.

Manaka, Y., (2009). The Concept of Meridians from a Systems Perspective. *NAJOM Special Issue: In Memory of Dr Manaka Yoshio, 16*(47), p. 28.

Manaka, Y., Itaya, K., & Birch, S. (1995). *Chasing the Dragon's Tail: The Theory and Practice of Acupuncture in the Work of Yoshio Manaka*. Brookline: Paradigm Publications.

Manaka, Y., & Urquhart, I., (1972). *The Layman's Guide to Acupuncture*. New York: Weatherhill.

Matsumoto, K., & Birch, S. (1986). *Extraordinary Vessels*. Brookline: Paradigm Publications.

Matsumoto, K., & Birch, S. (1988) *Hara Diagnosis: Reflections on the Sea*. Brookline: Paradigm Publications.

Matsunaga, S., & Ohashi, W. (2001). *Zen Shiatsu: How to Harmonize Yin and Yang for Better Health*. Tokyo: Japan Publications.

McCann, H. (2014). *Pricking the Vessels: Bloodletting Therapy in Chinese Medicine*. London: Singing Dragon.

McCann, H., & Ross, H., (2015). *Practical Atlas of Tung's Acupuncture.* Germany: Verlag Muller & Steinicke.

Mizutani, J. (2018, May 30). Interview by Oran Kivity with Stephen Birch, Junji Mizutani, and Brenda Loew. Retrieved from https://youtu.be/aoN3bwXmacY

Mizutani, J. (1998). Practical Moxibustion Therapy. *North American Journal of Oriental Medicine.* Canada.

Movsessian, P. (2017). Sensitive Patients. *Keiraku Chiryo – International Toyohari News, 11,* p. 8.

Nakayama, T. (2017). Hiesho-Oversensitivity to the Cold. *Keiraku Chiryo – International Toyohari News.*

Ni, M. (1995). *The Yellow Emperors Classic of Medicine: A New Translation of the Neijing Suwen with Commentary.* Boston, MA: Shambhala.

Rosales-Alexander, J., Aznar, J. B., & Magro-Checa, C. (2014). Calcium Pyrophosphate Crystal Deposition Disease: Diagnosis and Treatment. *Open Access Rheumatology: Research and Reviews, 39.* DOI:10.2147/oarrr.s39039

Shinma H., (2012). *Take Zutsu Onkyu, (Bamboo Tube Moxibustion).* Tokyo: Kyuho Rinsho Kenkyukai.

Shinma, H. (2016). *The Treasure Book of Points Fukaya Kyu.* Tokyo: Hideo Shinma.

Shudo, D. (1990). *Japanese Classical Acupuncture: Introduction to Meridian Therapy.* Seattle: Eastland Press.

Tan, R. T. (2007). *Acupuncture 1, 2, 3.* San Diego, CA: R. Tan.

Tsuboi, K., (2008). The Application of Sanshin Technique According to The Determination of Kyojitsu, *Keiraku Chiryo – International Toyohari News.*

Wang, J.Y., & Robertson, J.D. (2008). *Applied Channel Theory in Chinese Medicine.* Seattle: Eastland Press, Inc.

Yamashita, M. (1992). *Shinkyuchiryogaku (Acupuncture and Moxibustion Therapy),* Tokyo, Ishiyaku Shuppan.

Young, M. (2012). *The Moon over Matsushima: Insights into Moxa and Mugwort.* United Kingdom: Godiva Books.

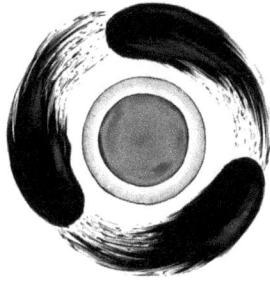

感謝詞

我要感謝東京針灸器材供應商三景商店的店主榎本浩先生 (Hiroshi Enomoto)，是他最先將溫竹介紹給我，讓我一見傾心！此後，我每天都在診所中使用溫竹，驚嘆於它是多麼靈活的一項治療工具，以及它能在很短時間內帶來變化。在2010年的這段和溫竹的蜜月期中，我開發出許多進行經脈頻率灸療的核心技術，並擷取不同日本針灸流派已經證明有效的治療理念。

這個令人愉快而興奮的過程催生了一萬字的長文，我傳給了榎本浩先生，他立即轉給北美東洋醫學雜誌 (*North American Journal of Oriental Medicine*，*NAJOM*) 的發行人水谷潤治先生 (Junji Mizutani)。我也要感謝水谷先生，他不僅在該雜誌策畫了一系列有關溫竹的論文，同時他發表有關實按灸 (Press Moxa) 的文章也啟發了我。

我還要向我診所的助理井澤亮 (Ryo Izawa) 致謝，他耐心研讀、翻譯和彙整大量日語原文材料，才使本書和我下一本有關平田反應帶的書得以完成。他還為我安排和日本的治療師會面及訪談。沒有他的協助，這些都不可能實現。

若不是我長期的教學同事瑪麗安・費斯洛 (Marian Fixler) 給予我反饋和指導，我的任何作品都無法有所成就。她在英國為我安排了第一次溫竹課程，並協助我改進和釐清重要的教學大綱。我同樣要感謝在艾灸領域的同仁菲利浦・考迪 (Felip Caudet) 和里薩・古納旺 (Reza Gunawan)，他們對針灸的熱情提供了本書文稿多次修編，助益良多。

我要對我的老師井田順子 (Junko Ida) 致上由衷的感謝 —— 她的艾灸技法啟發了我。由於她和史提芬・伯奇的引領，我得以進入間中醫師的世界。他們也引薦我加入東洋針灸醫學會，跟隨眾多盲人業師研習精微的經絡療法。我在這本書中所陳述的所有理論和創新，都是站在巨人肩上才能達致。

最後要感謝的是自助出版學校 (Self-Publishing School) 的網上社群，協助我編輯、製作和出版這本書。

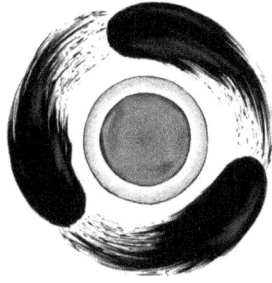

作者簡介

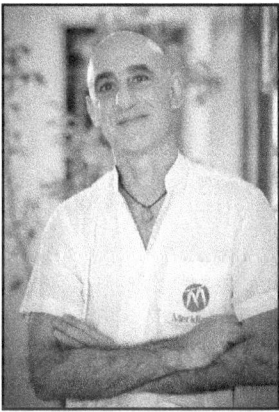

祁歐倫 (Oran Kivity) 為英籍針灸師，曾在歐洲、中國和日本等地研習，並在1987至2004年間，於倫敦執業針灸。他在2000年成為日本東洋針灸醫學會 (Toyohari Association of Japan) 英國分會的創始會員。

自1994至2004年，他在倫敦西敏寺大學教授針灸，並在英國約克郡的北部針灸學院授課。歐倫的教學生動而富知識性，注重實作演練，深受歡迎。近年來，他教授溫竹療法的足跡遍布許多國家，包括日本、美國、英國、巴西、以色列、克羅地亞、西班牙、法國、馬來西亞、印尼、泰國和台灣。

自2005年起，歐倫在馬來西亞居住和就業，2020年由於新冠病毒疫情而移居台灣。目前他居住於台灣南部港埠高雄市，執業、寫作、培訓和授課。他出版了兩本有關溫竹療法的英語著作，分別是：*Moxa in Motion with the Ontake Method* 和 *Hirata Zone Therapy with the Ontake Method*。

發個訊號?

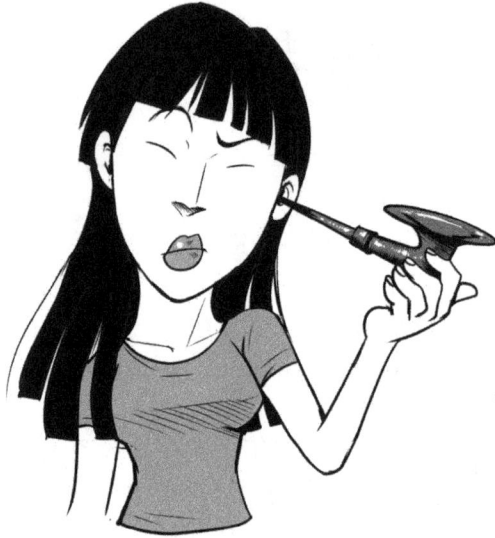

感謝您閱讀我的書！

我竭誠歡迎您提供任何意見和反饋，也非常希望聽取您的看法。

透過您的建議和指教，我才能使這本書的下一版和我往後的出版，
精益求精。

歡迎在亞馬遜網站提供您個人坦誠的評論，以便我能了解您對
本書內容、寫作方式和插圖等各方面的想法。

非常感謝！

祁歐倫Oran Kivity

www.ingramcontent.com/pod-product-compliance
Lightning Source LLC
Chambersburg PA
CBHW080348050426
42336CB00052B/3025